문제로 배우는 마티니 핵심해부생리학

역자 허영범, 박찬

BIOSCIENCE
(주)바이오사이언스출판

이 도서의 국립중앙도서관 출판예정도서목록(CIP)은 서지정보유통지원
시스템 홈페이지(http://seoji.nl.go.kr)와 국가자료종합목록시스템
(http://www.nl.go.kr/kolisnet)에서 이용하실 수 있습니다.
(CIP제어번호 : CIP2020005340)

문제로 배우는 마티니 핵심해부생리학

인쇄일: 2020년 3월 5일
발행일: 2020년 3월 10일

저　자: Frederic H. Martini · Edwin F. Bartholomew
역　자: 허영범 · 박찬
발행인: 문정구
발행처: (주)바이오사이언스출판
주　소: 06569 서울특별시 서초구 도구로 115, 1층(방배동)
전　화: (02)581-4057~8
팩　스: (02)581-4059
이메일: inquiry@biosciencepub.com
홈페이지: http://www.biobooks.co.kr
ISBN: 978-89-6824-097-3 (93510)

등록번호: 제22-3079호

값 21,000원

BIOSCIENCE (주)바이오사이언스출판

머리말

사람 몸은 지구상의 어느 구조물보다 정교하고 복잡하며 작동 원리 또한 복잡 미묘하다. 이렇게 복잡한 구조와 원리를 다루는 학문인 해부생리학은 의료인이 되기 위해서는 꼭 배워야 할 기초 학문이면서 또한 그 방대한 용어와 학습내용으로 인해 학생들에게 부담스러운 과목이기도 하다.

해부생리학을 알리는 데 있어서 정보가 나열된 서술을 단순히 암기하는 것보다 여러 형태의 문제를 풀어보면서 자신의 학습상태를 지속적으로 점검하는 것이 효과적이다. 그러나 국내외 많은 해부학관련 교재들 중에서 학습에 보탬에 되는 다양한 문제를 다루는 교재는 거의 없는 실정이다.

이 책 "문제로 배우는 마티니 핵심해부생리학"은 사람 몸을 계통별로 학습할 수 있도록 많은 문항들이 체계적으로 정리되어 있고, 비슷한 유형으로 출제 가능한 문항들이 충분히 수록되어 있어 이를 풀어 나가다 보면 중요한 인체 구조와 기능이 무엇인지 자연스럽게 익힐 수 있도록 구성되어 있다. 각 단원의 마지막에는 학습내용에 대한 임상관련 서술형 문제와 자세한 해설이 있어 폭넓은 이해도를 점검할 수 있도록 하고 있다.

이 책의 번역에 사용된 용어 및 표현은 ㈜바이오사이언출판에서 번역 출간한 Martini 핵심해부생리학과 통일성 있게 사용하여 이 책을 공부할 때 참고자료로 사용할 수 있게 하였다. 이 문제집을 이용하여 의료인이 되기 위해 첫 발을 내딛는 학생들이 스스로 사람 몸의 해부생리학적 지식을 측정하고 이해의 폭을 넓히는 데 유용하게 활용하기를 바란다.

마지막으로, 이 책의 번역에 많은 지원을 해주신 ㈜바이오사이언스출판과 교정과 교열 등 여러 번역 실무에 많은 수고를 해주신 홍수희 팀장님께 감사드린다.

2020년 2월

역자 허영범, 박찬

역자 소개

허영범 경희대학교 의과대학 해부학 · 신경생물학교실
박　찬 경희대학교 의과대학 해부학 · 신경생물학교실

Contents

1장 해부생리학 입문

1.1 선택형 문제

1) 살아 있는 유기체의 특징에 해당하는 능력은?
   A) 어떠한 형태의 손상도 완전히 복구할 수 있다.
   B) 환경에 반응하고 적응한다.
   C) 외부환경을 조절한다.
   D) 양성되먹임순환을 형성한다.
   E) 스스로를 보호하는 덮개를 만든다.

2) 대사작용의 노폐물은 어느 과정을 통해 제거되는가?
   A) 동화(assimilation)
   B) 흡수(absorption)
   C) 배변(excretion)
   D) 소화(digestion)
   E) 재흡수(resorption)

3) 인간이 작은 유기체와 비교하여 특별한 기관계통을 갖고 있는 이유는?
   A) 인간은 환경과 상호작용해야 하고 작은 유기체는 그렇지 않다.
   B) 작은 유기체는 많은 영양분을 필요로 하지 않는다.
   C) 인간의 세포가 더 크다.
   D) 작은 유기체는 인간과 같은 과정을 처리하지 않는다.
   E) 보다 큰 유기체로 다세포성(multicellularity)과 증가된 크기를 갖고 있다.

4) 해부학과 생리학의 정의에 대하여 생각해볼 때, 이 둘의 관계를 가장 잘 설명한 것은?
   A) 해부학은 기능에 대한 연구이다.
   B) 모든 구조는 조상의 구조에서 유래한다.
   C) 생리학은 시간이 지날수록 복잡해진다.
   D) 구조는 기능을 따른다.
   E) 비슷한 기능을 하는 장기은 비슷한 구조를 갖는다.

정답: 1) B 2) C 3) E 4) D

5) 당뇨병과 심혈관질환은 어느 생리학 분야에서 다루는가?
   A) 고압생리학(hyperbaric physiology)
   B) 병리생리학(pathophysiology)
   C) 육안해부학(gross anatomy)
   D) 국소해부학(regional anatomy)
   E) 계통해부학(systemic anatomy)

6) 몸의 특정 영역에 대한 표면부터 내부까지 모든 특징을 연구하는 분야는?
   A) 육안해부학(gross anatomy)
   B) 표면해부학(surface anatomy)
   C) 계통해부학(systemic anatomy)
   D) 국소해부학(regional anatomy)
   E) 외과해부학(surgical anatomy)

7) 육안해부학자와 조직학자의 다른 점 하나는 무엇인가?
   A) 현미경의 사용
   B) 정교한 진단 영상법 사용의 필요성
   C) 하나는 생리학을 연구하고 다른 하나는 해부학을 연구함
   D) 연구하는 기관계통이 다름
   E) 보는 질환이 다름

8) 세포와 세포구조를 연구하는 학문을 무엇이라 하는가?
   A) 육안해부학(gross anatomy)
   B) 세포학(cytology)
   C) 조직학(histology)
   D) 장기학(organology)
   E) 미생물학(microbiology)

9) 장기(organ)로부터 얻은 생검(biopsy) 시료를 염색 후 현미경으로 관찰하기 위하여 당신의 연구실에 보내졌다. 당신의 전문분야는 무엇인가?
   A) 국소생리학(regional physiology)
   B) 육안해부학(gross anatomy)
   C) 국소해부학(regional anatomy)
   D) 계통해부학(systemic anatomy)
   E) 조직학(histology)

정답: 5) B 6) D 7) A 8) B 9) E

10) 몸의 구조를 연구하는 학문을 무엇이라 하는가?
   A) 생리학(physiology)
   B) 항상성(homeostasis)
   C) 해부학(anatomy)
   D) 양성되먹임(positive feedback)
   E) 음성되먹임(negative feedback)

11) 콩팥의 기능을 다루는 생물과학의 분야를 무엇이라 하는가?
   A) 내분비생리학(endocrine physiology)
   B) 조직학(histology)
   C) 부신해부학(adrenal anatomy)
   D) 세포학(cytology)
   E) 콩팥생리학(renal physiology)

12) 어떤 해부학 분야에서 심장, 혈액, 혈관의 형태와 구조에 대하여 연구하는가?
   A) 국소해부학(regional anatomy)
   B) 표면해부학(surface anatomy)
   C) 세포학(cytology)
   D) 조직학(histology)
   E) 계통해부학(systemic anatomy)

13) 다음 중 해부학과 생리학에 대한 서술로 맞는 것은?
   A) 생리학은 구조를 연구하는 학문이다.
   B) 해부학은 구조와 기능을 연구하는 학문이다.
   C) 해부학과 생리학 모두 기관계와 유기체를 이해하는 데 필요하다.
   D) 해부학은 한 분야만 있는 반면, 생리학은 여러 하위 분야가 있다.
   E) 특수생리학은 특정기관계만을 다룬다.

14) 심장전문의는 주로 어떤 방식으로 인체에 접근하는가?
   A) 육안해부학(gross anatomy)
   B) 표면해부학(surface anatomy)
   C) 미세해부학(microscopic anatomy)
   D) 계통해부학(systemic anatomy)
   E) 국소해부학(regional anatomy)

정답: 10) C 11) E 12) E 13) C 14) D

15) 다음 중 기관인 것은?
- A) 혈액(blood)
- B) 심장(heart)
- C) 복막(peritoneum)
- D) 결합조직(connective tissue)
- E) 사립체(mitochondrion)

16) 함께 일하는 세포의 집단을 일컬어 무엇이라 하는가?
- A) 화학물질(chemical)
- B) 기관(organ)
- C) 조직(tissue)
- D) 기관계(organ system)
- E) 분자(molecule)

17) 다음 중 몸 구성의 가장 단순한 유형은 무엇인가?
- A) 세포(cellular)
- B) 화학물질(chemical)
- C) 기관(organ)
- D) 계통(system)
- E) 조직(tissue)

18) 심장, 혈액, 혈관이 복합적으로 이루는 것은 다음 중 무엇인가?
- A) 세포의 집합
- B) 기관계
- C) 몸 구성의 가장 작은 단위
- D) 기관
- E) 개체 생물

19) 다음 서술 중 맞는 것은?
- A) 기관은 여러 조직으로 이루어져 있다.
- B) 장기는 기관계로 구성된다.
- C) 많은 분자가 모여 원자를 이룬다.
- D) 기관계의 모든 장기는 동일한 기능을 한다.
- E) 몸의 살아 있는 가장 작은 단위는 원자이다.

정답: 15) B 16) C 17) B 18) B 19) A

20) 다음 중 몸 구성에서 세포 수준에 대한 표현으로 정확한 것은 어느 것인가?
   A) 세포는 특정한 기능을 함께 하는 두 개 이상의 조직으로 구성된다.
   B) 세포는 몸에서 살아 있는 가장 큰 단위로 여겨진다.
   C) 세포를 구성하는 분자들은 서로 상호작용하여 각각이 다른 기능을 하는 더 큰 구조를 형성한다.
   D) 세포는 기능에 따라 복잡한 모양의 분자를 형성한다.
   E) 심장근은 체제구성에서 세포 수준의 한 예이다.

21) 한 가지 결손단백질이 다발적 전신질환인 낭성섬유증(cystic fibrosis)을 유발한다는 사실은 다음 중 무엇을 증명하는가?
   A) 모든 유기체는 세포로 되어 있다.
   B) 한 유기체 내 체제의 모든 단계는 상호의존적이다.
   C) 화학분자가 세포를 이룬다.
   D) 모든 세포는 서로 독립적이다.
   E) 유전적 결함은 생명을 위협한다.

22) 또 다른 인간 유기체의 생산은 다음 중 어느 계통의 기능인가?
   A) 골격계통(skeletal)
   B) 생식계통(reproductive)
   C) 호흡계통(respiratory)
   D) 림프계통(lymphoid)
   E) 심혈관계통(cardiovascular)

23) 내분비계통과 신경계통은 어떻게 비슷한가?
   A) 모두 신경 자극을 보낸다.
   B) 각각은 다른 활성을 조절한다.
   C) 두 계통은 함께 몸의 활성 대부분을 조절한다.
   D) 두 계통 모두 관련된 많은 질병을 가지고 있다.
   E) 한 계통은 청년기에 더 관여하고, 반면 다른 하나는 노년기에 더 중요하다.

24) 기관(trachea)과 허파는 어느 계통에 포함되는가?
   A) 내분비계통(endocrine system)
   B) 소화계통(digestive system)
   C) 호흡계통(respiratory system)
   D) 비뇨계통(urinary system)
   E) 림프계통(lymphoid system)

정답: 20) C 21) B 22) B 23) C 24) C

25) 뇌하수체와 갑상샘은 어느 계통에 포함되는가?
- A) 내분비계통(endocrine system)
- B) 심혈관계통(cardiovascular system)
- C) 호흡계통(respiratory system)
- D) 림프계통(lymphoid system)
- E) 소화계통(digestive system)

26) 기체교환은 어느 계통의 기능인가?
- A) 심혈관계통(cardiovascular system)
- B) 림프계통(lymphoid system)
- C) 호흡계통(respiratory system)
- D) 비뇨계통(urinary system)
- E) 내분비계통(endocrine system)

27) 다음 중 소화계통에 해당하는 것은?
- A) 뇌하수체(pituitary gland)
- B) 인대(ligaments)
- C) 요도(urethra)
- D) 동맥(arteries)
- E) 간(liver)

28) 덮개, 보호, 체온의 조절은 신체의 어느 계통의 기능인가?
- A) 외피계통(integumentary)
- B) 근육계통(muscular)
- C) 골격계통(skeletal)
- D) 신경계통(nervous)
- E) 내분비계통(endocrine)

29) 가슴샘은 어느 계통과 관련 있는가?
- A) 신경계통(nervous)
- B) 호흡계통(respiratory)
- C) 소화계통(digestive)
- D) 비뇨계통(urinary)
- E) 내분비계통(endocrine)

정답: 25) A 26) C 27) E 28) A 29) E

30) 다음 중 주요 기능이 물질의 교환인 계통은?

A) 비뇨와 소화계통

B) 호흡과 심혈관계통

C) 심혈관과 내분비계통

D) 소화와 호흡계통

E) 림프와 뼈대계통

31) 뼈대계통의 주요 기능은 무엇인가?

A) 환경으로부터 보호

B) 물질의 내부 수송

C) 지지, 보호, 광물 저장

D) 기체교환에 필요한 공기 수송

E) 운동과 열 생성

정답: 30) B 31) C

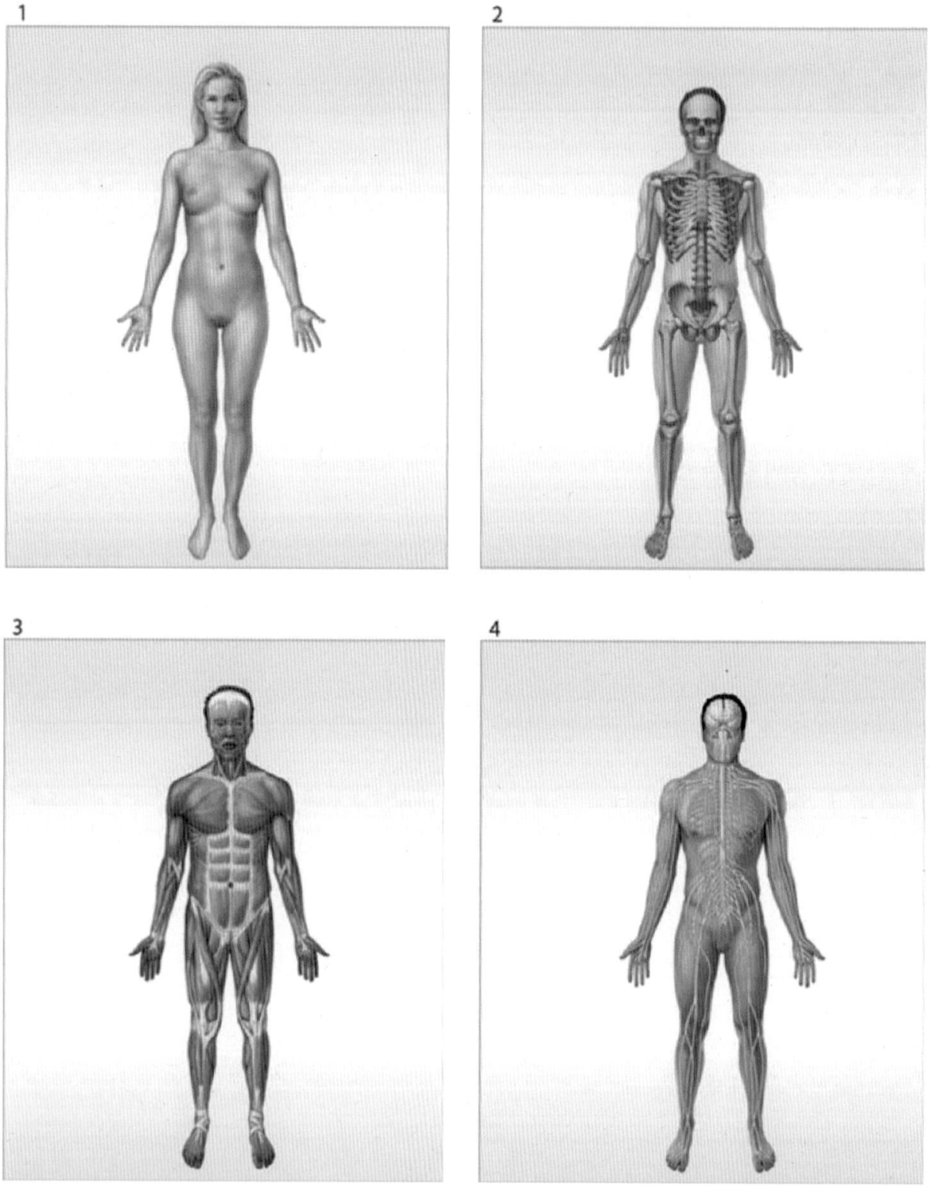

그림 1–1 인체의 기관계통

그림 1–1을 보고 다음 물음에 답하시오.

32) 1번 그림은 무슨 계통을 나타낸 것인가?
- A) 신경계통(nervous system)
- B) 생식계통(reproductive system)
- C) 외피계통(integumentary system)
- D) 림프계통(lymphatic system)
- E) 근육계통(muscular system)

정답: 32) C

33) 3번 그림이 나타내는 계통의 기능은 무엇인가?
A) 체온 조절을 돕는다.
B) 지지하고 열을 생성한다.
C) 지지하고, 조직을 보호하고, 광물을 저장한다.
D) 자극에 대해 즉각적 반응을 지시한다.
E) 감염과 질병을 방어한다.

34) 허파는 호흡계통이고 지라는 어느 계통인가?
A) 림프계통(lymphatic system)
B) 비뇨계통(urinary system)
C) 소화계통(digestive system)
D) 심혈관계통(cardiovascular system)
E) 근육계통(muscular system)

35) 감량하기 위하여 며칠 단식을 하여 당신의 혈당량이 위험할 정도로 떨어졌다. 인슐린 호르몬에 의해서 조절되는 당신의 간은 마지막 저장된 글리코겐을 포도당으로 전환하여 혈류로 보냈다. 이런 시나리오에서 간은 다음 중 무엇에 해당하는가?
A) 수용체(receptor)
B) 효과기(effector)
C) 조절중추(control center)
D) 되먹이(feedback)
E) 균형(balance)

36) 외부환경에 맞추어 신체 내부의 상태를 안정화시키는 생리적계통의 경향성을 무엇이라 하는가?
A) 통합(integration)
B) 내부조절(internal regulation)
C) 반응성(responsiveness)
D) 항상성(homeostasis)
E) 외부조절(external regulation)

37) 자극에 반대로 작용하거나 자극을 강화시키는 활성을 갖는 항상성 조절 특징은 무엇인가?
A) 균형(balance)
B) 조절중추(control center)
C) 통합중추(integration center)
D) 양성되먹임회로(positive feedback loop)
E) 효과기(effector)

정답: 33) B 34) A 35) B 36) D 37) E

38) 당신은 충분한 수분섭취 없이 여름 더위에 테니스를 하여 탈수가 되었다. 혈액에 나트륨 농도가 너무 높은 고나트륨(hypernatremia) 상태에 놓였다. 당신의 뇌는 당신이 물을 더 마시게 하고 그 결과 혈액의 나트륨과 수분의 양이 정상으로 돌아왔다. 이러한 항상성 조절을 무엇이라 하는가?

A) 양성되먹임(positive feedback)
B) 자극강화(stimulus reinforcement)
C) 음성되먹임(negative feedback)
D) 진단조절(diagnostic regulation)
E) 양성과 음성되먹임 회로(both positive and negative feedback loops)

39) 특정 값에 고정되기보다는 작은 변화값은 무시하고 정상 범위 내에서 유지하여 변화를 방지하는 것은 다음 중 무엇의 특징인가?

A) 양성되먹임(positive feedback)
B) 자극강화(stimulus reinforcement)
C) 음성되먹임(negative feedback)
D) 효과기조절(effector control)
E) 양성과 음성되먹임 회로(both positive and negative feedback loops)

40) 출산을 위하여 점진적인 강한 수축은 다음 중 어떤 기전의 예인가?

A) 수용체 활성(receptor activation)
B) 효과기 닫음(effector shutdown)
C) 음성되먹임(negative feedback)
D) 양성되먹임(positive feedback)
E) 열조절(thermoregulation)

41) 초기 자극이 자극을 강화하는 반응을 유발하는 것을 무엇이라 하는가?

A) 양성되먹임(positive feedback)
B) 항상성(homeostasis)
C) 음성되먹임(negative feedback)
D) 조절(regulation)
E) 통합(integration)

42) 다음 중 내부 상태를 정상(normal)으로 되돌려 놓는 기전을 무엇이라 하는가?

A) 통합(integration)
B) 조절(regulation)
C) 양성되먹임(positive feedback)
D) 음성되먹임(negative feedback)
E) 항상성(homeostasis)

정답: 38) C 39) C 40) D 41) A 42) D

43) 다음 중 음성되먹임의 예는 어느 것인가?
   A) 정상 체온의 증가는 피부로의 혈류 증가와 땀 증가로 열 손실을 촉발한다.
   B) 적정 실내온도의 증가는 항온기가 히터를 켜게 한다.
   C) 심각한 자상은 출혈이 멎을 때까지 혈액응고가 촉진된다.
   D) 증가된 혈당은 이자에서 호르몬 분비를 자극하여 호르몬이 간이 혈당을 분비하게 자극한다.
   E) 체온의 증가는 체온을 증가시키는 생리적 변화를 시작하도록 신경반응을 유발한다.

44) 체온 조절 음성되먹임의 구성요소에서 골격근은 무엇에 해당하는가?
   A) 효과기(effector)
   B) 조절중추(control center)
   C) 수용체(receptor)
   D) 통합(integrator)
   E) 자극(stimulus)

45) 사람이 배를 바닥에 대고 누워 있으면 어느 자세라고 하는가?
   A) supine position
   B) prone position
   C) transverse position
   D) frontal position
   E) sagittal position

46) 몸에서 등을 가리키는 방향을 나타내는 용어는?
   A) lateral
   B) proximal
   C) dorsal
   D) ventral
   E) medial

47) 사타구니에 해당하는 해부학용어는 무엇인가?
   A) inguinal
   B) cephalon
   C) gluteus
   D) lumbus
   E) thoracis

정답: 43) A 44) A 45) B 46) C 47) A

48) 복장은 심장의 어느 쪽인가?
A) lateral
B) proximal
C) dorsal
D) ventral
E) medial

49) 사람이 해부학적 자세로 얼굴이 위가 되게 누워 있는 것을 무슨 자세라고 하는가?
A) coronal
B) supine
C) prone
D) sagittal
E) lateral

50) 아래팔을 무엇이라 하는가?
A) acromial
B) olecranon
C) antebrachium
D) lumbus
E) brachium

51) 다음 중 팔다리의 부위를 비교할 때 사용하는 용어는?
A) 가쪽과 안쪽(lateral and medial)
B) 가까운쪽과 먼쪽(proximal and distal)
C) 위쪽과 아래쪽(superior and inferior)
D) 뒤침과 엎침(supine and prone)
E) 얕은과 깊은(superficial and deep)

52) 손목을 나타내는 용어는?
A) pes
B) tarsus
C) manus
D) palmar
E) carpus

정답: 48) D 49) B 50) C 51) B 52) E

53) "antecubitis"이 나타내는 부위는?
A) 무릎 뒤
B) 등의 정중선
C) 눈
D) 팔꿉의 앞쪽
E) 아래팔

54) 방향을 나타내는 해부학용어를 사용하여 다음 문장에 맞게 용어를 넣으시오.
위장은 허파의 _______ 에 있다.
A) 배쪽(ventral)
B) 등쪽(dorsal)
C) 위쪽(superior)
D) 아래쪽(inferior)
E) 깊은쪽(deep)

55) 배골반영역에 대하여 바르게 나타낸 것은?
A) 간의 대부분은 왼쪽 갈비밑부위(hypochondriac region)에 있다.
B) 배꼽부위(umbilical region) 바로 아래가 고샅부위(inguinal region)이다.
C) 작은창자는 아래 세 영역에만 위치한다.
D) 두덩부위(hypogastric region)는 위가 위치하는 부위이다.
E) 갈비밑부위(hypochondriac regions)는 허리부위(lumbar regions)의 위쪽이다.

56) 손목은 팔꿈치에서 어느 쪽인가?
A) 가까운쪽(proximal)
B) 먼쪽(distal)
C) 가쪽(lateral)
D) 안쪽(medial)
E) 깊은쪽(deep)

57) 심장에 산소가 결합된 혈액을 공급하기 위해 막힌 혈관을 교체해주는 심장절개우회로(두름길) 수술은 가슴에 있는 뼈를 길게 잘라야 한다. 갈비는 넓게 벌려져 심장에 접근한다. 이러한 절개는 어느 면을 따라 이루어지는가?
A) 이마면(frontal)
B) 관상면(coronal)
C) 가로면(transverse)
D) 시상면(sagittal)
E) 빗면(oblique)

정답: 53) D 54) D 55) E 56) B 57) D

58) 단면을 나타내는 용어에서 같은 의미를 갖는 용어의 예는 어느 것인가?

A) frontal/coronal
B) coronal/horizontal
C) equatorial/coronal
D) sagittal/midsagittal
E) caudal/cranial

59) 뒤쪽(posterior)이 등쪽(dorsal)과 같다면 앞쪽(anterior)은 무엇과 같은가?

A) 머리쪽(cranial)
B) 배쪽(ventral)
C) 꼬리쪽(caudal)
D) 아래쪽(inferior)
E) 안쪽(medial)

60) 신체를 길이방향으로 오른쪽과 왼쪽이 똑같게 반으로 자르는 것을 어느 절단면이라고 하는가?

A) 이마면(frontal)
B) 관상면(coronal)
C) 가로면(transverse)
D) 시상면(sagittal)
E) 수평면(horizontal)

61) 혈관에 조영제를 주사하여 진단하는 기술을 무엇이라 하는가?

A) 디지털 감산혈관조영술(digital subtractive angiography, DSA)
B) 방사선영상(radiograph)
C) 컴퓨터단층촬영술(CT scan)
D) 자기공명영상(MRI)
E) 초음파촬영(ultrasound)

정답: 58) A 59) B 60) D 61) A

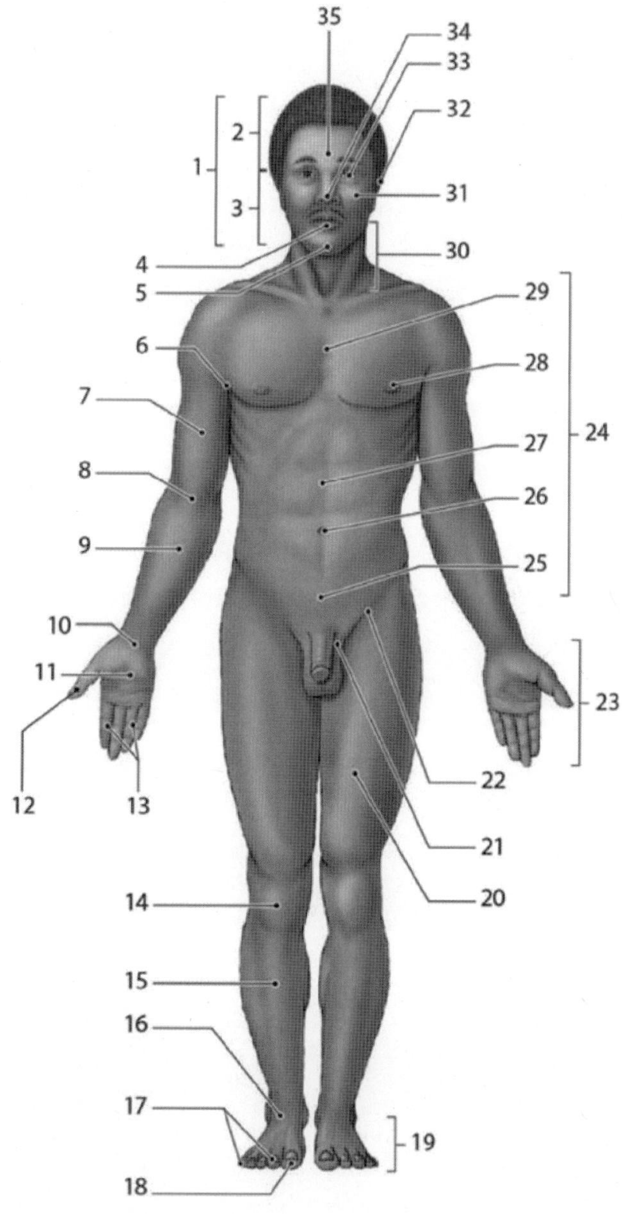

그림 1–2 해부학적 표지

그림 1–2를 보고 아래 질문에 답하시오.

62) 머리(cephalon)를 나타내는 것은 몇 번인가?
A) 24
B) 30
C) 23
D) 10
E) 1

정답: 62) E

63) 다음 구조 중 코(nasus)의 위쪽에 위치한 것은?
A) 35
B) 4
C) 32
D) 5
E) 30

64) 발목부위(tarsal region)를 나타내는 것은?
A) 16
B) 29
C) 10
D) 20
E) 9

65) 종아리(leg region; 15번)는 해부학 용어로 무엇이라 하는가?
A) tarsal
B) pedal
C) patellar
D) crural
E) carpal

66) pollex는 어느 부위에 위치하는가?
A) 18
B) 23
C) 12
D) 14
E) 16

정답: 63) A 64) A 65) D 66) C

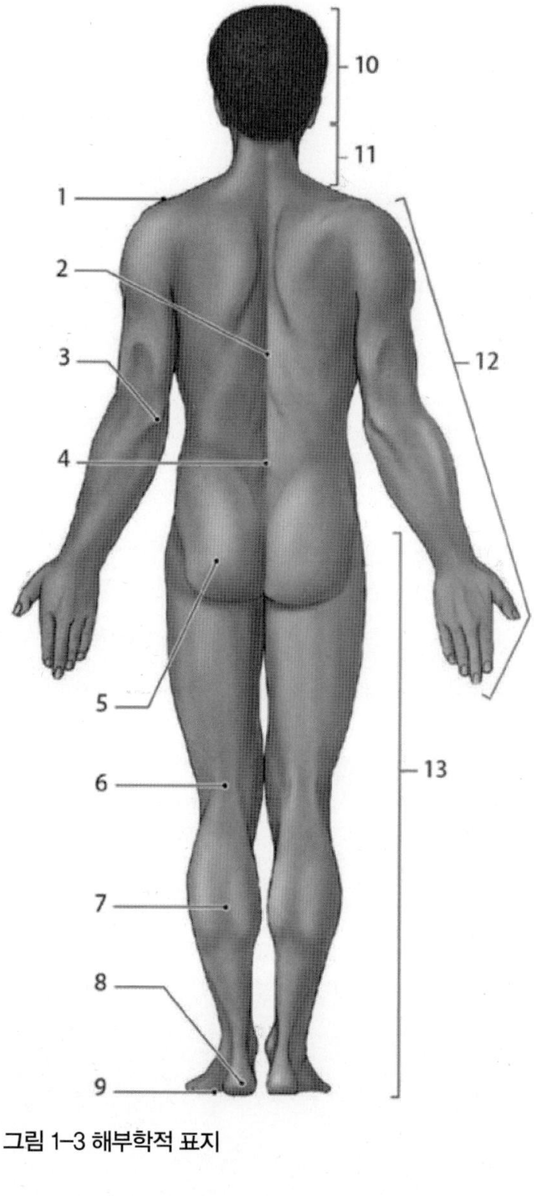

그림 1–3 해부학적 표지

그림 1–3을 보고 다음 질문에 답하시오.

67) olecranal region는 몇 번인가?

A) 2
B) 3
C) 4
D) 12
E) 13

정답: 67) B

68) 봉우리부위(acromial region)는 몇 번인가?

A) 3
B) 13
C) 2
D) 12
E) 1

69) 무릎 앞쪽은 patellar이다. 무릎의 뒤쪽은 무엇인가?

A) crural
B) pedal
C) manual
D) popliteal
E) pubic.

70) 장딴지(calf)의 해부학 용어는 무엇인가?

A) crural
B) plantar
C) calcaneal
D) sural
E) tarsal

정답: 68) E 69) D 70) D

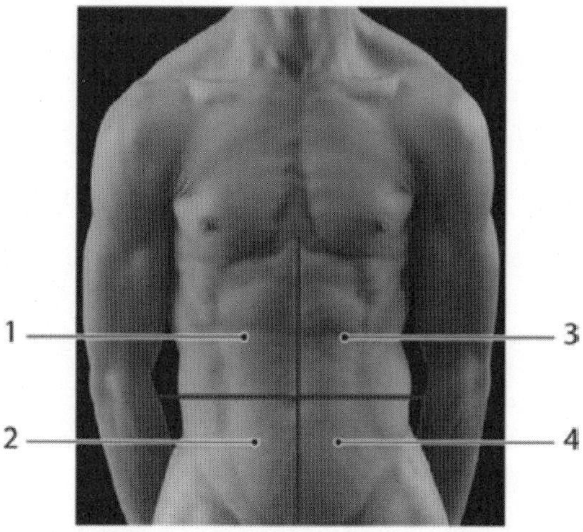

사진 제공: Custom Medical Stock Photo, Inc.

그림 1-4 배골반사분역

그림 1-4를 보고 다음 질문에 답하시오.

71) 쓸개나 간에 문제가 생겼을 때 어느 부위에서 압통(tenderness; 누름통증)이 나타나는가?

A) 2
B) 4
C) 1
D) 3 & 4
E) 3

72) 막창자꼬리(appendix)는 어디에 위치하는가?

A) 2
B) 4
C) 1
D) 3
E) 1 & 3

정답: 71) C 72) A

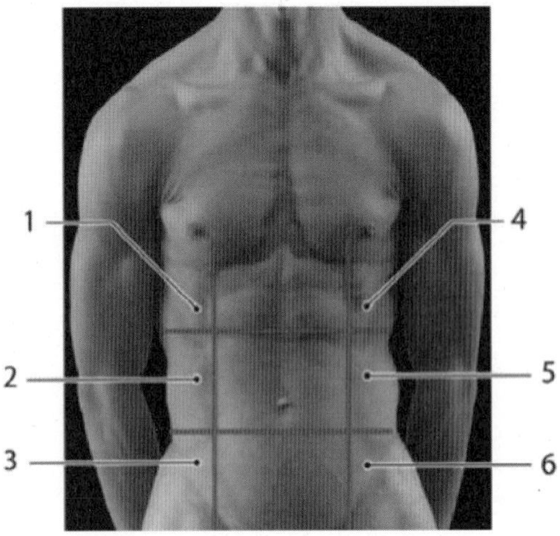

사진 제공: Custom Medical Stock Photo, Inc.

그림 1-5 배골반부위

그림 1-5를 보고 다음 질문에 답하시오.

73) 다음 중 왼쪽 고샅부위(inguinal region)는?
- A) 3
- B) 6
- C) 9
- D) 4
- E) 8

74) 위, 지라, 큰창자 일부가 함께 위치한 부위는?
- A) 5
- B) 4
- C) 1
- D) 7
- E) 6

75) 지라는 보통 배골반부위의 어디에 위치하는가?
- A) 갈비밑부위(hypogastric region)
- B) 왼쪽고샅부위(left inguinal region)
- C) 오른쪽갈비밑부위(right hypochondriac region)
- D) 오른쪽허리부위(right lumbar region)
- E) 왼쪽갈비밑부위(left hypochondriac region)

정답: 73) B 74) B 75) E

76) 아래 문장에 맞는 방향을 나타내는 해부학 용어를 다음에서 찾으시오.

무릎은 발의 _______ 쪽에 있다.

A) lateral
B) medial
C) superficial
D) distal
E) proximal

77) 배골반부위를 사분역으로 나누는 한 개의 수직선과 한 개의 수평선이 교차하는 부위는 어디인가?

A) 배꼽부위
B) 방광부위
C) 작은창자와 큰창자가 만나는 부위
D) 가로막부위
E) 복장부위

78) 임신 6개월인 메리는 태아의 발달 상태를 검사하기 위해 산부인과에 갔다. 의사는 태아의 영상을 얻기 위해 음파를 이용하였다. 이 기술을 무엇이라 하는가?

A) X선영상(X−ray)
B) 컴퓨터단층촬영술(CT scan)
C) 자기공명영상(MRI)
D) 초음파촬영(ultrasound)
E) 방사선영상(radiography)

79) 심장은 무슨 막으로 둘러싸여 있는가?

A) 심장막(pericardial)
B) 배막(peritoneal)
C) 내장막(visceral)
D) 장막(serous)
E) 가슴막(pleural)

80) 자기공명영상과 컴퓨터단층촬영기술은 어떻게 다른가?

A) 하나는 가로단면영상을 이용하고 다른 하나는 어느 방향의 영상이나 이용가능하다.
B) 하나는 비용이 싸고 다른 하나는 매우 비싸다.
C) 하나는 방사능 염료를 주사하고 다른 하나는 아니다.
D) 하나는 X선 기술을 이용하고 다른 하나는 아니다.
E) 하나는 표면의 문제에 대해 이용하고 다른 하나는 몸 안의 문제에 대해 이용한다.

정답: 76) E 77) A 78) D 79) A 80) D

81) 위(stomach) 표면을 싸고 있는 막을 무엇이라 하는가?
- A) 벽쪽가슴막(parietal pleura)
- B) 내장쪽가슴막(visceral pleura)
- C) 심장막주머니(pericardial sac)
- D) 내장쪽배막(visceral peritoneum)
- E) 장막(serous membrane)

82) 허파의 표면을 덮고 있는 막을 무엇이라 하는가?
- A) 내장쪽심장막(visceral pericardium)
- B) 벽쪽배막(parietal peritoneum)
- C) 내장쪽가슴막(visceral pleura)
- D) 장막(serous membrane)
- E) 가슴세로칸(mediastinum)

83) 심장, 허파, 작은창자는 어느 부분에 있는 몸안 공간(body cavities)에 위치하는가?
- A) 등쪽(dorsal)
- B) 가까운쪽(proximal)
- C) 시상쪽(sagittal)
- D) 배쪽(ventral)
- E) 얕은쪽(superficial)

84) 가로막(diaphragm)은 어느 공간과 어느 공간을 나누는가?
- A) 가슴막안과 가슴세포칸
- B) 가슴안과 배골반안
- C) 심장막안과 가슴막안
- D) 배안과 골반안
- E) 심장막주머니안과 심장막안

85) 장막(serous membrane)의 주요 기능은 무엇인가?
- A) 마찰 감소
- B) 장기 보호
- C) 혈액 통과
- D) 장기 지지
- E) 빈 공간 채움

정답: 81) D 82) C 83) D 84) B 85) A

86) 배막안(peritoneal cavity)에 있는 것은?
   A) 심장(heart)
   B) 작은창자(small intestine)
   C) 허파(lungs)
   D) 가로막(diaphragm)
   E) 가슴샘(thymus)

87) 배벽의 안쪽 면은 다음 중 어느 장막으로 싸여 있는가?
   A) 내장쪽가슴막(visceral pleura)
   B) 내장쪽심장막(visceral pericardium)
   C) 내장쪽배막(visceral peritoneum)
   D) 벽쪽가슴막(parietal pleura)
   E) 벽쪽배막(parietal peritoneum)

88) 가슴세로칸(mediastinum)은 무엇과 무엇을 나누는가?
   A) 가슴막안과 체강
   B) 가슴안과 배막안
   C) 한쪽 가슴막안과 다른쪽 가슴막안
   D) 배안과 골반안
   E) 심장막주머니안과 심장막안

89) 작은 소구경 총알이 사선방향에서 오른쪽 허파를 뚫고 심장쪽으로 와서 심장근육에 박혔다. 외과의사는 닫힌 가슴안을 열고 총알을 제거하려 한다. 외과의사가 외부에서 여는 몸 안의 공간들의 순서는 어떻게 되는가?
   A) 가슴막안, 가슴안, 심장막안
   B) 가슴안, 가슴막안, 가슴세로칸, 심장막안
   C) 가슴안, 안쪽 가슴막안, 다른쪽 가슴막안, 심장막안
   D) 배안, 가슴막안, 심장막안
   E) 가슴안, 가슴막안, 심장막안, 가슴세로칸

정답: 86) B 87) E 88) C 89) B

1.2 서술형 문제

1) 따뜻한 날 약간의 오한을 느꼈다. 체온을 검사하니 정상에서 1.5도 정도 낮았다. 이러한 상황이 가능한 이유는 무엇인가?

정답:

1) 체온이 떨어지는 데는 몇 가지 이유가 있다. 몸이 열을 생성하는 것보다 열을 빨리 빼앗기고 있을 수 있다. 그러나 이러한 일은 주로 추운날 발생한다. 호르몬과 같은 다양한 화학인자가 대사율을 낮추어 몸이 정상보다 열을 내지 못하고 있을 수도 있다. 아니면, 일시적으로 체온의 항온 값을 변화시키는 부위에 감염을 겪고 있을 수도 있다. 이유는 질문에서 주어진 환경을 고려하여 설명이 될 수 있다.

2장 화학적 수준에서의 구성

2.1 선택형 문제

1) 어떤 원소가 6개 전자, 6개 양자, 6개 중성자로 이루어져 있다. 이 원소의 질량수는 얼마인가?
   A) 6
   B) 12
   C) 18
   D) 36
   E) 15

2) 전하를 띠지 않은 아원자 입자를 무엇이라 하는가?
   A) 원자(atoms)
   B) 분자(molecules)
   C) 양성자(protons)
   D) 중성자(neutrons)
   E) 전자(electrons)

3) 다음 중 음전하를 띠는 것은?
   A) 원자(an atom)
   B) 분자(a molecule)
   C) 양성자(a proton)
   D) 중성자(a neutron)
   E) 전자(an electron)

4) 같은 원소이면서 중성자 수가 다른 것을 무엇이라 하는가?
   A) 이성질체(isomers)
   B) 양이온(cations)
   C) 동위원소(isotopes)
   D) 음이온(anions)
   E) 정답 없음(none of these is correct)

정답: 1) B 2) D 3) E 4) C

5) 원자의 원자번호는 무엇에 의해 결정되는가?
   A) 양성자 수
   B) 중성자 수
   C) 전자 수와 배열
   D) 원자의 크기
   E) 원자의 질량

6) 원자의 구조와 기능에 대해 옳게 서술한 것은?
   A) 전자와 양성자는 원자의 핵을 구성한다.
   B) 원자는 전기적으로 중성이며, 같은 수의 양전하를 띤 양성자와 음전하를 띤 전자를 가지고 있다.
   C) 중성자는 원자핵 주변의 궤도에 위치한다.
   D) 원자의 전하는 양성자와 전자가 어디에 위치하느냐에 달려 있다.
   E) 핵 주변의 모든 전자껍질에는 적정하게 8개 전자를 가지고 있다.

7) 동일한 원자 번호를 가진 원자들만으로 이루어진 것을 무엇이라 하는가?
   A) 염기(base)
   B) 원소(element)
   C) 양이온(cation)
   D) 음이온(anion)
   E) 효소(enzyme)

8) 원자의 중심 주변에 음전하의 아원자 입자를 포함한 부분을 전자 무엇이라 하는가?
   A) 구름(cloud)
   B) 핵(nucleus)
   C) 활성부위(active site)
   D) 완충지역(buffering zone)
   E) 이중나선(double helix)

9) 다음 원소 중 모든 유기분자에 존재하는 것은?
   A) 질소(nitrogen)
   B) 산소(oxygen)
   C) 철(iron)
   D) 탄소(carbon)
   E) 구리(copper)

정답: 5) A 6) B 7) B 8) A 9) D

10) 산소 원자는 핵에 8개, 9개, 10개의 중성자를 가질 수 있다. 이런 변이들을 무엇이라 하는가?
A) 원자번호(atomic number)
B) 전자 전하(electric charge)
C) 결합특성(bonding characteristics)
D) 동위원소(isotopes)
E) 양성자치료(proton therapy)

11) 질량수는 무엇의 수를 나타내는가?
A) 원자의 양성자(protons in an atom)
B) 이온의 전자(electrons in an ion)
C) 원자의 중성자(neutrons in an atom)
D) 원자의 양성자와 중성자(protons and neutrons in an atom)
E) 원자의 중성자와 전자(neutrons and electrons in an atom)

12) 다음 중 진단용 영상에 이용되는 것은?
A) 방사성 동위원소(radioisotope)
B) 양성자(proton)
C) 이온(ion)
D) 원자(atom)
E) 전해질(electrolyte)

13) 원자가 안정하기 위해 두 번째 전자껍질에 몇 개의 전자가 있어야 하는가?
A) 2
B) 3
C) 4
D) 6
E) 8

14) 만일 원소가 원자번호가 8, 질량수가 14인 원자로 이루어져 있으며, 이 원소의 전기적으로 중성인 원자는 다음 중 무엇을 가지고 있는가?
A) 6개 양성자
B) 6개 중성자
C) 6개 전자
D) 14개 양성자
E) 14개 전자

정답: 10) D 11) D 12) A 13) E 14) B

15) 다음 중 분자에 대해 바르게 나타낸 것은?
A) 전기적으로 전하를 띤 원자이다.
B) 물리적으로 깨질 수 없다.
C) 두 개 이상의 원소가 결합하여 이루어져 있다.
D) 물질의 가장 작은 단위이다.
E) 전자를 공유한 두 개 이상의 원자로 이루어져 있다.

16) 두 개 이상의 다른 원소를 가진 원자의 조합을 무엇이라 하는가?
A) 분자(molecules)
B) 화합물(compounds)
C) 혼합물(mixtures)
D) 동위원소(isotopes)
E) 정답 없음

17) 음전하를 띤 이온을 무엇이라 하는가?
A) 양이온(cations)
B) 음이온(anions)
C) 래디컬(radicals)
D) 다원자이온(polyatomic ions)
E) 정답 없음

18) 공유결합은 언제 형성되는가?
A) 원자가 전자를 공유할 때
B) 양이온과 음이온이 서로 상대 전하에 의해 서로 묶일 때
C) 전자가 원자 사이에서 교환될 때
D) 수소가 같은 분자 혹은 다른 분자에서 음전하를 띤 원자와 결합을 형성할 때
E) 두 개 이상의 원자가 동시에 전자를 잃을 때

19) 나트륨과 염소 사이의 결합은 무슨 결합인가?
A) 공유결합(covalent)
B) 이온결합(ionic)
C) 수소결합(hydrogen)
D) 소수성결합(hydrophobic)
E) 금속결합(metallic)

정답: 15) E 16) B 17) B 18) A 19) B

20) 두 개의 수소 원자와 한 개의 산소 원자가 조합된 분자를 무엇이라 하는가?
   A) 산소 분자(oxygen molecule)
   B) 이산화탄소 분자(carbon dioxide molecule)
   C) 물 분자(water molecule)
   D) 수산화 분자(hydroxyl molecule)
   E) 수산화물 분자(hydroxide molecule)

21) 양전하를 가진 이온을 무엇이라 하는가?
   A) 음이온(anions)
   B) 염기(bases)
   C) 대사물(metabolites)
   D) 양이온(cations)
   E) 산(acids)

22) 다음 중 수소결합(hydrogen bond)의 특징은?
   A) 수소결합은 수소 원자와 음전하를 띤 원자 사이의 강하게 당기는 힘이다.
   B) 수소결합은 오직 물에서만 발생한다.
   C) 수소결합은 가까운 분자 사이에서 형성될 수 있다.
   D) 수소결합은 지방산 구조의 일부분이다.
   E) 수소결합은 탄수화물 구조의 일부이다.

23) 다음 중 음이온의 예로 적당한 것은?
   A) 마그네슘(magnesium)
   B) 칼륨(potassium)
   C) 칼슘(calcium)
   D) 염소(chloride)
   E) 나트륨(sodium)

24) 다음 중 화합물이 아니라 단일 분자인 것은?
   A) 물(H_2O)
   B) 이산화탄소(CO_2)
   C) 포도당($C_6H_{12}O_6$)
   D) 수소(H_2)
   E) 일산화탄소(CO)

정답: 20) C 21) D 22) C 23) D 24) D

25) 분자 사이에 약한 전기적 인력은 다음 중 무엇인가?
A) 이온결합(ionic bond)
B) 공유결합(covalent bond)
C) 극성결합(polar bond)
D) 금속결합(metallic bond)
E) 수소결합(hydrogen bond)

26) 수소 분자에서 한 쌍의 전자는 동등하게 공유된다. 이런 결합으로 무엇이라 하는가?
A) 이온결합(ionic bond)
B) 극성공유결합(polar covalent bond)
C) 비극성공유결합(nonpolar covalent bond)
D) 산소공유결합(oxygen covalent bond)
E) 수소결합(hydrogen bond)

27) 만약 두 쌍의 전자가 두 원자 사이에서 공유된다면, 어떤 결합이 만들어지는가?
A) 단일공유결합(single covalent bond)
B) 이중공유결합(double covalent bond)
C) 삼중공유결합(triple covalent bond)
D) 극성공유결합(polar covalent bond)
E) 수고결합(hydrogen bond)

28) 염소 원자는 가장 바깥 껍질에 7개의 전자를 가지고 있다. 그 결과 염소는 어떤 전하를 가진 이온이 될 수 있는가?
A) +1
B) +2
C) 0
D) −2
E) −1

29) 대사에서 발생하는 모든 분해 반응에 적용되는 용어는?
A) 동화작용(anabolism)
B) 탈수합성(dehydration synthesis)
C) 분해대사(이화작용)(catabolism)
D) 이온화(ionization)
E) 항상성(homeostasis)

정답: 25) E 26) C 27) B 28) E 29) C

30) 작은 분자에서 큰 분자가 형성되는 반응을 무엇이라 하는가?
A) 가수분해반응(hydrolysis)
B) 가역반응(reversible)
C) 발열성반응(exergonic)
D) 분해반응(dissociation)
E) 합성반응(synthesis)

31) 반응식 $H_2 + Cl_2 \rightarrow 2HCl$ 에 대한 설명으로 옳은 것은?
A) H_2와 Cl_2은 생성물이다.
B) HCl은 생성물이다.
C) 수소 한 분자는 한 개의 원자를 가지고 있다.
D) 염소 한 분자는 한 개의 원자를 가지고 있다.
E) 반응이 불균형이다.

32) 두 개의 단당류가 탈수합성(dehydration synthesis) 반응을 하면 무엇이 형성되는가?
A) 한 개의 새로운 단당류
B) 한 개의 녹말
C) 한 개의 다당류
D) 축합반응(condensation reaction)이 일어난다.
E) 가수분해(hydrolysis)가 일어난다.

33) 가수분해(Hydrolysis)는 무슨 반응의 한 예인가?
A) 교환반응(exchange)
B) 가역반응(reversible)
C) 동화작용(anabolism)
D) 합성반응(synthesis)
E) 분해반응(decomposition)

34) 화학반응을 가장 정확하게 정의한 것은 어느 것인가?
A) 원자 사이의 결합이 형성되거나 깨지는 과정이다
B) 운동에너지이다.
C) 무작위 분자운동의 증가이다.
D) 물질의 물리적 구조의 운동이나 변화이다.
E) 일을 할 수 있는 능력이다.

정답: 30) E 31) B 32) D 33) E 34) A

35) 반응식 NaOH + HCl → NaCl + H_2O는 다음 중 무슨 반응의 한 예인가?
A) 교환반응(exchange reaction)
B) 분해반응(decomposition reaction)
C) 합성반응(synthesis reaction)
D) 효소반응(enzyme reaction)
E) 대사반응(metabolic reaction)

36) 시각적 화학반응에서 사용하는 기호 ⇌ 무슨 의미인가?
A) 화학반응 양방향으로 일어날 수 있다.
B) 최종산물의 농도가 반응물과 같다.
C) 기질이 반응물로 반응물이 기질이 될 수 있다.
D) 반응물보다 생성물이 더 많다.
E) 에너지의 입력이 요구된다.

37) 인체에서 일어나는 화학반응은 다음 중 어느 단백질 분자에 의해 촉매되는가?
A) 전해질(electrolytes)
B) 효소(enzymes)
C) 대사물질(metabolites)
D) 스테로이드(steroids)
E) 완충액(buffers)

38) 반응을 시작하기 위하여 더해져야 하는 에너지를 무슨 에너지라 하는가?
A) 흡열성 조절(endergonic control)
B) 활성화(activation)
C) 발열성 조절(exergonic control)
D) 분비(release)
E) 평형상태(equilibrium)

39) 에너지를 방출하는 화학반응은 무엇으로 분류되는가?
A) 흡열성(endergonic)
B) 분해대사(catabolic)
C) 합성대사(anabolic)
D) 가수분해(hydrolytic)
E) 발열성(exergonic)

정답: 35) A 36) A 37) B 38) B 39) E

40) 흡열성 반응에서는?
A) 큰 분자가 작은 분자로 깨진다.
B) 작은 분자가 큰 분자로 조합된다.
C) 분자들이 재배열되어 새로운 분자를 형성한다.
D) 분자가 반응물에서 생성물로 생성물에서 반응물로 이동한다.
E) 에너지가 반응 동안에 소모된다.

41) 효소가 작용하는 기전은 무엇인가?
A) 효소는 반응의 활성에너지를 높인다.
B) 효소는 수소이온을 제거한다.
C) 효소는 반응의 활성에너지를 낮춘다.
D) 효소는 수소이온을 대치한다.
E) 효소는 상보적 염기쌍을 촉진한다.

42) 이산화탄소는 무엇의 결과물인가?
A) 대사반응
B) 일산환탄소의 불안정성
C) 유산소호흡에서 산소 합성
D) 물 분자의 산소로의 분해
E) 포도당 합성

43) 다음 중 유기화합물은?
A) CO_2
B) CH_4
C) H_2O
D) CCl_4
E) HCl

44) 다음 중 유기화합물의 기본 구성은?
A) 탄소와 산소 원자
B) 산소와 수소 원자
C) 산소와 질소 원자
D) 탄소와 수소 원자
E) 질소와 탄소 원자

정답: 40) E 41) C 42) A 43) B 44) D

45) 다음 원소 쌍 중 무기물로 구분되는 것은?
A) 나트륨과 수소(sodium and hydrogen)
B) 탄소와 산소(carbon and oxygen)
C) 칼슘과 탄소(calcium and carbon)
D) 수소와 탄소(hydrogen and carbon)
E) 나트륨과 칼슘(sodium and calcium)

46) 다음 중 어느 것을 포함되었을 경우에 유기물로 가장 잘 정의될 수 있는가?
A) 공유결합된 탄소, 산소
B) 공유결합된 탄소, 산소, 수소
C) 공유결합된 탄소와 수소
D) 공유결합된 수소
E) 공유결합된 탄소, 질소, 수소

47) 다음 중 무기물은?
A) 지방산(fatty acid)
B) 단백질(protein)
C) DNA
D) 나트륨(sodium)
E) 글리코겐(glycogen)

48) 다음 중 몸 전체 질량의 대부분을 차지하는 것은?
A) 물(water)
B) 산(acids)
C) 염기(bases)
D) 염(salts)
E) 유기분자(organic molecules)

49) 물과 염의 혼합은 염이 양이온과 음이온으로 나누어진다. 이 과정을 무엇이라 하는가?
A) 탈수합성(dehydration synthesis)
B) 분해(dissociation)
C) 수소분해(hydrolysis)
D) 축합반응(condensation reaction)
E) 평형상태(equilibrium)

정답: 45) E 46) C 47) D 48) A 49) B

50) 왜 물은 훌륭한 용매인가?
A) 모든 용질을 녹이므로
B) 물 분자가 다른 분자의 원자와 공유결합을 하므로
C) 높은 열용량을 가지고 있어서
D) 모든 세포의 대부분을 차지하고 있어서
E) 물 분자가 극성을 띠고 있어서

51) 수산화이온보다 더 많은 수소이온을 가지고 있는 용액을 무엇이라 하는가?
A) 산성(acidic)
B) 염기성(basic)
C) 중성(neutral)
D) 알칼리성(alkaline)
E) 유기(organic)

52) 가장 강한 산성 용액의 pH는 얼마인가?
A) 0
B) 7
C) 14
D) 4
E) 10

53) 다음 중 어떤 물질이 사람의 pH에 가장 가까운가?
A) 우유(milk, pH $\approx$6.5)
B) 순수한 물(pure water, pH $\approx$7)
C) 토마토 주스(tomato juice, pH $\approx$4)
D) 포도주(wine, pH $\approx$3)
E) 위장 분비물(stomach secretions, pH $\approx$1)

54) 왜 혈액이나 체액의 pH를 정확하게 조절하는 것이 중요한가?
A) 혈액이 중요한 용매로 작용하기 때문에
B) 혈액과 다른 체액이 매우 높은 열용량을 가지고 있어서
C) 큰 분자의 탈수합성이 일어나서
D) 수소이온은 극도로 반응적이어서
E) 몇몇 유기분자는 극성공유결합을 가지고 있어서

정답: 50) E 51) A 52) A 53) B 54) D

55) 만일 기질이 수소이온을 첨가하든 혹은 제거하든 pH 변화를 잘 견디면 이것을 무엇이라 하는가?
A) 중성(neutral)
B) 산성(acidic)
C) 알칼리성(alkaline)
D) 완충액(buffer)
E) 염(salt)

56) 다음 중 주어진 한계에서 용액의 pH를 유지하는 화합물은?
A) 효소(enzymes)
B) 전해질(electrolytes)
C) 대사물질(metabolites)
D) 동위원소(isotopes)
E) 완충액(buffers)

57) 다음 중 이온이 용액에서 전기를 전도하는 용해성 무기화합물의 정의는?
A) 분해대사(catalysts)
B) 전해질(electrolytes)
C) 강산(strong acids)
D) 완충액(buffers)
E) 스테로이드 호르몬(steroid hormones)

58) 이온화 과정 중 물 분자는 용질의 이온결합을 방해하여 용액에서 전류를 전도할 수 있는 이온의 혼합을 만든다. 이러한 이온을 무엇이라고 하는가?
A) 양이온(cations)
B) 음이온(anions)
C) 동위원소(isotopes)
D) 전해질(electrolytes)
E) 반응물(reactants)

59) 완충액은?
A) 용액에서 수소이온을 제거하거나 교체한다.
B) 바깥껍질에 한 개의 전자를 더 갖고 있는 화합물이다.
C) 불안정한 핵을 가지고 있어 반응적이게 만든다.
D) 용액에 수소이온을 내놓는다.
E) 긴 탄소 연결로 구성된다.

정답: 55) D 56) E 57) B 58) D 59) A

60) 다음 중 강 염기의 예는?
   A) 염화나트륨(NaCl)
   B) 수산화나트륨(NaOH)
   C) 염산(HCl)
   D) 칼륨플로라이드(KF)
   E) 물(H_2O)

61) 한 무기 물질을 용액에 넣으면 완전히 분해되어 수소이온과 음이온을 만든다. 이 물질은 무엇인가?
   A) 강염기(strong base)
   B) 약염기(weak base)
   C) 강산(strong acid)
   D) 약산(weak acid)
   E) 염(salt)

62) 기능적으로 탄수화물은 무엇으로써 중요한가?
   A) 포도당 분자의 저장
   B) 핵산구조의 일부분
   C) 에너지의 원료
   D) 세포표면의 수용체
   E) 피부 아래의 절연제

63) 신체에서 대사에 쓰이는 가장 중요한 연료 분자는?
   A) 자당(sucrose)
   B) 녹말(starch)
   C) 단백질(protein)
   D) 비타민 B_{12}(vitamin B_{12})
   E) 포도당(glucose)

64) 다음 중 이당류는?
   A) 녹막(starch)
   B) 당원(글리코겐, glycogen)
   C) 자당(sucrose)
   D) 셀룰로오스(cellulose)
   E) 과당(fructose)

정답: 60) B 61) C 62) C 63) E 64) C

65) 탄수화물과 그 예로 잘못 짝지워진 것은?
A) 당원 글리코겐 – 단당류(glycogen – monosaccharide)
B) 포도당 – 단당류(glucose – monosaccharide)
C) 녹말 – 다당류(starch – polysaccharide)
D) 과당 – 단당류(fructose – monosaccharide)
E) 자당 – 이당류(sucrose – disaccharide)

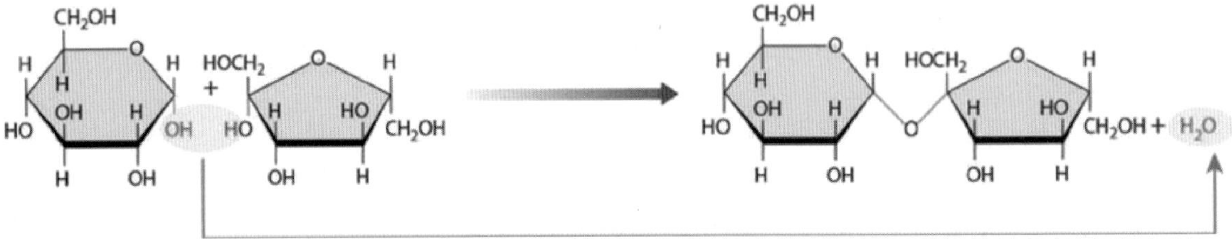

그림 2–1 화학반응

그림 2–1을 보고 다음 물음에 답하시오.

66) 다음 중 그림이 보여주는 반응의 기전을 맞게 설명한 것은?
A) 물 분자의 첨가는 복합분자를 분해한다.
B) 물 분자의 제거는 복합분자를 분해한다.
C) 이온결합은 각 이온이 양전하나 음전하 말단과 결합할 때 깨진다.
D) 물 분자의 제거는 두 분자의 결합을 촉진한다.
E) 물 분자 하나를 추가하면 두 분자의 결합을 촉진한다.

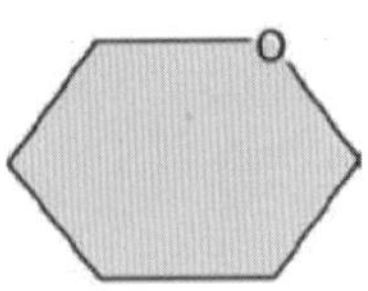

그림 2–2 분자

그림 2–2를 보고 다음 물음에 답하시오.

67) 그림의 분자는 신체에서 가장 중요한 대사 연료이다. 이 분자는 다음 중 어디에 속하는가?
A) 스테로이드(steroid)
B) 포화지방산(saturated fatty acid)
C) 단당류(monoglyceride)
D) 콜레스테롤(cholesterol)
E) 단당류(monosaccharide)

정답: 65) A 66) D 67) E

68) 지질은 다음 중 무엇으로 사용되는가?
A) 세포의 필수적 구조적 성분
B) 탄수화물보다 약 10배 많은 에너지원
C) 체온 감소
D) 뼈대 보호
E) 유전정보 전달

69) 세포에 신호를 전달하여 변화를 유도하는 화학적 전달자로 이용되는 지질을 무엇이라고 하는가?
A) 다당류(polysaccharides)
B) 인지질(phospholipids)
C) 트리글리세라이드(triglycerides)
D) 스테로이드(steroids)
E) 모노글리세라이드(monoglycerides)

70) 대부분 탄소와 수소, 소량의 산소로 이루어진 유기화합물을 무엇이라고 하는가?
A) 탄수화물(carbohydrate)
B) 지질(lipid)
C) 단백질(protein)
D) 핵산(nucleic acid)
E) 지방산(fatty acid)

71) 탄소 연결에 오직 한 개의 공유결합을 가진 지방산을 무엇이라 하는가?
A) 포화(saturated)
B) 다가불포화(polyunsaturated)
C) 단가불포화(monounsaturated)
D) 수화(hydrogenated)
E) 카르복실화(carboxylated)

정답: 68) A 69) D 70) B 71) A

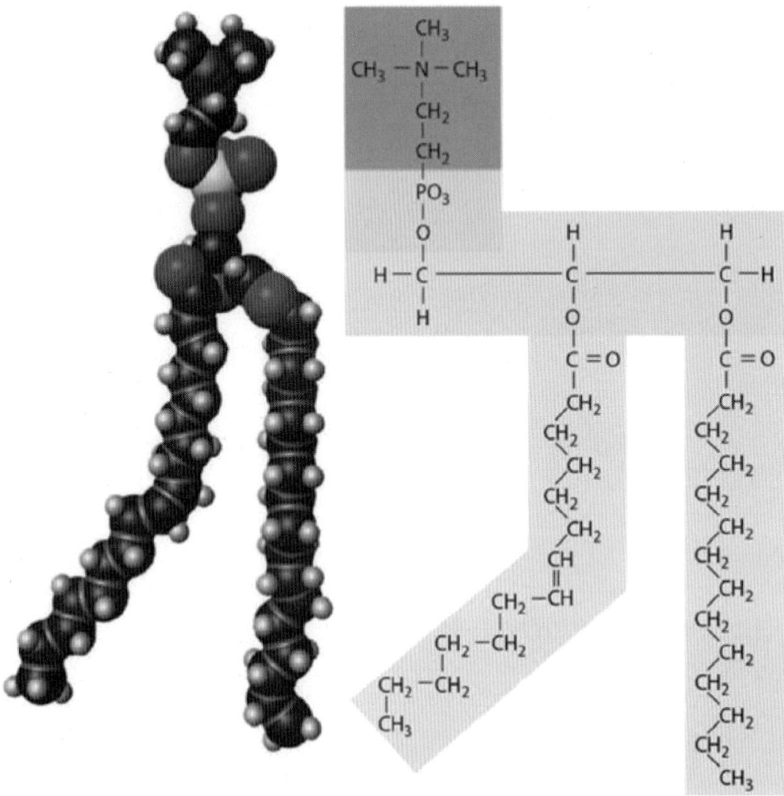

그림 2-3 구조

그림 2-3을 보고 다음 질문에 답하시오.

72) 그림에서 보이는 구조물의 주요 기능은 무엇인가?
  A) 세포막의 구조 성분
  B) 포도당 분자의 저장
  C) 에너지원
  D) 세포막의 구성성분, 호르몬, 쓸개의 소화분비물
  E) 에너지원, 에너지저장, 절연

73) 효소는?
  A) 지질이다.
  B) 생물학적 촉매역할을 한다.
  C) 반응의 활성화에너지를 높인다.
  D) 탄수화물이다.
  E) 콜레스테롤에서 유래한다.

정답: 72) A 73) B

74) 기질물질은 효소의 어느 부분에 결합하는가?
A) 알로스테리 부위(allosteric sites)
B) 변성부위(modification sites)
C) 반응부위(reaction sites)
D) 활성부위(active sites)
E) 이온부위(ionic sites)

75) 단백질은 단위는?
A) 아미노산(amino acids)
B) 단당(simple sugars)
C) 지방산(fatty acids)
D) 아데노신(adenosines)
E) 핵산(nucleotides)

76) 각각의 아미노산은 자신의 카르복실기가 다른 아미노산의 무슨 기와 만나 연결되는가?
A) 중심탄소 원자(central carbon atom)
B) 아미노기(amino group)
C) 카르복실기(carboxyl group)
D) 수산기(hydroxyl group)
E) 수산화기(hydroxide group)

77) 당신은 특정 단백질을 가지고 그 특성이 어떻게 단백질 기능에 영향을 주는지 알기 위해 실험실에서 연구하고 있다. 단백질 기능에 어떤 영향을 주는지 결정하기 위해 100개 아미노산으로 이루어진 단백질의 전체 길이에서 한 개의 아미노산만을 바꾸기로 하였다. 단백질의 어느 구조를 바꾼 것인가?
A) 1차 구조
B) 2차 구조
C) 3차 구조
D) 4차 구조
E) 이원성 구조

78) 헤모글로빈이나 항체 분자와 같은 단백질은 단일 단백질로 작용하는데 여러 폴리펩티드 사슬이 필요하다. 만일 다른 폴리펩티드 사슬 사이의 연합이 깨지면, 단백질의 어느 구조가 파괴되는가?
A) 1차 구조
B) 2차 구조
C) 3차 구조
D) 4차 구조
E) 이원성 구조

정답: 74) D 75) A 76) B 77) A 78) D

79) 다음 중 변성될 수 있는 것은?

A) 효소(enzymes)
B) 이온(ions)
C) 원자(atoms)
D) 분자(molecules)
E) 동위원소(isotopes)

80) 아미노산은 무슨 기와 무슨 기 근처에 중심탄소를 가지고 있는가?

A) 카르복실기; 인산기(carboxyl; phosphate)
B) 질산기; 카르복실기(nitrogenous; carboxyl)
C) 질산기; 아미노기(nitrogenous; amino)
D) 아미노기; 카르복실기(amino; carboxyl)
E) 아미노기; 인산기(amino; phosphate)

81) 만일 한 개의 폴리펩티드가 9개 펩티드 결합을 가지고 있다면, 몇 개의 아미노산을 가지고 있는 것인가?

A) 0
B) 5
C) 12
D) 11
E) 10

82) 다음 중 RNA에만 있는 것은?

A) 포도당(glucose)
B) 인산기(phosphate group)
C) 리보오스(ribose)
D) 삼인산아데노신(adenosine triphosphate)
E) 데옥시리보오스(deoxyribose)

83) 핵산 DNA는?

A) 두 가닥이다.
B) 티민 대신에 우라실을 가진다.
C) 5탄당 리보오스를 가진다.
D) 단백질 염기를 가진다.
E) 지질을 합성한다.

정답: 79) A 80) D 81) E 82) C 83) A

84) DNA 분자는 독특한 5탄당인 무엇을 가지고 있는가?
A) 리보오스(ribose)
B) 5탄당(pentose)
C) 디옥시리보오스(deoxyribose)
D) 자당(sucrose)
E) 과당(fructose)

85) 다음 중 RNA 분자에 독특한 질산염기는 무엇인가?
A) 우라실(uracil)
B) 시토신(cytosine)
C) 아데닌(adenine)
D) 구아닌(guanine)
E) 티민(thymine)

86) 인산기와 당 사이의 결합은 다음 중 어떤 연결에서 관찰되는가?
A) 두 개 단순 당
B) 한 개의 아미노산과 다른 아미노기
C) 두 개 핵산
D) 한 개 지방산과 한 개 글리세롤 분자
E) 한 개 콜레스테롤 분자와 한 개 지방산 분자

87) 한 개의 DNA 핵산은 특별히 무엇으로 구성되는가?
A) 한 개 5탄당과 한 개 인산기
B) 한 개 5탄당과 한 개 질산염기
C) 한 개 리보오스당, 한 개 질산염기, 한 개 인산기
D) 한 개 디옥시리보오스당, 질산염기, 인산기
E) 한 개 5탄당과 한 개 아미노산

88) 상보적 염기쌍 법칙에 따라 시토신을 갖고 있는 한 개의 핵산은 다음 중 어느 염기를 포함한 핵산과 쌍이 되겠는가?
A) 티아민(thymine)
B) 아데닌(adenine)
C) 우라실(uracil)
D) 시토신(cytosine)
E) 구아닌(guanine)

정답: 84) C 85) A 86) C 87) D 88) E

89) 일을 할 수 있는 특별히 큰 용량의 에너지를 저장하는 공유결합은 무엇인가?
  A) 고에너지결합(high-energy)
  B) 극성공유결합(polar covalent)
  C) 이온결합(ionic)
  D) 전기적 중성결합(electrically neutral)
  E) 펩티드결합(peptide)

90) ATP를 가수분해하면 어느 분자가 생성되는가?
  A) 아데닌(adenine)
  B) 인지질(phospholipid)
  C) 리보오스(ribose)
  D) 티민(thymine)
  E) 이인산아데노신(adenosine diphosphate)

91) 거대분자와 그 기능을 바르게 짝지은 것은?
  A) 지질 – 단백질 제조
  B) DNA – 반응비 조절
  C) 탄수화물 – 주에너지원
  D) 단백질 – 막구조의 주요구성물
  E) RNA – 유전 특질 결정

정답: 89) A 90) E 91) C

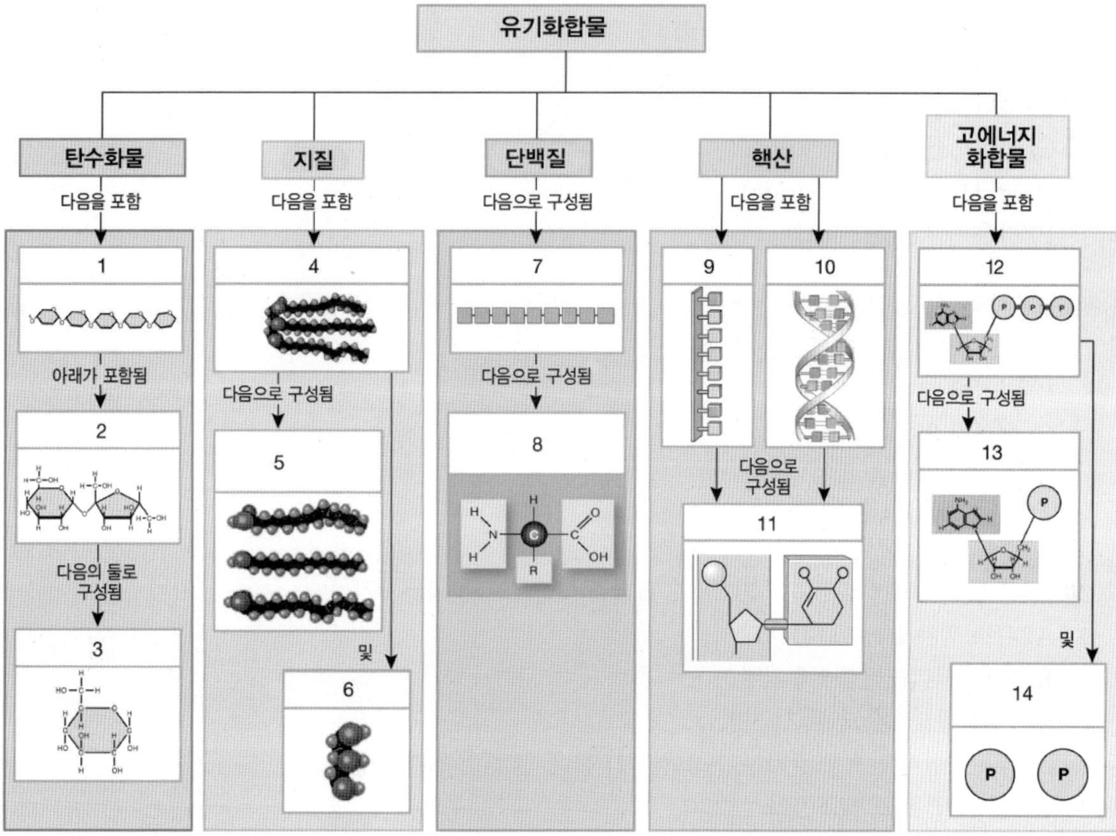

그림 2-4 신체 유기화합물 구조의 개관

그림 2-4를 보고 다음 물음에 답하시오.

92) 포도당을 기본 구조로 하는 녹말은 #1로 표지된 구조물의 예이다. #1은 무엇인가?
   A) 트리글리세라이드(triglyceride)
   B) 다당류(polysaccharide)
   C) 글리세롤(glycerol)
   D) 스테로이드(steroid)
   E) 인지질(phospholipid)

93) 카르복실기 말단을 가진 수소 원자가 붙은 탄소 원자 사슬로 구성된 트리글리세리드의 성분인 #5의 구조물은 무엇인가?
   A) 글리세롤(glycerol)
   B) 단당류(monosaccharide)
   C) 아미노산(amino acid)
   D) 핵산(nucleotide)
   E) 지방산(fatty acid)

정답: 92) B 93) E

94) 단백질의 구성요소인 #8은 무엇인가?
A) 핵산(nucleic acid)
B) 펩티드(peptide)
C) 아미노산(amino acid)
D) 단당류(monosaccharide)
E) 라우르산(lauric acid)

95) #9 구조물의 주요 기능은 무엇인가?
A) 각 개인의 유전적 특질을 결정
B) 지질에 붙어 구조적 역할
C) 에너지 원천; 절연
D) 특정 단백질을 제조
E) 에너지의 저장이나 전달

96) 인지질은 인산기에 의해 비-지질기에 연결된 무엇으로 구성되는가?
A) 탄소 원자 4개로 연결된 고리
B) 한 개 글리세롤과 3개 지방산
C) 한 개 글리세롤과 두 개 지방산
D) 카르복실 말단으로 끝나는 수소 원자가 붙은 긴 탄소 원자 사슬
E) 상호연결된 포도당 분자

97) ATP는 무엇과 관련이 깊은가?
A) 지방산(a fatty acid)
B) 아미노산(an amino acid)
C) 단당류(a monosaccharide)
D) 핵산(a nucleotide)
E) 콜레스테롤(cholesterol)

98) AMP, ADP, ATP 분자의 차이점은 무엇인가?
A) 단당류의 형태
B) 이온성 혹은 공유성 결합 여부
C) 질소의 존재 여부
D) 분자의 구조; 1차, 2차, 3차 구조
E) 분자에서 인산의 개수

정답: 94) C 95) D 96) C 97) D 98) E

99) 세포에 대한 다음 서술 중 옳은 것은?

A) 탄수화물은 세포에 의해 만들어진 모든 단백질의 생산을 총괄한다.

B) 화학반응에 대해 세포에 필요한 효소는 핵산으로 구성된다.

C) 한 개의 세포는 모두 4개의 주요 유기화합물 그룹으로 구성된다.

D) 한 세포 안의 모든 탄수화물은 유기체가 먹는 음식에서 온다.

E) 핵산으로 이루어진 막은 세포와 그 주위 환경을 분리하고 세포에 반투과성의 특징을 제공한다.

100) 화학적 그리고 구조적으로 보았을 때, 다음 화합물 중 다른 하나는?

A) 탄수화물(carbohydrates)

B) 지질(lipids)

C) 단백질(proteins)

D) 염류(salts)

E) 핵산(nucleic acids)

101) 당신이 탄소, 수소, 산소, 질소와 인을 요소로 가지고 있는 화학물질을 가지고 연구를 하고 있다. 거기에 리보오스당이 그 구조에 들어 있다. 이 분자는 어떤 화합물인가?

A) 탄수화물(carbohydrate)

B) 지질(lipid)

C) 단백질(protein)

D) 염(salt)

E) 핵산(nucleic acid)

정답: 99) C 100) D 101) E

2.2 서술형 문제

1) 어떤 반응 경로가 4단계로 되어 있다. 3번째 단계를 촉매하는 효소의 양이 증가하면 이 경로에서 최종적으로 생성된 산물의 양에 어떻게 영향을 주겠는가?

2) 왜 pH가 낮으면 생명이 위험해지는가?

3) 프리온은 감염성 단백질로 세포 내로 들어가 정상 단백질을 변형시키고 엉겨붙게 한다. 프리온은 돌연변이나 섭취(광우병을 가진 소고기를 먹으면 생김)로 발생할 수 있다. 크로이츠펠트(Creutzfeldt−Jakob Disease, CJD)−야곱병과 진전병(scrapie)은 동물과 사람에서 발생하는 프라이온 질병이다. 이 질병은 진행성이고 치료방법이 없으며 사망에 이르게 한다. 화학적 지식을 이용하여 이 질병의 끔찍한 영향을 설명하시오.

4) 어떻게 RNA 분자는 DNA 분자와 구별되는가?

정답:

1) 3번째 단계의 양이 증가된 효소는 전체 반응에 영향을 주지 않는다. 왜냐하면 첫 번째 두 번째 네 번째 효소의 비율이 일정하게 유지되기 때문이다. 반면 더 많은 기질이 다음 단계에 더 가용하다면, 그것은 네 번째 효소가 속도를 증가시킨다는 의미는 아니다. 만일 첫 번째, 두 번째, 네 번째 효소가 변화가 일어나기 전에 적절히 작동하였다면 최종 결과는 변하지 않을 것이다. 반면 만일 첫 번째 두 번째, 네 번째 효소가 변화 전에 적정수준 아래로 작동했다면 산물의 양은 증가할 수 있다.
2) 낮은 pH는 수소이온 농도의 변화가 필수 효소와 같은 단백질을 불활성화시키기 때문에 생명에 위협적이다. 이런 상황이 발생하였을 경우 단백질은 기능을 상실하게 되고 만일 이들 단백질이 생명에 필수적인 반응을 촉매한다면 생명은 멈출 것이다 .
3) 프리온은 다른 단백질을 변형시키고 엉겨붙게 하여, 단백질의 구조를 변형시키는 연쇄반응을 유발한다. 감염성 프리온의 결과로 정상 세포 단백질은 정상상태에 있지 못하여 정상적인 기능을 하지 못한다. 세포 안에는 수많은 단백질이 존재하고 효소작용을 비롯한 수많은 기능을 하고 있기 때문에 세포는 정상적인 기능을 할 수가 없어 죽게 된다.
4) RNA는 보통 단일가닥이고 DNA는 이중가닥이다. RNA는 당으로 리보오스를 가지고 있고 DNA는 당으로 디옥시리보오스를 가지고 있다. DNA는 질소염기로 A, G, C, T를 가지고 있고 RNA는 A, G, C, U를 가지고 있다.

3장 세포의 구조와 기능

3.1 선택형 문제

1) 다음 중 가장 작은 생명체는?
   A) 단백질(proteins)
   B) 기관계(organ systems)
   C) 조직(tissues)
   D) 기관(organs)
   E) 세포(cells)

2) 당신은 세포학 특히 세포 구조와 몸을 움직이는 골격근에 대해 전공한 연구원이다. 세포 안의 미세 구조를 관찰하기 위하여 무엇을 이용하는가?
   A) 자기공명영상 스캔(MRI scan)
   B) 광학현미경(light microscope)
   C) 주사전자현미경(scanning electron microscope)
   D) 투과전자현미경(transmission electron microscope)
   E) 컴퓨터(CT scan)

3) 유기체의 각 세포가 항상성을 유지한다는 개념은 무엇에 대한 우리의 이해의 일부인가?
   A) 세포설(cell theory)
   B) 다윈이론(Darwinian theory)
   C) 세포주기(the cell cycle)
   D) 유사분열이론(mitotic theory)
   E) 분화이론(the theory of differentiation)

4) 다음 중 세포설의 개념은?
   A) 세포는 생명의 구조적 기본단위이다.
   B) 조직은 조절하는 곳이다.
   C) 세포소기관은 생명의 기능적 기본단위이다.
   D) 세포는 감수분열로 생긴다.
   E) 세포는 죽지 않는다.

정답: 1) E 2) D 3) A 4) A

5) 현미경을 통해 조직을 관찰해보니, 조직의 표면을 따라 배열된 모든 세포의 가장자리 끝을 따라 미세융모가 있었다. 이것은 이 조직이 어떤 기능을 가지고 있음을 나타내는가?
   A) 많은 화학물질의 해독
   B) 높은 대사율
   C) 포식작용
   D) 운동
   E) 흡수

6) 다음 용어 중 주변 매질로부터 사람 세포의 내용물을 나누는 구조물을 무엇이라 하는가?
   A) 세포벽(cell wall)
   B) 세포층(cell layer)
   C) 형질막(plasma membrane)
   D) 세포경계(cell boundary)
   E) 핵막(nuclear envelope)

7) 형질막은?
   A) 구조물이 떠 있는 물과 같은 젤이다.
   B) 세포의 발전소를 가지고 있다.
   C) 세포를 중앙통치하는 곳이다.
   D) 주변과 물질의 교환을 조절한다.
   E) 세포의 유전정보를 나른다.

8) 자신의 세포인지 아닌지를 구분하는 막에 박혀 있는 단백질을 무엇이라 하는가?
   A) 통합단백질(integral)
   B) 인식단백질(recognition)
   C) 운반체단백질(carrier)
   D) 말초단백질(peripheral)
   E) 통로단백질(channel)

9) 세포 바깥 물질에 민감한 막단백질을 무엇이라 하는가?
   A) 수용체단백질(receptor proteins)
   B) 통로단백질(channel proteins)
   C) 운반체단백질(carrier proteins)
   D) 고정단백질(anchor proteins)
   E) 인식단백질(identifier proteins)

정답: 5) E 6) C 7) D 8) B 9) A

10) 인지질의 인산기 머리는 다음 중 어디에 해당하는가?
A) 소수성(hydrophobic)
B) 친수성(hydrophilic)
C) 극성(polar)
D) 비극성(nonpolar)
E) 친구성과 극성 모두(both hydrophilic and polar)

11) 구조적으로 형질막은?
A) 박혀 있는 단백질이 없다.
B) 진핵세포에서 세포질에서 염색질을 나누어 놓는다.
C) 오직 탄수화물 분자만 가지고 있다.
D) 구멍이 없다(nonporous).
E) 두 층의 지질로 이루어져 있다.

12) 독감바이러스는 (호흡경로에 있는) 숙주세포에 침투하여 많은 바이러스 복제한다. 이러한 바이러가 감염된 세포에서 밖으로 나올 때, 숙주세포의 막을 가지고 나온다. 이것이 어떻게 숙주세포를 죽이는가?
A) 감염된 숙주세포는 안팎을 드나드는 물질의 수송 능력을 잃게 된다.
B) 감염된 세포는 대사를 할 수 없다.
C) 감염된 세포는 RNA를 만들 수 없다.
D) 감염된 세포는 영양분 쪽으로 이동하는 능력을 잃는다.
E) 정답 없음.

13) 다음 중 통로단백질(channel protein)이라 불리는 막단백질의 기능은 어느 것인가?
A) 특정 세포 밖 분자와 결합하여 세포 변화를 개시한다.
B) 세포막의 지질부분을 가로지르는 이온의 통로를 제공한다.
C) 효소이다.
D) 세포막에 대한 닻과 같은 안정기(stabilizer) 역할을 한다.
E) 에너지원으로 이용된다.

14) 형질막은 특정 분자는 통과시키고 다른 것은 막는다. 막의 이러한 특성을 무엇이라 하는가?
A) 불투과성
B) 자유 투과성
C) 선택적 투과성
D) 능동적 투과성
E) 비투과성

정답: 10) E 11) E 12) A 13) B 14) C

15) 물의 농도가 높은(낮은 용질)에서 물 농도가 낮은(높은 용질)으로 물이 막을 통해 이동하는 움직임을 무엇이라 하는가?
   A) 여과(filtration)
   B) 능동운반(active transport)
   C) 확산(diffusion)
   D) 촉진확산(facilitated diffusion)
   E) 삼투(osmosis)

16) 다음 수송 기전 중 다른 하나는 무엇인가?
   A) 삼투(osmosis)
   B) 확산(diffusion)
   C) 이온펌프(ion pumps)
   D) 수동운반(passive transport)
   E) 촉진확산(facilitated diffusion)

17) 향수병을 열면 향수 분자가 용기에서 배출 되어 수분 내에 향수병에서 수 미터 떨어진 사람도 향기를 맡을 수 있다. 이것은 무엇을 나타내는가?
   A) 확산(diffusion)
   B) 촉진확산(facilitated diffusion)
   C) 삼투(osmosis)
   D) 여과(filtration)
   E) 능동운반(active transport)

18) 적혈구 세포가 무슨 용액 안에 들어가면 세포가 용해(lysis)되는가?
   A) 등장액(isotonic)
   B) 고장액(hypertonic)
   C) 저장액(hypotonic)
   D) 단조액(monotonic)
   E) 균질액(equilibrated)

19) 혈액 세포가 어디에 있을 때 무딘톱날모양(Crenation)을 만드는가?
   A) 등장액(isotonic solution)
   B) 세포흡수액(pinocytotic solution)
   C) 저장액(hypotonic solution)
   D) 단조액(monotonic solution)
   E) 고장액(hypertonic solution)

정답: 15) E 16) C 17) A 18) C 19) E

20) 어떤 물질이 형질막을 직접 통과할 수 있는가?
   A) 탄수화물이 결합된 물질(carbohydrate-bound)
   B) 수용성(water soluble)
   C) 지질 불용성(lipid insoluble)
   D) 철용해성(iron soluble)
   E) 지용성(lipid soluble)

21) 막의 어떤 특성이 분자의 들어오고 나감을 결정하는가?
   A) 분화(differentiation)
   B) 성장(growth)
   C) 구조적 통합(structural integration)
   D) 투과성(permeability)
   E) 세포활성(cellular activation)

22) 알코올과 지방산은 어떤 경로로 세포로 들어가는가?
   A) 고정단백질(anchor proteins)
   B) 수용체단백질(receptor proteins)
   C) 지질통로(lipid channels)
   D) 확산(diffusion)
   E) 세포내섭취(endocytosis)

23) 세포의 세포질보다 높은 용질농도를 가지고 있는 용액을 무엇이라 하는가?
   A) 단조액(monotonic)
   B) 고장액(hypertonic)
   C) 등장액(isotonic)
   D) 저장액(hypotonic)
   E) 반조액(semitonic)

24) 모르는 용액에 혈액 한 방울을 섞고 현미경으로 관찰하였다. 세포가 정상으로 보였다. 혈액을 섞은 이 용액은 무엇인가?
   A) 등장액(isotonic)
   B) 저삼투액(hypoosmotic)
   C) 저장액(hypotonic)
   D) 고장액(hypertonic)
   E) 고삼투액(hyperosmotic)

정답: 20) E 21) D 22) D 23) B 24) A

25) 무엇의 농도가 용액의 삼투압을 결정하는가?
- A) 용매 분자(solvent molecules)
- B) 물 분자(water molecules)
- C) 용질 분자(solute molecules)
- D) 통로단백질(channel proteins)
- E) 지질 분자(lipid molecules)

26) 무슨 종류의 용액에서 평형(equilibrium)이 존재하는가?
- A) 등장액(isotonic)
- B) 고장액(hypertonic)
- C) 저장액(hypotonic)
- D) 삼투액(osmotic)
- E) 이온액(ionic)

27) 두 개의 용액이 세포막과 같은 반투막으로 분리되어 있다. A는 5% 포도당 용액이고 B는 10% 포도당 용액이다. 이런 상황에서 다음 중 옳은 것은?
- A) 물이 A에서 B로 이동할 것이다.
- B) 물이 B에서 A로 이동할 것이다.
- C) 포도당이 A에서 B로 이동할 것이다.
- D) 포도당이 B에서 A로 이동할 것이다.
- E) 평형상태로 포도당 농도가 B가 높을 것이다.

정답: 25) C 26) A 27) A

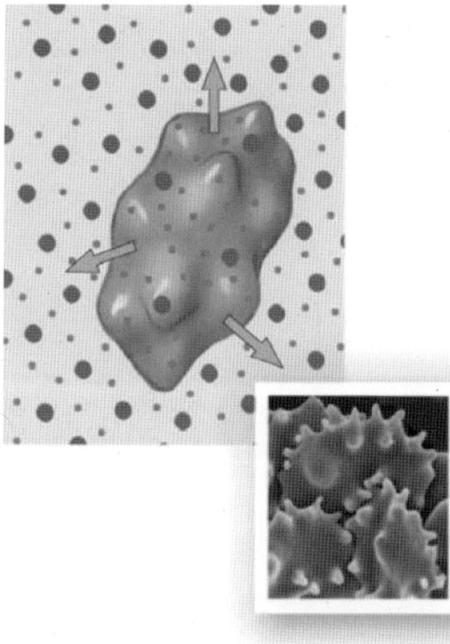

사진 제공: Steve Gschmeissner / Photo Researchers, Inc.

그림 3-1 적혈구

그림 3-1을 보고 다음 물음에 답하시오.

28) 위 그림에 대한 설명으로 옳은 것은?
A) 세포는 저장액의 식염수에 있다.
B) 삼투 흐름이 세포의 형질막에서 일어나지 않는다.
C) 현재의 세포상태가 유지되면, 형질막은 붕괴되거나 용해된다.
D) 세포는 평형 상태에 있어 한쪽 물 분자가 세포 밖으로 나오고 다른 물 분자는 세포 안으로 들어가 그 자리를 매운다.
E) 세포에서 물이 나와 무딘톱날모양(crenation)을 한다.

29) 세포 표면에 소포(vesicle)에 의한 세포내 물질의 배출을 무엇이라 하는가?
A) 삼투(osmosis)
B) 능동운반(active transport)
C) 세포외배출(exocytosis)
D) 세포내섭취(endocytosis)
E) 이온교환펌프(an ion exchange pump)

정답: 28) E 29) C

30) 포식작용(phagocytosis)의 아래 단계를 바른 순서로 배열하시오.
1. 잔류물이 세포 밖을 배출된다.
2. 리소좀이 소포(vesicle)와 융합한다.
3. 분해되는 물질의 주변으로 세포질이 확장한다.
4. 소포(vesicle)가 세포질에서 형성된다.
5. 소화효소가 활성화된다.
A) 3, 4, 5, 2, 1
B) 2, 4, 3, 5, 1
C) 3, 4, 2, 5, 1
D) 1, 4, 5, 2, 3
E) 5, 3, 4, 2, 1

31) 세포막을 가로질러 두 개의 물질이 반대방향으로 이동하는 기전을 무엇이라 하는가?
A) 촉진확산(facilitated diffusion)
B) 소포운반(vesicular transport)
C) 세포내섭취(endocytosis)
D) 역방향운반(countertransport)
E) 삼투(osmosis)

32) 운반체단백질(carrier protein)의 작용으로 농도가 높은 부위에서 농도가 낮은 부위로 분자가 이동하는 것은 무엇의 한 예인가?
A) 삼투(osmosis)
B) 능동운반(active transport)
C) 확산(diffusion)
D) 촉진확산(facilitated diffusion)
E) 여과(filtration)

33) 농도경사(concentration gradient)에 독립적으로 물질을 이동시키기 위한 ATP에너지를 필요로 하는 과정은 무엇인가?
A) 능동운반(active transport)
B) 수동운반(passive transport)
C) 촉진운반(facilitated transport)
D) 삼투(osmosis)
E) 확산(diffusion)

정답: 30) C 31) D 32) D 33) A

34) 다음 중 나트륨–칼륨 교환펌프(sodium–potassium exchange pump)에 대한 설명 중 옳은 것은?

A) 나트륨은 세포 속과 바깥에서 같은 농도를 유지한다.
B) 수동운반 과정이다.
C) 나트륨은 세포 안으로 칼륨은 세포 밖으로 이동한다.
D) 나트륨을 운반하는 운반체단백질이 있고 칼륨을 운반하는 운반체단백질이 따로 있다.
E) 능동운반의 한 예이다.

35) 특정 분자에 결합하고 그것을 소포(vesicle) 안에 넣어 세포 안으로 넣는 과정을 무엇이라 하는가?

A) 세포외배출(exocytosis)
B) 세포간전달(transcytosis)
C) 포식작용(phagocytosis)
D) 수용체–매개 세포내섭취(receptor–mediated endocytosis)
E) 포음작용(pinocytosis)

36) 운반체 분자(carrier molecules)는 어디에 위치하는가?

A) 세포질(cytoplasm)
B) 형질막(plasma membrane)
C) 운반소포(transport vesicles)
D) 지방방울(lipid droplets)
E) 염색체(chromosomes)

37) 다음 중 에너지 유입이 필요 없는 운반체–매개 운반의 예는 어느 것인가?

A) 이온교환펌프(an ion exchange pump)
B) 촉진확산(facilitated diffusion)
C) 세포내섭취(endocytosis)
D) 세포외배출(exocytosis)
E) 포음작용(pinocytosis)

38) 단순확산과 촉진확산은 어떻게 다른가?

A) 촉진확산은 ATP를 사용하지 않는다.
B) 촉진확산은 분자가 높은 농도에서 낮은 농도로 이동한다.
C) 용질의 운반 속도는 촉진확산에서 무한정 증가할 수 없다.
D) 농도경사는 촉진확산에서 없어지지 않는다.
E) 촉진확산은 운반체 분자에 독립적이다.

정답: 34) E 35) D 36) B 37) B 38) C

39) 팔리독(Palytoxin)은 하와이의 특정 해초에서 나는 매우 강력한 독으로 세포의 이온펌프의 운반체단백질을 열린 상태로 잠궈 놓는다. 이것이 세포 기능에는 어떤 영향을 주는가?
   A) 나트륨이 세포에 들어갈 수가 없어 세포대사에 손상을 준다.
   B) 세포는 포도당을 이용할 수 없다.
   C) 포식작용이 억제된다.
   D) 확산이 일어날 수 없다.
   E) 세포는 세포기능에 필요한 이온 농도를 농축할 수 없다.

40) 세포가 물질의 이동에 에너지를 사용해야 하는 것은?
   A) 확산(diffusion)
   B) 능동운반(active transport)
   C) 수동운반(passive transport)
   D) 삼투(osmosis)
   E) 여과(filtration)

41) 다음 과정 중 농도경사와 상관없이 막을 통해 물질이 이동하는 것은?
   A) 능동운반(Active transport)
   B) 여과(Filtration)
   C) 수동운반(Passive transport)
   D) 확산(Diffusion)
   E) 삼투(Osmotic)

정답: 39) E 40) B 41) A

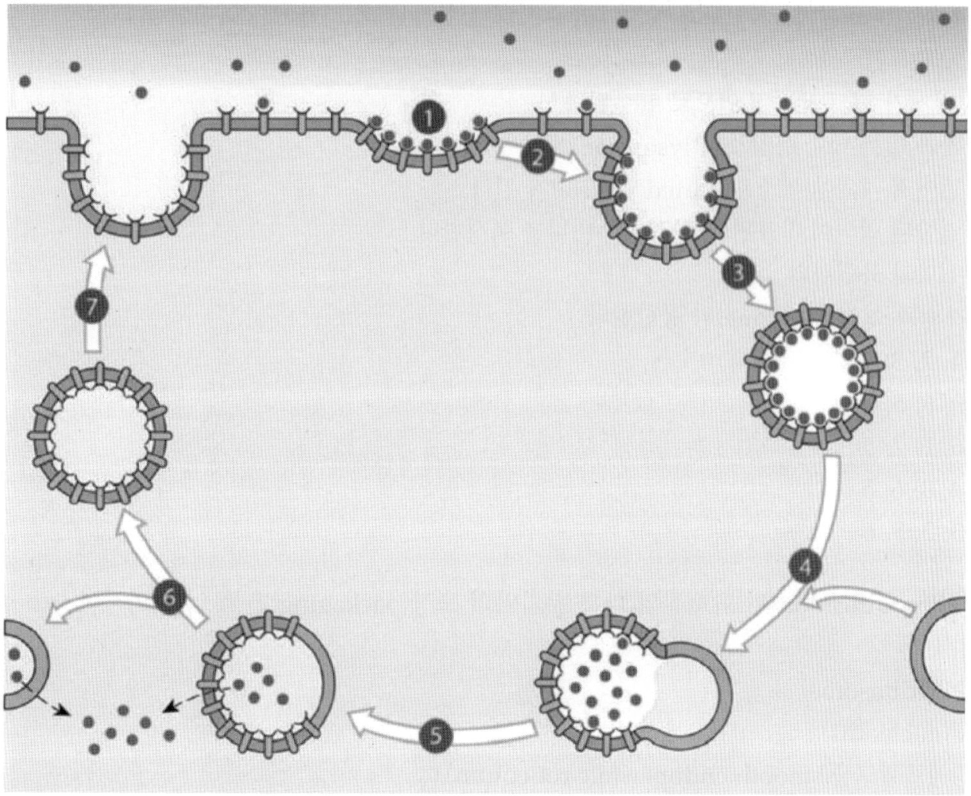

그림 3–2 과정

그림 3–2를 보고 다음 물음에 답하시오.

42) 위 그림이 나타내는 과정은 무엇인가?
A) 수용체 매개 세포내섭취(receptor–mediated endocytosis)
B) 포음작용(pinocytosis)
C) 나트륨–칼륨 교환(sodium–potassium exchange)
D) 포식작용(phagocytosis)
E) 촉진확산(facilitated diffusion)

정답: 42) A

43) 위 그림 이용하여, 표적 분자(리간드)가 형질막의 수용체에 결합할 때 시작하는 과정의 옳은 순서를 고르시오.

1. 표적 분자가 제거 되고 세포질 안으로 흡수된다.
2. 수용체 분자가 있는 막이 용해소체(lysosome)에서 분리된다.
3. 주머니가 떨어져 나와 피복소포(coated vesicle)가 된다.
4. 리간드가 결합된 영역이 막표면에서 깊은 주머니를 형성한다.
5. 소포가 형질막과 융합한다.
6. 피복소포가 용해소체(lysosome)와 융합한다.

A) 4, 6, 1, 2, 3, 5
B) 4, 1, 3, 6, 5, 2
C) 4, 3, 6, 1, 2, 5
D) 1, 2, 4, 3, 6, 5
E) 1, 4, 3, 2, 5, 6

44) 단백질의 변형(modification)과 단백질의 다른 분자와의 포장(packaging)은 무엇에 의하여 이루어지는가?

A) 리보소체(ribosome)
B) 핵소체(nucleolus)
C) 무과립세포질그물(smooth endoplasmic reticulum)
D) 골지복합체(Golgi apparatus)
E) 핵(nucleus)

정답: 43) C 44) D

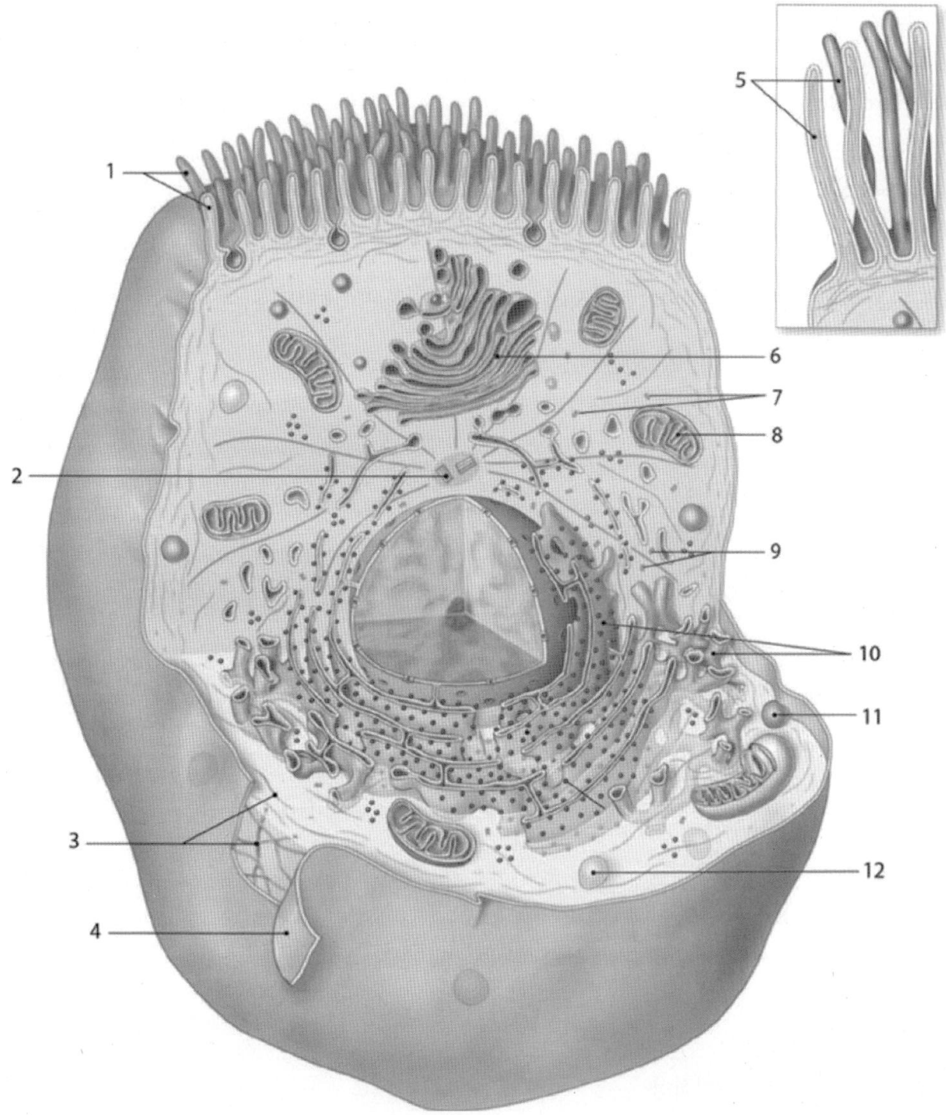

그림 3-3 세포 모형의 해부

그림 3-3을 보고 다음 물음에 답하시오.

45) 다음 표지된 구조물 중 세포분열 동안 염색체의 이동에 필수적인 것은?

A) 5
B) 3
C) 2
D) 6
E) 1

정답: 45) C

46) 1번 구조물은 무엇인가?
- A) 리보소체(ribosomes)
- B) 미세융모(microvilli)
- C) 섬모(cilia)
- D) 골지복합체(Golgi apparatus)
- E) 세포뼈대(cytoskeleton)

47) 다음 표지된 세포 구조물 중 세포의 에너지를 생성하는 대사활동에 관여하는 것은?
- A) 10
- B) 6
- C) 5
- D) 11
- E) 8

48) 다음 표지된 세포 구조물 중 분비물 생성뿐만 아니라 세포내 저장과 운반 기능을 하는 것은?
- A) 9
- B) 10
- C) 4
- D) 11
- E) 6

49) 12번 세포 구조물의 기능은 무엇인가?
- A) 손상된 세포소기관이나 병원체의 세포내 제거
- B) 손상되거나 혹은 비정상적인 세포내 단백질의 분해와 재활용
- C) 단백질 합성
- D) 세포표면에서 물질의 이동
- E) 지방과 다른 유기화합물의 분해작용

50) 다음 중 막성세포소기관(membranous organelle)은 어느 것인가?
- A) 용해소체(lysosomes)
- B) 섬모(cilia)
- C) 중심소체(centrioles)
- D) 리보소체(ribosomes)
- E) 세포뼈대(cytoskeleton)

정답: 46) C 47) E 48) B 49) A 50) A

51) 세포뼈대의 주요 성분은?
- A) 미세잔섬유(microfilaments)
- B) 미세관(microtubules)
- C) 중간잔섬유(intermediate filaments)
- D) 인지질(phospholipids)
- E) 액틴 분자(actin molecules)

52) 세포 안에서 미세잔섬유(microfilament)에 결합하여 액틴의 연장을 막는 화학물질이 있다. 이 화학물질은 어떤 손상을 입히는가?
- A) 세포대사(cell metabolism)
- B) 단백질 합성(protein synthesis)
- C) DNA 복제(DNA replication)
- D) 근육수축(muscle contraction)
- E) ATP 생성(ATP production)

53) 사립체(mitochondria) 안으로 속사립체막의 접힘을 무엇이라 하는가?
- A) 능선(cristae)
- B) 세포액(cytosol)
- C) 수조(cisternae)
- D) 바탕질(matrix)
- E) 히스톤(histones)

54) 단백질 생산은 무엇의 기능인가?
- A) 미세관(microtubules)
- B) 사립체(mitochondria)
- C) 과립세포질그물(rough ER)
- D) 리보소체(ribosomes)
- E) 골지복합체(Golgi apparatus)

55) 다음 중 막으로 이루어진 납작한 원반으로 구성된 것은?
- A) 과립세포질그물(rough ER)
- B) 무과립세포질그물(smooth ER)
- C) 사립체(mitochondria)
- D) 핵소체(nucleoli)
- E) 골지복합체(Golgi apparatus)

정답: 51) B 52) D 53) A 54) D 55) E

56) 과산화소체(peroxisome)는?
A) 단백질을 생산한다.
B) 미세관 형성을 책임진다.
C) 거대분자 생합성 기능을 한다.
D) 지방산과 다른 유기화합물을 분해한다.
E) 골지복합체(Golgi apparatus)를 통해 세포이동을 책임진다.

57) 서로 수직을 이루는 미세관(microtubule) 쌍으로 된 구조물을 무엇이라 하는가?
A) 염색체(chromosomes)
B) 리간드수용체(ligand receptors)
C) 중심소체(centromeres)
D) 핵소체(nucleoli)
E) 중심소체(centrioles)

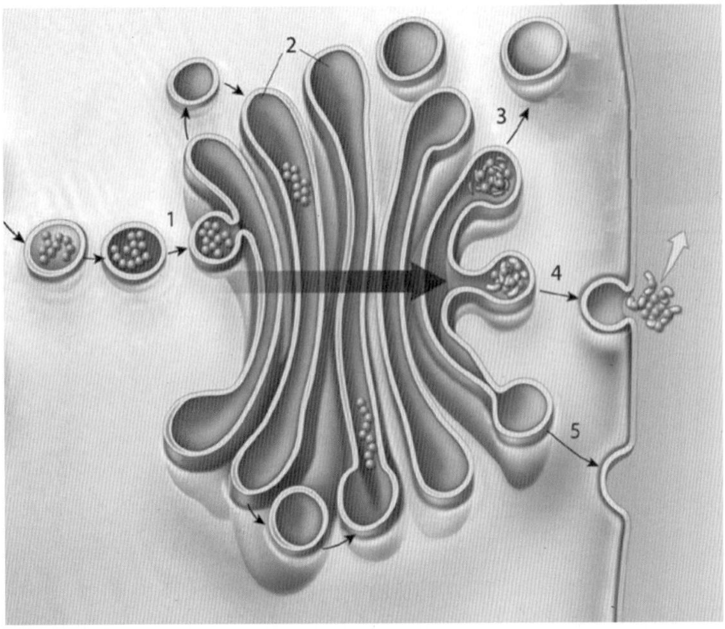

그림 3-4 단백질 합성

그림 3-4를 보고 다음 물음에 답하시오.

58) 그림에서 보이는 납작한 막으로 된 방이 겹겹이 쌓아진 모양의 세포소기관은 무엇인가?
A) 편모(flagellum)
B) 과립세포질그물(RER)
C) 사립체(mitochondrion)
D) 골지복합체(Golgi apparatus)
E) 무과립세포질그물(sER)

정답: 56) D 57) E 58) D

59) 위 그림에서 보이는 세포는?
   A) 세포호흡을 하고 있다.
   B) DNA를 복제하고 있다.
   C) 세포 조각을 포식하고 있다.
   D) 세포 단백질을 변형하고 분비하고 있다.
   E) 능동운반을 하고 있다.

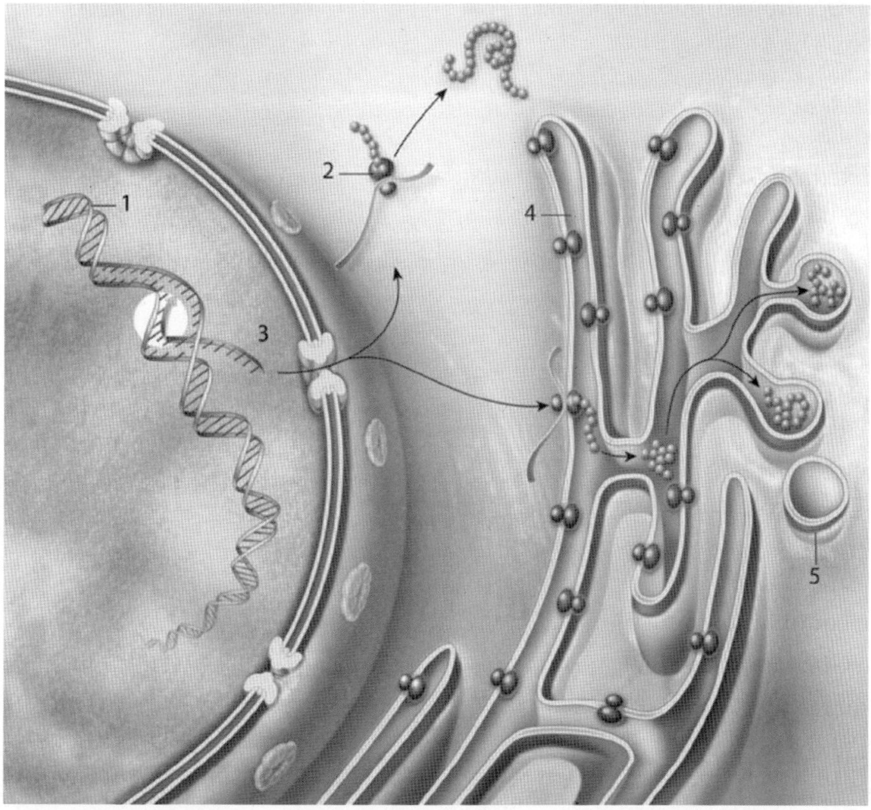

그림 3-5 단백질 합성

그림 3-5를 보고 다음 물음에 답하시오.

60) 4번 구조물은 단백질이 어떻게 되는 장소인가?
   A) 3차원 형태로 접히고 변형되는 곳이다.
   B) mRNA로 전환되는 곳이다.
   C) 세포 밖으로 배출하는 곳이다.
   D) DNA와 결합하여 핵단백질이 되는 곳이다.
   E) 세포내섭취가 일어나는 곳이다.

정답: 59) D 60) A

61) 세포의 운동을 일어나게 하는 단일 구조는 무엇인가?
A) 히스톤(histone)
B) 섬모(cilium)
C) 미세잔섬유(microfilament)
D) 편모(flagellum)
E) 중간잔섬유(intermediate filament)

62) 다음 중 단백질 합성의 전사(transcription) 과정 동안 핵을 떠나는 구조물은?
A) DNA
B) 운반소포(transport vesicle)
C) 중심소체(centrioles)
D) 고정리보소체(fixed ribosome)
E) 전령 RNA(mRNA)

63) 인지질(phospholipid) 합성은 무엇의 기능인가?
A) 리보소체(ribosomes)
B) 골지복합체(Golgi apparatus)
C) 용해소체(lysosomes)
D) 사립체(mitochondria)
E) 무과립세포질그물(smooth endoplasmic reticulum)

64) 막재생소포는 무엇에 의해 형성되는가?
A) 세포질그물(the endoplasmic reticulum)
B) 골지복합체(the Golgi apparatus)
C) 용해소체(lysosomes)
D) 사립체(mitochondria)
E) 핵소체(nucleoli)

65) 대부분의 ATP 합성이 일어나는 곳은?
A) 리보소체(ribosomes)
B) 과립세포질그물(rough ER)
C) 무과립세포질그물(smooth ER)
D) 골지복합체(Golgi apparatus)
E) 사립체(mitochondria)

정답: 61) D 62) E 63) E 64) C 65) E

66) 활성이 되었을 때, 용해소체의 기능은?
- A) 새로운 세포막 형성
- B) 단백질 합성
- C) 자가용해(autolysis)
- D) 지질 합성
- E) 세포분열

67) 섬모(Cilia)는 어디에서 발견되는가?
- A) 대부분 근육세포
- B) 세포막의 안쪽
- C) 많은 수의 호르몬을 분비하는 세포
- D) 세포 표면을 따라 액체나 분비물이 이동해야 하는 세포
- E) 오직 생식 경로에 배열된 세포에 만

68) 미세관(Microtubule)은?
- A) 보통 미오신(myosin)으로 이루어져 있다.
- B) 가운데가 비어 있는 실모양 구조(filamentous structure)이다.
- C) 형질막을 아래 세포질에 부착시킨다.
- D) 튜불린(tubulin)으로 구성된 잔섬유와 상호작용하여 근육을 수축한다.
- E) 리보소체에서 발견된다.

69) 손상되거나 변성된 단백질을 책임지는 세포소기관은 무엇인가?
- A) 사립체(mitochondrion)
- B) 핵(nucleus)
- C) 핵소체(nucleolus)
- D) 골지복합체(Golgi apparatus)
- E) 단백분해소체(proteasome)

70) 과산화소체(Peroxisome)와 밀접한 관련이 있는 것은?
- A) 사립체(mitochondria)
- B) 핵(nuclei)
- C) 핵소체(nucleoli)
- D) 골지복합체(Golgi apparati)
- E) 용해소체(lysosomes)

정답: 66) C 67) D 68) B 69) E 70) E

71) 다음 중 특이하게 이중막을 가지고 있는 것은?
A) 사립체(mitochondrion)
B) 핵소체(nucleolus)
C) 골지복합체(Golgi apparatus)
D) 과산화소체(peroxisome)
E) 용해소체(lysosome)

72) 만일 세포에 중심소체(centriole)가 없으면 무엇을 못하는가?
A) 이동
B) DNA 생성
C) 분열
D) 단백질 합성
E) 당 대사

73) 단백질이 고정리보소체에서 합성될 때, 다음 어느 구조물의 속공간으로 실모양으로 들어가는가?
A) 세포질그물(endoplasmic reticulum)
B) 골지복합체(the Golgi apparatus)
C) 핵소체(nucleoli)
D) 운반소포(transport vesicles)
E) 분비소포(secretory vesicles)

74) 정자가 하는 일은 가능한 빨리 난자에 도달해서 수정하는 것이다. 이러한 정자는 무엇을 많이 가지고 있을 것으로 생각되는가?
A) 사립체(mitochondria)
B) 중심소체(centrioles)
C) 무과립세포질그물(smooth endoplasmic reticula)
D) 과립세포질그물(rough endoplasmic reticula)
E) 과산화소체(peroxisomes)

75) 세포를 검사하니 다른 세포에 비하여 많은 수의 사립체를 가지고 있다. 다음 중 그 이유로 합당한 것은?
A) 세포가 소화효소를 생성한다.
B) 세포가 스테로이드호르몬을 생성한다.
C) 세포가 매우 높은 에너지를 필요로 한다.
D) 세포가 운반단백질을 합성한다.
E) 세포가 항체를 만든다.

정답: 71) A 72) C 73) A 74) A 75) C

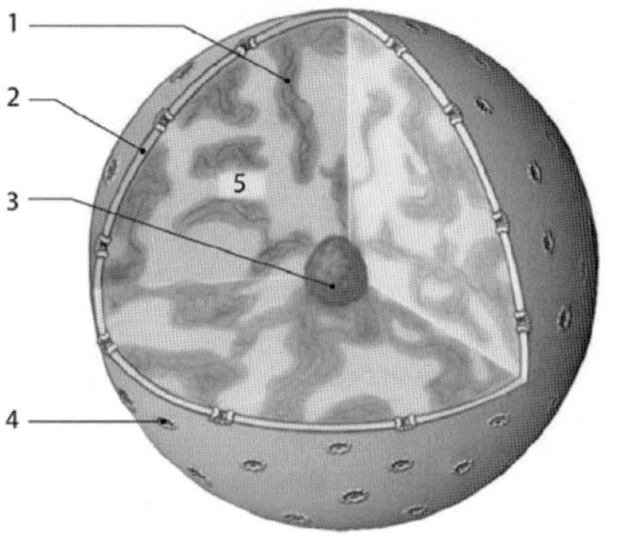

그림 3-6 핵

그림 3-6을 보고 다음 물음에 답하시오.

76) 핵의 구성물 중 rRNA가 합성되고 리보소체의 소단위가 조합되는 곳은 어디인가?
  A) 4
  B) 3
  C) 1
  D) 5
  E) 2

77) 세포의 리보소체 RNA(rRNA)는 무엇에 의해 생성되는가?
  A) 리보소체(ribosomes)
  B) 핵소체(nucleoli)
  C) 용해소체(lysosomes)
  D) 무과립세포질그물(smooth endoplasmic reticulum)
  E) 골지복합체(Golgi apparatus)

78) 핵을 싸는 이중막을 무엇이라 하는가?
  A) 핵소체(nucleolus)
  B) 형질막(plasma membrane)
  C) 핵공(nuclear pore)
  D) 세포벽(cell wall)
  E) 핵막(nuclear envelope)

정답: 76) B 77) B 78) E

79) 분열하지 않는 세포에서 발견되는 꼬인 형태의 뉴클레오솜(nucleosome)을 무엇이라 하는가?
   A) 핵질(nucleoplasms)
   B) 염색질(chromatin)
   C) 히스톤(histones)
   D) 리보소체(ribosomes)
   E) 핵소체(nucleoli)

80) 느슨하게 꼬인 뉴클레오솜을 무엇이라 하는가?
   A) 용해소체(lysosomes)
   B) 핵소체(nucleoli)
   C) 염색질(chromatin)
   D) 핵막(the nuclear envelope)
   E) 히스톤(histones)

81) 핵은 최종적으로 어느 분자의 합성을 조정하는가?
   A) 탄수화물(carbohydrates)
   B) 지질(lipids)
   C) 인지질(phospholipids)
   D) 단백질(proteins)
   E) 콜레스테롤(nu cholesterols)

82) DNA는 아데닌에 상보적 뉴클레오타이드인 티민을 가지고 있으나 RNA는 독특하게 무엇을 가지고 있는가?
   A) 우라실(uracil)
   B) 구아닌(guanine)
   C) 티미딘(thymidine)
   D) 시토신(cytosine)
   E) 아데닌(adenine)

83) 핵소체(nucleolus)의 한 가지 기능으로 무엇을 조합하는 기능이 있는가?
   A) 미세관(microtubules)
   B) 리보소체 소단위체(ribosomal subunits)
   C) DNA
   D) 용해소체(lysosomes)
   E) 히스톤(histones)

정답: 79) B 80) C 81) D 82) A 83) B

84) 분열하지 않는 세포에서 염색체는 느슨한 그물구조의 섬유를 형성한다. 이 섬유구조물을 무엇이라 하는가?

A) 중심소체(centrioles)
B) 염색질(chromatin)
C) 중심체(centromeres)
D) 핵소체(nucleoli)
E) 중간잔섬유(intermediate filaments)

85) mRNA에는 3개의 질소염기(nitrogenous base)가 배열되어 있다. 다음 중 유전자 세 짝에 상보적인 것을 무엇이라 하는가?

A) 염색체(chromosomes)
B) 아미노산(amino acids)
C) 코돈(codons)
D) 안티코돈(anticodons)
E) 히스톤(histones)

86) mRNA의 지시에 따라 단백질을 합성하는 과정을 무엇이라 하는가?

A) 복제(replication)
B) 전사(transcription)
C) 번역(translation)
D) 리보화(ribolation)
E) 단백질 합성(protein synthesis)

87) DNA 분자를 이용하여 mRNA 사슬을 합성하는 과정을 무엇이라 하는가?

A) 전사(transcription)
B) 복제(replication)
C) RNA 조합(RNA matching)
D) 분화(differentiation)
E) 번역(translation)

88) 다음 분자 중 번역(translation) 과정 중 단백질 합성 장소에 아미노산을 운반하는 것은?

A) tRNA
B) rRNA
C) mRNA
D) snRNA
E) microRNA

정답: 84) B 85) C 86) C 87) A 88) A

89) RNA 중 유전정보의 초기 복사본을 가지고 있는 것은?
A) mRNA
B) tRNA
C) dRNA
D) rRNA
E) microRNA

90) 안티코돈(Anticodon)은 어느 분자에서 발견되는가?
A) DNA
B) mRNA
C) 리보소체 RNA
D) tRNA
E) 과립세포질그물

91) 전사(Transcription)가 일어나는 곳은?
A) 사립체(mitochondrion)
B) 세포질(cytoplasm)
C) 소포(vesicles)
D) 골지복합체(Golgi body)
E) 핵(nucleus)

92) tRNA의 UAG에 상보적인 mRNA의 서열은?
A) ATC
B) TUC
C) UAG
D) AUC
E) ACU

93) 번역(Translation)은 어디에서 일어나는가?
A) 히스톤(histone)
B) 핵소체(nucleolus)
C) 리보소체(ribosome)
D) DNA
E) 핵구멍(nuclear pore)

정답: 89) A 90) D 91) E 92) D 93) C

94) mRNA의 합성에 필요한 효소는?

A) RNA 중합효소(RNA polymerase)
B) 헬리케이즈(helicase)
C) 전사효소(transcriptase)
D) DNA 중합효소(DNA polymerase)
E) RNA 핵산(RNA nucleotide)

95) 아미노산은 어느 분자에 의해 리보소체로 옮겨지고 폴리펩티드 사슬에 연결되는가?

A) snRNA
B) DNA
C) rRNA
D) tRNA
E) mRNA

96) 전사(transcription)과정 동안에, 새로운 mRNA를 따라 3개 질소염기의 서열은 유전자를 따라 해당되는 세 짝에 상보적인 무엇을 나타내는가?

A) 세짝(triplet)
B) tRNA
C) 안티코돈(anticodon)
D) 상보적 세짝(antitriplet)
E) 코돈(codon)

정답: 94) A 95) D 96) E

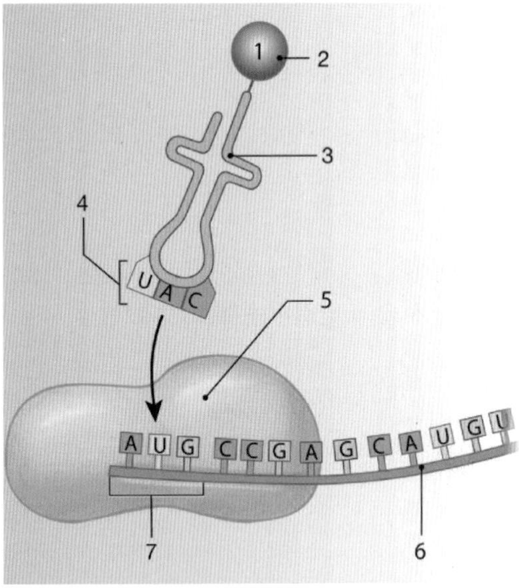

그림 3–7 전사 과정

그림 3–7을 보고 다음 물음에 답하시오.

97) 그림에서 안티코돈(anticodon)을 나타내는 것은?
A) 4
B) 7
C) 5
D) 2
E) 6

98) 7번에서 염기서열 AUG는 다음 중 무엇을 코딩하는가?
A) 시스테인(cysteine)
B) 알라닌(alanine)
C) 메티오닌(methionine)
D) 패닐알라닌(phenylalanine)
E) 발린(valine)

99) DNA 세 짝 TCA에 해당하는 tRNA 안티코돈은 무엇인가?
A) UCA
B) UGT
C) AGT
D) AGU
E) TCA

정답: 97) A 98) C 99) A

100) 평상적으로 처방되는 항생제 클린다마이신(Clindamycin)은 단백질 합성과정의 아미노산 사이의 펩티드결합을 방해한다. 이것은 무슨 과정에서 일어나는가?

A) 전환(transformation)
B) 번역(translation)
C) 전사(transcription)
D) 복제(replication)
E) 유사분열(mitosis)

101) DNA 세 짝은 U가 T를 대신하는 것 외에 무엇의 서열과 같은가?

A) 염색질(chromatin)
B) 히스톤(histone)
C) 코돈(codon)
D) 유전자(gene)
E) 안티코돈(anticodon)

102) 돌연변이(mutation)는 다음 중 무엇의 영구적인 변화인가?

A) tRNA
B) DNA
C) mRNA
D) snRNA
E) 리보소체(ribosomes)

103) 다음 중 유사분열 4기(종기; telophase)에 일어나는 것은?

A) 염색질의 꼬임과 응축
B) 염색체의 복제
C) 염색체가 세포중심에 정렬
D) 염색질을 당겨서 나눔
E) 세포질의 분할

104) 2개의 딸세포(daughter cell)를 만드는 세포질의 분할을 무엇이라 하는가?

A) 합성(synthesis)
B) 세포질분열(cytokinesis)
C) 성장(growth)
D) 감수분열(meiosis)
E) 유사분열(mitosis)

정답: 100) B 101) E 102) B 103) E 104) B

105) 세포주기 한 단계로 염색체의 DNA가 점차 꼬임이 풀리고 핵소체(nucleoli)가 다시 나타나는 단계를 무엇이라 하는가?
A) 전기(prophase)
B) 간기(interphase)
C) 중기(metaphase)
D) 종기(telophase)
E) 후기(anaphase)

106) 유사분열(mitosis) 과정 중에 염색분체(chromatid)가 나누어지는 단계는?
A) 전기(prophase)
B) 중기(metaphase)
C) 간기(interphase)
D) 종기(telophase)
E) 후기(anaphase)

107) 핵막이 사라지고 염색분체(chromatid)가 방추섬유(spindle fiber)에 붙게 되는 세포분열 단계는 무엇인가?
A) 후기(anaphase)
B) 전기(prophase)
C) 간기(interphase)
D) 종기(telophase)
E) 중기(metaphase)

108) 세포분열의 어느 단계에서 염색분체(chromatid)가 세포의 적도(equator)를 따라 배열되는가?
A) 후기(anaphase)
B) 전기(prophase)
C) 간기(interphase)
D) 종기(telophase)
E) 중기(metaphase)

109) 세포주기의 단계에서 DNA 복제와 히스톤(histone)의 합성이 일어나는 단계는?
A) 종기(telophase)
B) 후기(anaphase)
C) 간기(interphase)
D) 중기(metaphase)
E) 전기(prophase)

정답: 105) D 106) E 107) B 108) E 109) C

110) 유사분열(mitosis)의 단계에서 딸염색체(daughter chromosome)가 세포 반대편 양극 중심소체(centriole)로 이동하면서 끝나는 단계는 무엇인가?
A) 전기(prophase)
B) 중기(metaphase)
C) 후기(anaphase)
D) 종기(telophase)
E) 간기(interphase)

111) 유사분열(mitosis)로 세포가 나뉘기 전에, 다음 중 반드시 일어나야 하는 것은?
A) 세포질의 분할
B) 세로운 세포막의 합성
C) DNA의 복제
D) 단백질 합성
E) 당 대사

112) 다음 중 어느 단계에서 DNA 가닥이 풀리고 DNA 중합효소(polymerase)가 각각의 가닥을 따라 상보적인 DNA 핵산에 붙기 시작하는가?
A) 복제(replication)
B) 유사분열(mitosis)
C) 전사(transcription)
D) 돌연변이(mutation)
E) 번역(translation)

113) DNA 복제 다음 과정은 무엇인가?
A) G_3기
B) 후기
C) G_2기
D) 합성기
E) G_1기

114) 세포가 손상되거나 세포가 암세포로 전환되면 면역계가 스스로 세포를 죽이는 연쇄반응이 일어난다. 이것을 무엇이라 하는가?
A) 희생(immolation)
B) 단백질화(peptidation)
C) 세포질분열(cytokinesis)
D) 세포외배출(exocytosis)
E) 세포사멸(apoptosis)

정답: 110) C 111) C 112) A 113) C 114) E

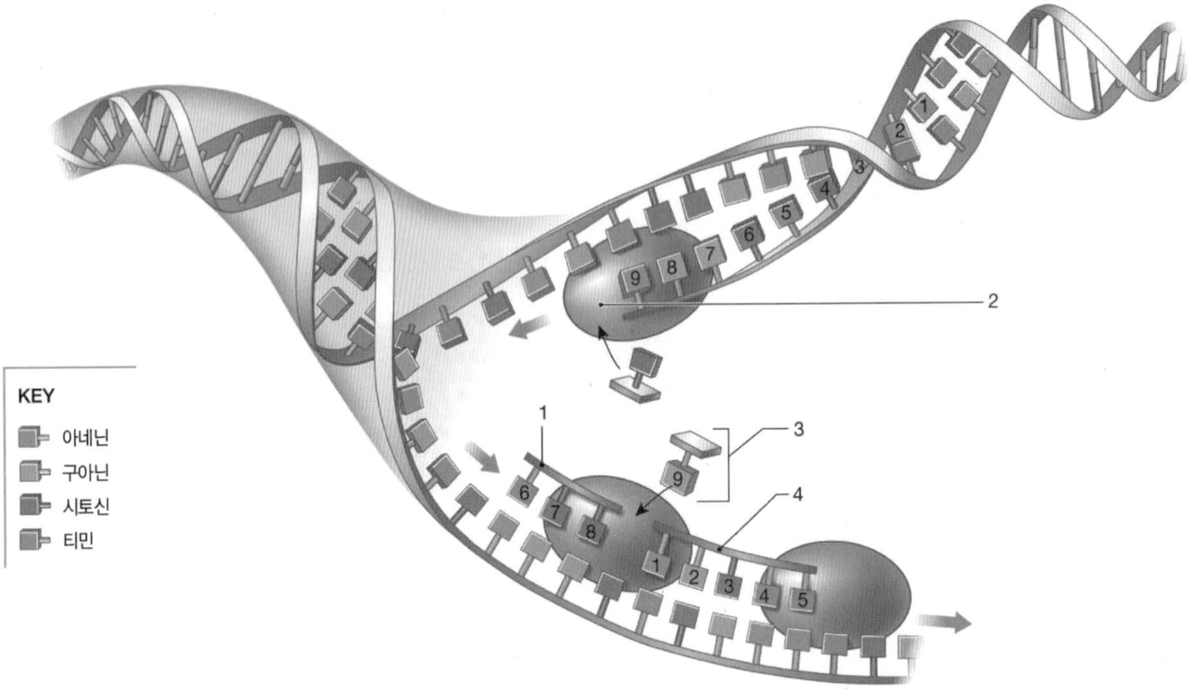

그림 3-8 과정

그림 3-8을 보고 다음 물음에 답하시오.

115) 그림이 나타내는 과정은?
   A) 번역(translation)
   B) 복제(replication)
   C) 전사(transcription)
   D) 유사분열(mitosis)
   E) 감수분열(meiosis)

116) 복제 중에 화학물질에 노출되어 #3 대신 다른 화합물이 DNA에 삽입되었다. 어떤 결과가 발생할 수 있는가?
   A) 세포의 유사분열이 차단된다.
   B) DNA 조각에 의해 코딩되었던 단백질이 바뀐다.
   C) 세포호흡이 억제된다.
   D) 세포의 ATP 생성이 방해된다.
   E) DNA 중합효소를 만든다.

정답: 115) B 116) B

117) 꽃식물인 코티신(cochicine)은 튜불린이 미세관(microtubule)으로 되는 것을 막는다. 세포에 어떤 손상을 일으키는가?
A) 세포가 만들 수 있는 ATP 생성을 감소시킨다.
B) 세포분열을 차단한다.
C) 세포 운반을 감소시킨다.
D) DNA 복제를 억제한다.
E) 지질생성을 억제한다.

118) "양성종양"("benign tumor")은 무엇을 뜻하는가?
A) 여러 악성 신생물(neoplasm) 중 하나
B) 새로운 장소로 전이되는 경향이 있는 신생물(neoplasm)
C) 악성 세포의 특성을 가진 질병
D) 한자리에서 계속 유지되는 비정상 세포
E) 생존하지 못하는 세포나 조직

119) 악성종양(malignant tumor)에 대해서 다음 중 옳은 것은?
A) 생명을 위협하는 경우가 가끔 생긴다.
B) 세포가 상피 안쪽에 남아 있다.
C) 세포가 결합조직 주머니 안에 남아 있다.
D) 세포가 정상적인 조절 기전에 반응하지 않는다.
E) 침범이 종종 쉽게 조절된다.

120) 암과 암세포에 대한 설명으로 옳은 것은?
A) 암세포는 정상세포보다 더 많은 산소와 영양분을 사용한다.
B) 정상세포는 암세포가 되지 않는다.
C) 양성종양(benign cancer)은 숙주세포를 죽이지 않는다.
D) 악성종양(malignant cancer) 세포는 독소를 분비하여 정상세포를 죽인다.
E) 암세포는 정상세포보다 느린 유사분열을 한다.

121) 세포의 기능을 제한하거나 특성화하도록 유전자가 활성화되거나 억제되는 과정을 무엇이라 하는가?
A) 적응(adaptation)
B) 분화(differentiation)
C) 구조적 통합(structural integration)
D) 불안정화(destabilization)
E) 세포활성(cellular activation)

정답: 117) B 118) D 119) D 120) A 121) B

122) 세포가 특성화되는 과정을 무엇이라 하는가?

A) 분화(differentiation)
B) 돌연변이(mutation)
C) 성장(growth)
D) 합성(synthesis)
E) 유사분열(mitosis)

123) 다음 중 옳은 것은?

A) 몸에서 다른 기능을 하는 다른 형태의 세포는 다른 유전자를 가지고 있다.
B) 분화(differentiation)는 세포가 할 수 있는 다른 기능을 증가시킨다.
C) 세포의 모든 유전자는 항상 전사(transcription)가 가능하다.
D) 유전자의 스위치가 꺼질수록 세포와 그 딸세포는 보다 특성화된다.
E) 한 세포에서 생성될 수 있는 단백질은 수정 때 결정되고 그 후로 변하지 않는다.

3.2 서술형 문제

1) 형질막과 같은 막으로 둘러싸인 세포소기관이 갖는 이점은 무엇인가?

2) 어느 환자가 혈액량을 증가시키기 위해 정맥에 수액을 맞았다. 저장액의 주입은 왜 해로울 수 있는가?

3) 나트륨–칼륨 펌프와 연관시켜 능동운반을 간단히 설명하시오.

정답: 122) A 123) D

1) 막으로 둘러싸인 세포소기관에서는 내용물이 격리되어 세포질에 해로운 영향을 줄 수 있는 분비물, 효소, 독소를 제조하고 저장할 수 있다. 다른 이점은 한 장소에 농축된 특정 효소계를 가지고 있어 효율을 증가시킨다. 예를 들어 사립체에 에너지 생성에 필요한 효소가 집중되어 있다.
2) 정맥 수액은 세포가 물을 잃거나 얻는 것을 막기 위하여 등장액이어야 한다. 저장액을 주입하면 세포가 부풀다가 터져 대량의 용혈(hemolysis)이 일어난 수 있다.
3) 능동운반은 보통 ATP 형태의 세포 에너지가 필요하다. 나트륨–칼륨 펌프에서 나트륨은 세포 밖으로 펌프되어 나가고 칼륨은 펌프되어 들어온다. 두 이온은 농도경사에 거슬러 이동한다. 이온이 확산과 반대로 움직이기 위해 ATP 에너지가 이용된다.

4장 조직의 구성

4.1 선택형 문제

1) 다음 중 4가지 조직 유형 중 하나는?
   A) 샘조직(glandular)
   B) 심장조직(cardiac)
   C) 장막조직(serous)
   D) 상피조직(epithelial)
   E) 골격조직(skeletal)

2) 특정 기능을 수행하는 특정 세포와 세포 부산물의 집합체를 무엇이라 하는가?
   A) 세포 군집(cellular aggregates)
   B) 조직(tissues)
   C) 기관(organs)
   D) 기관계(organ systems)
   E) 세포(cellular strata)

3) 조직에 대한 학문을 무엇이라 하는가?
   A) 계통생리학(systemic physiology)
   B) 병리학(pathology)
   C) 세포생리학(cell physiology)
   D) 세포학(cytology)
   E) 조직학(histology)

4) 몸속의 통로 안에 붙은 조직 유형을 무엇이라 하는가?
   A) 상피조직(epithelial)
   B) 결합조직(connective)
   C) 근육조직(muscle)
   D) 신경조직(nervous)
   E) 수축조직(contractive)

정답: 1) D 2) B 3) E 4) A

5) 피부 표면층(superficial layer)의 세포 사이에서 많이 발견되는 질긴 세포간 연결을 무엇이라 하는가?
   A) 치밀이음(tight junctions)
   B) 틈새이음(gap junctions)
   C) 부착반점 desmosomes)
   D) CAMS
   E) 단백당(proteoglycans)

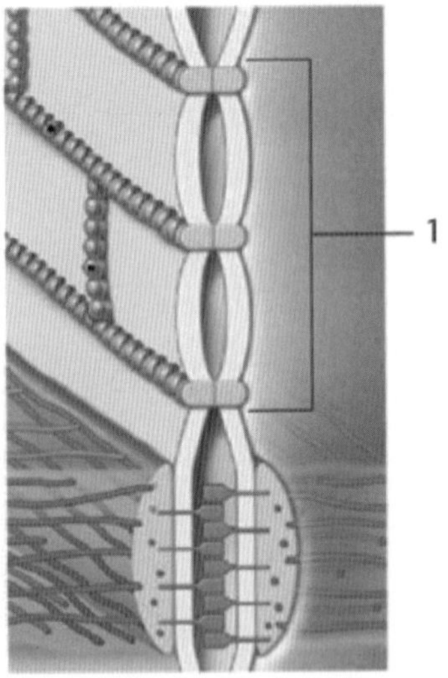

그림 4-1 세포이음

그림 4-1을 보고 다음 물음에 답하시오.

6) 표지 1이 가리키는 세포이음은 무엇인가?
   A) 반부착반점(hemidesmosome)
   B) 틈새이음(gap junction)
   C) 점 부착반점(spot desmosome)
   D) 밀착이음(tight junction)
   E) 결합(connexon)

7) 다른 세 개의 조직과 구별되는 상피조직(epithelial tissue) 특징 중 하나는 무엇인가?
   A) 세포가 매우 가깝게 연결된 조직의 밀도
   B) 반투과성
   C) 재생능력
   D) 많은 양의 산소를 운반하는 능력
   E) 다른 조직을 조절

정답: 5) C 6) D 7) A

8) 세포 표면을 따라 물질을 이동시키기에 적응한 상피세포(epithelial cell)는 무엇을 가지고 있는가?
   A) 많은 사립체(many mitochondria)
   B) 섬모(cilia)
   C) 미세융모(microvilli)
   D) 골지복합체(Golgi complexes)
   E) 이음복합체(junctional complexes)

9) 두 개의 형질막의 바깥쪽 지질 부분에서 융합하는 세포간 연결의 한 유형을 무엇이라 하는가?
   A) 밀착이음(tight junction)
   B) 틈새이음(gap junction)
   C) 중간이음(intermediate junction)
   D) 부착반점(desmosome)
   E) CAM

10) 손상된 피부 세포가 층을 이루며 떨어지는 것은 세포간 서로 어떻게 연결되어 있기 때문인가?
   A) 틈새이음(gap junctions)
   B) 중간이음(intermediate junctions)
   C) 밀착이음(tight junctions)
   D) 부착반점(desmosomes)
   E) 이음복합체(junctional complexes)

11) 막에 박혀 있는 코넥손(connexon)에 의해 두 세포의 연결이 지탱되는 세포 이음은 무엇인가?
   A) 점부착반점(spot desmosome)
   B) 틈새이음(gap junction)
   C) 밀착이음(tight junction)
   D) 반부착반점(hemidesmosome)
   E) CAM

정답: 8) B 9) A 10) D 11) B

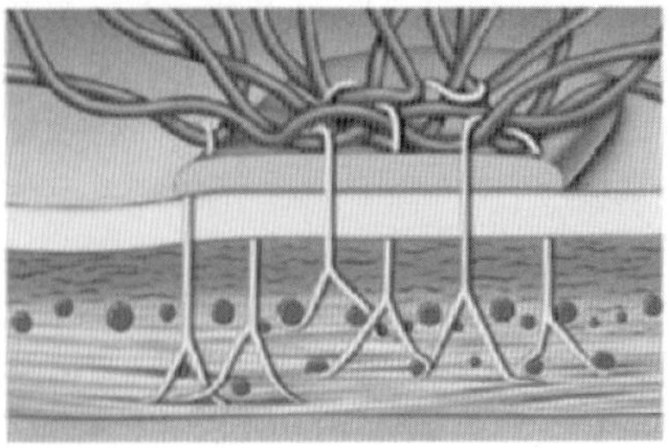

그림 4–2 세포이음

그림 4–2를 보고 다음 물음에 답하시오.

12) 상피조직(epithelial tissue)에서 이 그림은 무엇을 나타내는가?
 A) 세포 사이 틈새이음(gap junction)
 B) 상피세포의 바닥막(basement membrane)에 부착
 C) 샘조직
 D) 상피조직의 혈액공급
 E) 중층상피조직(stratified epithelia tissue)

13) 다음 중 상피세포의 층 수를 나타내는데 사용하는 용어는?
 A) 이행(transitional)
 B) 편평(squamous)
 C) 입방(cuboidal)
 D) 원주(columnar)
 E) 중층(stratified)

14) 위장(stomach)과 내장(intestinal tract)의 안쪽면에 붙은 상피는 어떤 유형인가?
 A) 이행(transitional)
 B) 단층원주(simple columnar)
 C) 중층편평(stratified squamous)
 D) 단층입방(simple cuboidal)
 E) 거짓섬모(pseudostratified ciliated)

15) 다음 분비 유형 중 분비물을 가진 세포가 터지면서 분리되어 사멸하는 것은?
 A) 온분비(holocrine)
 B) 샘분비(merocrine)
 C) 부분분비(apocrine)
 D) 점액(mucous)
 E) 귀지(ceruminous)

정답: 12) B 13) E 14) B 15) A

16) 외분비(exocrine secretion)는 무엇을 통해서 몸 안팎 표면에 분비하는가?
   A) 편모(flagellum)
   B) 섬모(cilium)
   C) 형질막(plasma membrane)
   D) 도관(duct)
   E) 미세융모(microvillus)

17) 혈액으로 직접 분비하는 것은 무슨 샘인가?
   A) 외분비샘(exocrine)
   B) 부분분비샘(merocrine)
   C) 내분비샘(endocrine)
   D) 샘분비샘(apocrine)
   E) 온분비샘(holocrine)

18) 이자(pancreas)와 침샘(salivary gland)에서 효소와 완충액을 분비하는 것은 어떤 상피인가?
   A) 단층편평상피(simple squamous)
   B) 중층편평상피(stratified squamous)
   C) 이행상피(transitional epithelium)
   D) 거짓원주상피(pseudostratified columnar epithelium)
   E) 단층입방상피(simple cuboidal)

19) 흡연은 기관지(trachea), 후두(larynx), 호흡계통의 기도의 상피층에 손상을 일으킨다. 이런 종류의 손상과 관련 있는 것은?
   A) 당뇨(diabetes)
   B) 코골이(snoring)
   C) 비만(obesity)
   D) 호흡감염(respiratory infections)
   E) 수면장애(sleeping problems)

20) 결합조직(connective tissue)의 부피 대부분을 차지하는 것은?
   A) 혈관(blood vessels)
   B) 지질 분자(lipid molecules)
   C) 탄수화물(carbohydrates)
   D) 세포(cells)
   E) 세포바깥바탕질(extracellular matrix)

정답: 16) D 17) C 18) E 19) D 20) E

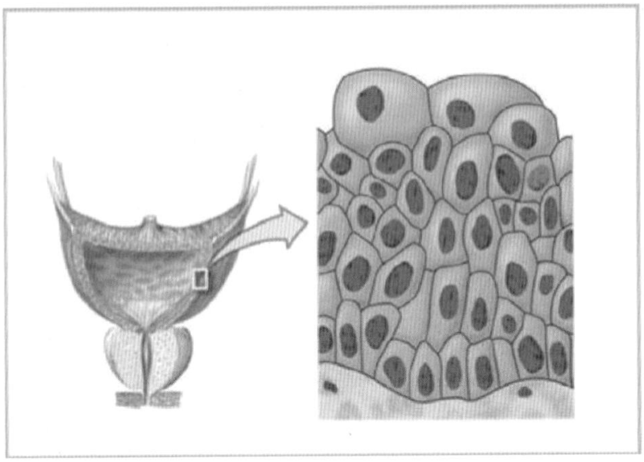

그림 4-3 상피조직

그림 4-3을 보고 다음 물음에 답하시오.

21) 그림에서 보이는 상피조직의 유형은 무엇인가?
- A) 단층편평(simple squamous)
- B) 중층편평(stratified squamous)
- C) 거짓섬모원주(pseudostratified ciliated columnar)
- D) 단층입방(simple cuboidal)
- E) 이행(transitional)

22) 상피조직의 표면에 납작한 세포층은 무슨 상피의 특징인가?
- A) 편평상피(squamous)
- B) 섬모상피(ciliated)
- C) 원주상피(columnar)
- D) 이행상피(transitional)
- E) 입방상피(cuboidal)

23) 허파의 가스교환이 일어나는 면에서 관찰되는 상피의 유형은 무엇인가?
- A) 단층편평(simple squamous)
- B) 중층편평(stratified squamous)
- C) 단층입방(simple cuboidal)
- D) 중층입방(stratified cuboidal)
- E) 이행(transitional)

정답: 21) E 22) A 23) A

24) 다음 중 중층상피(stratified epithelia)에 대하여 바르게 설명한 것은?
   A) 기계적 보호기능이 거의 없다.
   B) 분비와 흡수가 일어나는 부위에 위치한다.
   C) 내부 장기와 통로에서만 안쪽면을 감싼다.
   D) 기계적, 화학적 부하를 받는 표면을 덮는다.
   E) 혈관성이다.

25) 기관지의 안쪽면을 싸는 상피 유형은?
   A) 단층편평(simple squamous)
   B) 단층입방(simple cuboidal)
   C) 중층편평(stratified squamous)
   D) 이행(transitional)
   E) 거짓중층원주(pseudostratified columnar)

26) 단층편평상피(simple squamous epithelium)는 어디에서 발견되는가?
   A) 피부 표면
   B) 기관지 안쪽면
   C) 혈관 안쪽면
   D) 위장과 작은창자의 안쪽면
   E) 방광의 안쪽면

27) 단층원주상피(simple cuboidal epithelium)는 어디에서 발견되는가?
   A) 방광의 안쪽면
   B) 작은창자의 안쪽면
   C) 콩팥 관의 안쪽면
   D) 위장의 안쪽면
   E) 피부의 표면

28) 세포핵 사이의 거리와 노출된 표면이 다양한 여러 모양의 세포로 이루어진 상피는 무엇인가?
   A) 거짓중층원주상피(pseudostratified columnar epithelium)
   B) 단층원주상피(simple columnar epithelium)
   C) 단층입방상피(simple cuboidal epithelium)
   D) 중층원주상피(stratified columnar epithelium)
   E) 중층입방상피(stratified cuboidal epithelium)

정답: 24) D 25) E 26) C 27) C 28) A

29) 귀밑샘(parotid salivary gland)의 분비처럼 효소를 포함한 묽은 용액을 분비하는 분비 유형은 무엇인가?
A) 점액(mucous)
B) 부분분비(merocrine)
C) 샘분비(apocrine)
D) 장액(serous)
E) 온분비(holocrine)

30) 젖샘(mammary gland)에서 젖분비는 어떤 분비 유형인가?
A) 부분분비(merocrine)
B) 온분비(holocrine)
C) 샘분비(apocrine)
D) 장액(serous)
E) 내분비(endocrine)

31) 다음 중 결합조직은?
A) 근육조직(muscle tissue)
B) 신경조직(nervous tissue)
C) 뼈조직(bone tissue)
D) 단층편평조직(simple squamous tissue)
E) 샘조직(glandular tissue)

32) 이 결합조직은 가는 아교섬유(collagen fiber)가 그물형태를 이루며 간, 지라, 림프절과 같은 장기에서 관찰된다. 확산과 세포 운동을 촉진한다. 이 결합조직은 무엇인가?
A) 치밀규칙결합조직(dense regular connective tissue)
B) 그물결합조직(reticular connective tissue)
C) 지방조직(adipose tissue)
D) 치밀불규칙결합조직(dense irregular connective tissue)
E) 혈액(blood)

33) 혈액 부피의 거의 반을 차지하는 세포는 무엇인가?
A) 적혈구(red blood cell)
B) 백혈구(leukocyte)
C) 혈소판(platelet)
D) 혈소판(thrombocyte)
E) 거대핵세포(megakaryocyte)

정답: 29) D 30) C 31) C 32) B 33) A

34) 연골(cartilage)의 가장 흔한 유형은?
A) 인대연골(ligamentous)
B) 유리연골(hyaline)
C) 탄력연골(elastic)
D) 섬유연골(fibrous cartilage)
E) 뼈연골(osseous)

35) 다음 중 연골 유형중 바탕질(ground substance)을 거의 가지고 있지 않으며 아교섬유(collagen fiber)가 대부분인 것은 어느 것인가?
A) 섬유연골(fibrocartilage)
B) 유리연골(hyaline cartilage)
C) 탄력연골 (elastic cartilage)
D) 그물연골(reticular cartilage)
E) 이행연골(transitional cartilage)

36) 근육과 뼈에 붙은 결합조직은 무엇인가?
A) 대식세포(mast cells)
B) 힘줄(tendons)
C) 인대(ligaments)
D) 연골(cartilage)
E) 신경(nerves)

37) 다음 중 단단한 바탕질로 된 결합조직은?
A) 연골(cartilage)
B) 혈액(blood)
C) 지방결합조직(adipose connective tissue)
D) 치밀결합조직(dense connective tissue)
E) 성긴결합조직(areolar connective tissue)

38) 여러 방향에서 부하를 받는 부위를 강화하고 지탱하는 결합조직은?
A) 치밀규칙결합조직(dense regular connective tissue)
B) 그물조직(reticular tissue)
C) 성긴조직(areolar tissue)
D) 지방조직(adipose tissue)
E) 치밀불규칙결합조직(dense irregular connective tissue)

정답: 34) B 35) A 36) B 37) A 38) E

39) 결합조직을 지탱하는 세포바깥섬유(extracellular fiber)와 바탕물질(ground substance)의 조합을 무엇이라 하는가?
A) 단백당(proteoglycan)
B) 림프(lymph)
C) 형질(plasma)
D) 아교(collagen)
E) 바탕질(matrix)

40) 만일 현미경으로 결합조직을 관찰할 때 볼 수 있는 것은?
A) 대부분의 세포가 유사분열
B) 길고 큰 다핵세포
C) 조직에 박혀 있는 술잔세포(goblet cell)
D) 세포 사이의 공간
E) 서로 밀집되어 꼭대기 쪽이 층을 이루는 세포

41) 다음 어느 결합조직이 절연(insulation) 기능을 제공하는가?
A) 치밀규칙결합조직(dense regular connective tissue)
B) 액체결합조직(fluid connective tissue)
C) 지방조직(adipose tissue)
D) 치밀불규칙결합조직(dense irregular connective tissue)
E) 성긴조직(areolar tissue)

42) 면역계를 동원하는 화학물질을 분비하는 결합조직의 세포는 무엇인가?
A) 섬유모세포(fibroblasts)
B) 지방세포(adipocytes)
C) 포식세포(macrophages)
D) 뼈세포(osteocytes)
E) 멜라닌세포(melanocytes)

43) 힘줄(tendon)과 인대(ligament)에는 무슨 세포가 높은 농도로 존재하는가?
A) 포식세포(macrophage)
B) 섬유모세포(fibroblast)
C) 그물세포(reticular)
D) 비만세포(mast)
E) 아교세포(collagen)

정답: 39) E 40) D 41) C 42) C 43) B

44) 골격근은 근육조직이고 뼈는 무슨 조직인가?
- A) 결합조직(connective tissue)
- B) 근육조직(muscle tissue)
- C) 신경조직(nervous tissue)
- D) 상피조직(epithelial tissue)
- E) 뼈조직(bone tissue)

45) 몸에서 가장 다양한 유형을 갖는 조직은 무엇인가?
- A) 근육조직(muscle tissues)
- B) 신경조직(nervous tissues)
- C) 상피조직(epithelial tissues)
- D) 결합조직(connective tissues)
- E) 지방조직(adipose tissues)

46) 결합조직의 기능은?
- A) 수축에 특화되어 있다.
- B) 전기자극을 전달한다.
- C) 샘분비를 한다.
- D) 저장된 에너지를 보관한다.
- E) 투과도를 조절한다.

47) 지라(spleen)와 간(liver)은 주로 어떤 결합조직으로 구성되는가?
- A) 성긴조직(areolar tissue)
- B) 그물조직(reticular tissue)
- C) 치밀규칙결합조직(dense regular connective tissue)
- D) 액체결합조직(fluid connective tissue)
- E) 치밀불규칙결합조직(dense irregular connective tissue)

48) 다음 중 결합조직의 바탕물질의 특징으로 적당한 것은?
- A) 색이 짙은 빨강이다.
- B) 세균 포식작용에 대한 움직임을 촉진한다.
- C) 세포내 물질이다.
- D) 굳기가 메이플 시럽과 비슷하다.
- E) 단단하고 결정구조의 물질로 구성되어 있다.

정답: 44) A 45) D 46) D 47) B 48) D

49) 결합조직 섬유는 다음 중 어디에서 나오는 단백질 단위체에 의하여 형성되는가?
A) 포식세포(macrophages)
B) 지방세포(adipocytes)
C) 섬유모세포(fibroblasts)
D) 항체형성세포(antibody-producing cells)
E) 비만세포(mast cells)

50) 당신이 축구를 하다 무릎 특히 반달(meniscus)이라고 하는 무릎 사이 연골구조의 손상을 입고 다른 연골에 손상은 없었다. 의사는 수술 후 다시 축구를 하는 데는 몇 달이 걸릴 거라고 하였다. 이에 대한 가장 올바른 설명은 무엇인가?
A) 뼈가 그 부위에서 재생되야 하고 그게 한참 걸린다.
B) 무릎으로 가는 신경이 손상되었다.
C) 연골에 혈관이 없어 치유가 느리다.
D) 과도한 염증이 몇 달 동안 무릎 운동 활성을 떨어뜨린다.
E) 혈관이 손상되어 연골이 충분한 영양을 공급받지 못한다.

51) 조직손상에 반응하여 히스타민(histamine)과 헤파린(heparin)을 분비하는 세포는 무엇인가?
A) 섬유모세포(fibroblasts)
B) 지방세포(adipocytes)
C) 멜라닌세포(melanocytes)
D) 포식세포(macrophages)
E) 비만세포(mast cells)

52) 왜 손상된 연골은 치유가 느린가?
A) 죽은 연골세포는 교체될 수 없고 다른 세포가 그 자리를 대신한다.
B) 연골은 무혈관성이어서 영양분과 다른 분자는 손상된 부위로 확산되어야 한다.
C) 손상 연골은 석회화되고 치유에 필요한 물질의 이동이 차단된다.
D) 연골세포는 다른 세포보다 분열 속도가 느려 치유가 느리다.
E) 손상된 아교섬유는 빨리 교체되지 않아 치유가 느리다.

정답: 49) C 50) C 51) E 52) B

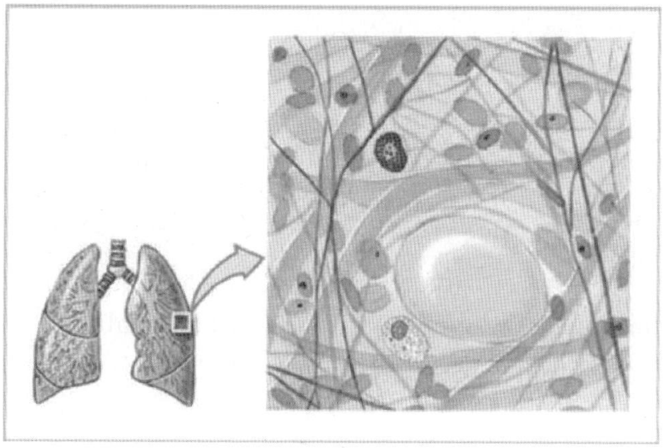

그림 4-4 결합조직

그림 4-4를 보고 다음 물음에 답하시오.

53) 그림에서 보이는 결합조직의 유형은 성인에서 특화되지 않는다. 이 결합조직의 주요 기능은무엇인가?
   A) 기관의 충격완화와 지지작용을 하지만 독립적인 움직임을 허용한다.
   B) 에너지원의 저장을 제공한다.
   C) 근육과 뼈에 강한 부착을 제공하고 근육의 당김을 전달한다.
   D) 절연을 제공한다.
   E) 여러 방향에서 오는 힘을 버티게 한다.

54) 피부는 때로 무엇이라 하는가?
   A) 피부막(cutaneous membrane)
   B) 점막(mucous membrane)
   C) 장막(serous membrane)
   D) 윤활막(synovial membrane)
   E) 배막(peritoneal membrane)

55) 성긴조직(areolar tissue)과 불완전한 상피조직의 층으로 주로 구성된 막을 무엇이라 하는가?
   A) 장막(serous)
   B) 점막(mucous)
   C) 피부막(cutaneous)
   D) 윤활막(synovial)
   E) 배막(peritoneal)

정답: 53) A 54) A 55) D

56) 바깥과 소통이 되고 표면에 습기를 갖는 공간 안쪽면을 싸는 막은 무엇인가?
A) 피부막(cutaneous membranes)
B) 장막(serous membranes)
C) 점막(mucous membranes)
D) 윤활막(synovial membranes)
E) 섬유연골막(fibrocartilaginous membranes)

57) 다음 중 중층편평상피조직(stratified squamous epithelial tissue), 성긴조직(areolar tissue), 치밀불규칙결합조직(dense irregular connective tissue)으로 구성된 것은?
A) 점막(mucous membrane)
B) 윤활막(synovial membrane)
C) 장막(serous membrane)
D) 샘막(glandular membrane)
E) 피부막(cutaneous membrane)

58) 점막(mucous membrane)과 장막(serous membrane)의 차이점은?
A) 공간이 밖으로 열려 있는지 아닌지 여부
B) 공간 벽을 싸고 있는 혈관의 수
C) 조직이 상피인지 결합인지 여부
D) 공간 벽 안에 아교섬유의 밀도
E) 막이 두꺼운지 얇은지 여부

59) 장막(serous membrane)의 주요 기능은?
A) 몸의 바깥 표면을 덮는다.
B) 관절강 안쪽을 감싸고 관절액을 생성한다.
C) 소화, 호흡, 생식, 비뇨계통 관을 포함하여 바깥과 소통하는 공간의 안쪽을 덮는다.
D) 근육을 뼈대에 부착한다.
E) 기관이 움직이거나 모양이 변할 때 맞은편 표면과의 마찰을 최소화한다.

60) 간(liver)과 위장(stomach)과 같이 닫힌 기관의 노출된 표면을 덮는 장막을 무엇이라 하는가?
A) 가슴막(pleura)
B) 배막(peritoneum)
C) 심장막(pericardium)
D) 연골막(perichondrium)
E) 뼈막(periosteum)

정답: 56) C 57) E 58) A 59) E 60) B

61) 수축에 특화된 조직은 무엇인가?
A) 연골(cartilage)
B) 신경(nervous)
C) 상피(epithelial)
D) 결합(connective)
E) 근육(muscle)

62) 줄무늬가 없는 근육조직은?
A) 골격근(skeletal)
B) 민무늬근(smooth)
C) 심장근(cardiac)
D) 수의근(voluntary)
E) 다핵근(multinucleated)

63) 왜 민무늬근(smooth muscle)이라 하는가?
A) 민무늬근에 아교섬유가 없다.
B) 액틱과 미오신잔섬유가 구성되지 않았다.
C) 세포막에 박혀 있는 수용체가 없다.
D) 조직이 부드럽다.
E) 다른 근육조직처럼 구겨지지 않는다.

64) 근육조직 특징으로 옳은 것은?
A) 수축에 대한 뇌에서 나오는 정보를 받아야 하기 때문에 근육세포는 비자발적이다.
B) 근육세포는 항상 줄무늬라고 하는 현미경적 띠를 가지고 있다.
C) 근육세포는 액틴과 미오신잔섬유를 가지고 있다.
D) 근육세포는 오직 한 개의 핵을 가지고 있다.
E) 근육세포는 아교 단백질을 가지고 있다.

65) 불수의(involuntary)근은 어느 것인가?
A) 골격근(skeletal)
B) 민무늬근(smooth)
C) 심장근(cardiac)
D) 민무늬근과 심장근(smooth and cardiac)
E) 민무늬근, 심장근, 골격근(smooth, cardiac, and skeletal)

정답: 61) E 62) B 63) B 64) C 65) D

66) 혈관 내벽과 소화, 호흡, 비교, 생식 기관에서 발견되는 조직은?
A) 골격근(skeletal muscle)
B) 줄무늬근(striated muscle)
C) 사이근육(intercalated muscle)
D) 민무늬근(smooth muscle)
E) 심장근(cardiac muscle)

67) 분열할 수 있고 손상되면 재생되는 근육세포의 유형은 무엇인가?
A) 민무늬근(smooth)
B) 골격근(skeletal)
C) 심장근(cardiac)
D) 골격근과 민무늬근(skeletal and smooth)
E) 심장근과 골격근(cardiac and skeletal)

68) 근육세포가 틈새이음(gap junction), 부착반점(desmosome)과 같은 특정 부착 지점을 통해 서로 연결되어 있는 것을 무엇이라 하는가?
A) 윤활막(synovial membranes)
B) CAMs
C) 코넥손(connexons)
D) 사이원반(intercalated discs)
E) 부착띠(adhesion belts)

69) 많은 양의 액틴과 미오신을 가지고 있는 조직은?
A) 상피조직(epithelial)
B) 신경조직(nervous)
C) 성긴조직(areolar)
D) 뼈조직(osseous)
E) 근육조직(muscle)

70) 근육세포 사이의 특화된 틈새이음(gap junction)이 만드는 것은?
A) 액틴과 미오신잔섬유(actin and myosin filaments)
B) 가지돌기(dendrites)
C) 줄무늬(striations)
D) 섬유(fibers)
E) 사이원반(intercalated discs)

정답: 66) D 67) A 68) D 69) E 70) E

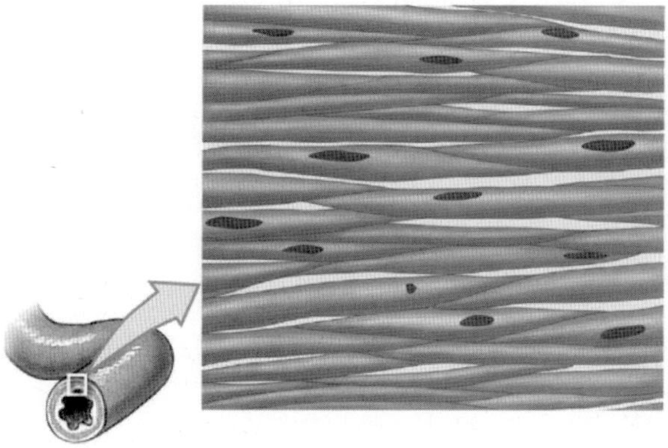

그림 4-5 조직

그림 4-5를 보고 다음 물음에 답하시오.

71) 이 조직은 무엇이라 할 수 있는가?
   A) 기관을 덮어 보호하는 조직이다.
   B) 이 조직은 압축하여 기관을 통해 음식물이 이동하게 한다.
   C) 이 조직은 전기자극을 전도한다.
   D) 이 조직은 다핵성이다.
   E) 이 조직은 음식물에 윤활작용하는 물질을 생산한다.

72) 그림에서 짧은 방추모양 세포로 혈관벽, 소화관, 호흡, 비뇨, 생식관에서 관찰되는 조직은 무엇인가?
   A) 섬유연골(fibrocartilage)
   B) 치밀규칙결합조직(dense regular connective tissue)
   C) 민무늬근조직(smooth muscle tissue)
   D) 그물조직(reticular tissue)
   E) 심장근육조직(cardiac muscle tissue)

73) 신경아교세포(neuroglial cell)는?
   A) 신경세포 주변에서 지지하는 세포다.
   B) 전기자극을 전도하는 세포다.
   C) 신경계 바깥에서 발견되며 신경세포는 신경계 안에서 관찰된다.
   D) 신경조직에서 수축에 대한 특화된 세포다.
   E) 장막 안쪽면을 감싼다.

정답: 71) B 72) C 73) A

74) 신경세포(neuron)는?
A) 세포체와 아교섬유를 가지고 있다.
B) 자신을 둘러싼 결합조직막을 가지고 있다.
C) 세포 몸통 안에 줄무늬와 사이원반을 가지고 있다.
D) 세포막을 따라 섬모가 있다.
E) 세포체, 가지돌기(dendrite), 축삭(axon)을 가지고 있다.

75) 신경조직(nervous tissue)에 대하여 바르게 설명한 것은?
A) 신경아교세포는 전기자극을 전달하는 세포다.
B) 신경세포는 오직 다른 신경세포와 소통한다.
C) 신경세포는 매우 짧은 세포다.
D) 신경조직의 세포는 자신을 매우 빠르게 복구한다.
E) 모든 신경조직이 뇌와 척수에 존재하는 것은 아니다.

76) 신경세포를 지지하고 보호하는 세포는?
A) 기질(matrix)
B) 신경아교(neuroglia)
C) 바탕질(ground substance)
D) 술잔세포(goblet cells)
E) 단백당(proteoglycans)

77) 손상된 조직이 대체되고 복구되어 정상 기능을 하게 하는 조직 손상 복구 과정을 무엇이라 하는가?
A) 괴사(necrosis)
B) 섬유증(fibrosis)
C) 염증(inflammation)
D) 재생(regeneration)
E) 분화(differentiation)

78) 재생과정 중에 섬유모세포는 아교섬유로 이루어진 치밀한 망을 만드는데 이를 무엇이라 하는가?
A) 흉터(scar)
B) 굳은 살(callous)
C) 감염(infected)
D) 그물(reticular)
E) 괴사(necrotic)

정답: 74) E 75) E 76) B 77) D 78) A

79) 혈관의 투과도를 증가시키는 위해 염증 반응 중 분비되는 것은?
A) 탄력소(elastin)
B) 히스타민(histamine)
C) 섬유모(fibroblast)
D) 피브릴린(fibrillin)
E) 아교섬유(collagen)

80) 조직 손상에 반응하여 섬유모세포가 섬유조직으로 알려진 아교섬유의 치밀한 망구조를 생산하는 과정은 무엇의 시작점인가?
A) 염증(inflammation)
B) 발아(germination)
C) 줄무늬(striation)
D) 뼈되기(ossification)
E) 재생(regeneration)

81) 만일 당신이 비만세포가 기능을 하지 못하는 유전병을 가지고 있다면 어떤 것에 문제가 발생하는가?
A) 신경자극 전달
B) 결합조직 복구
C) 세포에서 영양분 이동과 생성물 배출
D) 혈액세포 생성
E) 조직손상에 반응

82) 노인인구에서 암의 대략 70~80%가 무엇의 결과인가?
A) 부적절한 식사
B) 유전
C) 화학물질 노출과 환경요소
D) 흡연
E) 완화

83) 다음 중 노화와 함께 발생하는 것은?
A) 보다 효과적인 조직 유지
B) 결합조직 복구 능력 증가
C) 더 취약한 결합조직
D) 뼈 강도 증가
E) 두꺼워지는 상피

정답: 79) B 80) E 81) E 82) C 83) C

84) 당신의 75세 할머니가 발톱 깎기를 싫어하는 작은 개를 키우고 있다. 그래서 발톱이 길었다. 그 개는 끊임없이 할머니 무릎에서 뛰기 때문에 피부를 긁거나 찢는다. 혈관의 손상이 생기는 이러한 찰과상이 할머니의 팔 여기저기 관찰된다. 다음 중 무슨 요인이 이것과 관계가 있는가?

A) 그녀는 골엉성증을 위해 많은 칼슘을 섭취한다.
B) 그녀는 충분한 운동을 하지 않는다.
C) 운동이 부족하여 그녀의 혈액 공급이 좋지 않다.
D) 그녀는 흡연을 한다.
E) 그녀의 나이는 얇아진 조직과 관계된다.

4.2 서술형 문제

1) 샘분비물(glandular secretion)을 분석하니 DNA, RNA, 막 성분인 인지질이 검출되었다. 이것이 가리키는 분비 기전은 무엇이고 왜 그런가?

2) Jim과 Pam은 해변에 햇볕을 흠뻑 쏘이고 있던 중 Pam은 Jim의 발이 자신과 달리 굳은살이 매우 많은 것 알았다. 무엇이 Pam과 달리 Jim의 발에 굳은살이 더 많게 하였을까?

3) 방광의 안쪽을 싸는 상피의 유형은 무엇이라 생각하는가? 이유는 무엇인가?

4) 실습시간에 한 학생은 단일층으로 사각형 모양의 세포로 된 빽빽하게 밀집된 상피를 관찰하였다. 이 상피는 종종 원형으로 배열되어 있고 때로는 나란하게 배열되어 있었다. 학생이 관찰관찰한 것으로 예상되는 기관은 무엇인가?

정답: 84) E

1) DNA, RNA 그리고 막 성분의 존재는 세포가 분비과정 중에서 파괴되었음을 나타낸다. 이것은 분비 중 온분비유형(holocrine type) 과 일치한다.

2) 피부의 중층편평상피는 (다른 조직처럼) 거기에 가해지는 부하에 반응한다. 유추 가능한 상황이 Jim이 Pam보다 그의 발에 더 많은 하중을 주고 더 많은 활동을 하여 그의 발에 더 많은 부하를 가하였다. 그 결과 Jim의 발바닥의 중층편평상피가 두꺼워졌다.

3) 방광은 반복적으로 가득 차거나 비워져 크기가 변하기 때문에 이행상피(transitional epithelium)로 싸여 있을 것으로 생각할 수 있다. 이행상피는 다른 상피보다 당기는 힘에 더 잘 견딘다.

4) 단층입방상피(simple cuboidal epithelia)는 샘의 도관을 싸고 콩팥의 대부분을 구성한다. 슬라이드의 다른 특징을 고려 할 때 그것은 땀샘(sweat gland) 이나 콩팥(kidney)일 것이다.

5장 외피계통

5.1 선택형 문제

1) 피부의 층 순서로 옳은 것은?
   A) 표피(epidermis), 피부밑조직(hypodermis), 진피(dermis)
   B) 진피(dermis), 표피(epidermis), 피부밑조직(hypodermis)
   C) 표피(epidermis), 진피(dermis), 피부밑조직(hypodermis)
   D) 피부밑조직(hypodermis), 진피(dermis), 표피(epidermis)
   E) 진피(dermis), 피부밑조직(hypodermis), 진피(dermis)

2) 표피(epidermis)의 세포 층 중에서 가장 깊은 곳에 있는 것은?
   A) 각질층(stratum corneum)
   B) 투명층(stratum lucidum)
   C) 바닥층(stratum basale)
   D) 과립층(stratum granulosum)
   E) 가시층(stratum spinosum)

3) 진피에 있는 성긴결합조직(loose connective tissue)이 표피의 주름 사이로 올라가 있는 것을 무엇이라고 하는가?
   A) 표피융기(epidermal ridges)
   B) 층(strata)
   C) 그물층(reticular layers)
   D) 부속구조(accessory structures)
   E) 진피유두(dermal papillae)

4) 표피의 층 중에서 바깥으로 노출되어 있는 것은?
   A) 각질층(stratum corneum)
   B) 투명층(stratum lucidum)
   C) 바닥층(stratum basale)
   D) 과립층(stratum granulosum)
   E) 가시층(stratum spinosum)

정답: 1) C 2) C 3) E 4) A

5) 두꺼운 피부가 있는 곳은?
   A) 등(back)
   B) 손바닥(palms)
   C) 다리(legs)
   D) 위팔(arms)
   E) 가슴(chest)

6) 피부(skin)는 ___________ 막(membrane)이라고도 불린다.
   A) 장액(serous)
   B) 점액(mucous)
   C) 윤활(synovial)
   D) 피부(cutaneous)
   E) 복막(peritoneal)

7) 피부의 기능에 속하는 것은?
   A) 체온조절(regulating body temperature)
   B) 항체생산(synthesizing antibodies)
   C) 지방조직생성(producing adipose tissue)
   D) 소화효소합성(synthesizing digestive enzymes)
   E) 많은 양의 호르몬 분비(release of large amounts of hormones)

8) 표피세포(epidermal cells)는 다음 부위에 있는 혈관에서 영양분을 공급받고 있다. 어떤 부위인가?
   A) 진피(dermis)
   B) 표피(epidermis)
   C) 피부밑조직(hypodermis)
   D) 표피와 진피(epidermis and dermis)
   E) 피부밑층(subcutaneous layer)

9) 표피융기(epidermal ridges)와 진피유두(dermal papillae)가 합쳐져서 하는 기능은?
   A) 소화관에 영향분의 저장을 증가시킴
   B) 표피와 진피 사이에 확산을 위한 면적을 증가시킴
   C) 감각지각을 증가시킴
   D) 특수외피샘에서 젖분비를 증가시킴
   E) 지방조직에서 지방 축적을 증가시킴

정답: 5) B 6) D 7) A 8) A 9) B

10) 피부의 보호에 많이 기여하는 단백질은?
A) 멜라닌(melanin)
B) 각질(keratin)
C) 카로틴(carotene)
D) 더미시딘(dermicidin)
E) 칼시트리올(calcitriol)

11) 세포들은 표피의 깊은 부분에서 표면쪽으로 올라와서 어떻게 되는가?
A) 분열한다.
B) 죽는다.
C) 영양공급이 증가한다.
D) 진피로 들어간다
E) 딸세포를 생산한다.

12) 피부(skin)는 다음 구조물의 두께로 정의된다. 어떤 구조물인가?
A) 진피(dermis)
B) 표피(epidermis)
C) 피부밑조직(hypodermis)
D) 피부밑층(subcutaneous layer)
E) 외피(integument as a whole)

13) 표피층 중에서 세포가 분열을 멈추고 많은 양의 각질(keratin)을 생산하기 시작하는 것은?
A) 각질층(stratum corneum)
B) 투명층(stratum lucidum)
C) 바닥층(stratum basale)
D) 과립층(stratum granulosum)
E) 가시층(stratum spinosum)

14) 바닥층에 있는 세포들이 형질막(plasma membrane)에 단단히 부착하는 것은 다음 구조를 이용한 세포 사이의 상호작용이다. 어떤 구조인가?
A) 틈새이음(gap junctions)
B) 세포부착분자(CAMs)
C) 치밀이음(tight junctions)
D) 코넥손(connexons)
E) 반결합체(hemidesmosomes)

정답: 10) B 11) B 12) B 13) D 14) E

15) 피부의 층을 깊은 곳에서 표면쪽으로 순서대로 올바르게 나열된 것을 고르시오.

1. 투명층(stratum lucidum)
2. 바닥층(stratum basale)
3. 각질층(stratum corneum)
4. 과립층(stratum granulosum)
5. 가시층(stratum spinosum)

A) 3, 5, 4, 1, 2
B) 3, 4, 1, 5, 2
C) 2, 1, 4, 5, 3
D) 2, 4, 5, 3, 1
E) 2, 5, 4, 1, 3

16) 다음 중 어떤 것들에 섞인 약이 표피세포 형질막을 통과할 수 있는가?

A) 물; 혈액
B) 물; 지방
C) 기름; 알코올
D) 기름; 지용성용매
E) 피지; 물

정답: 15) E 16) D

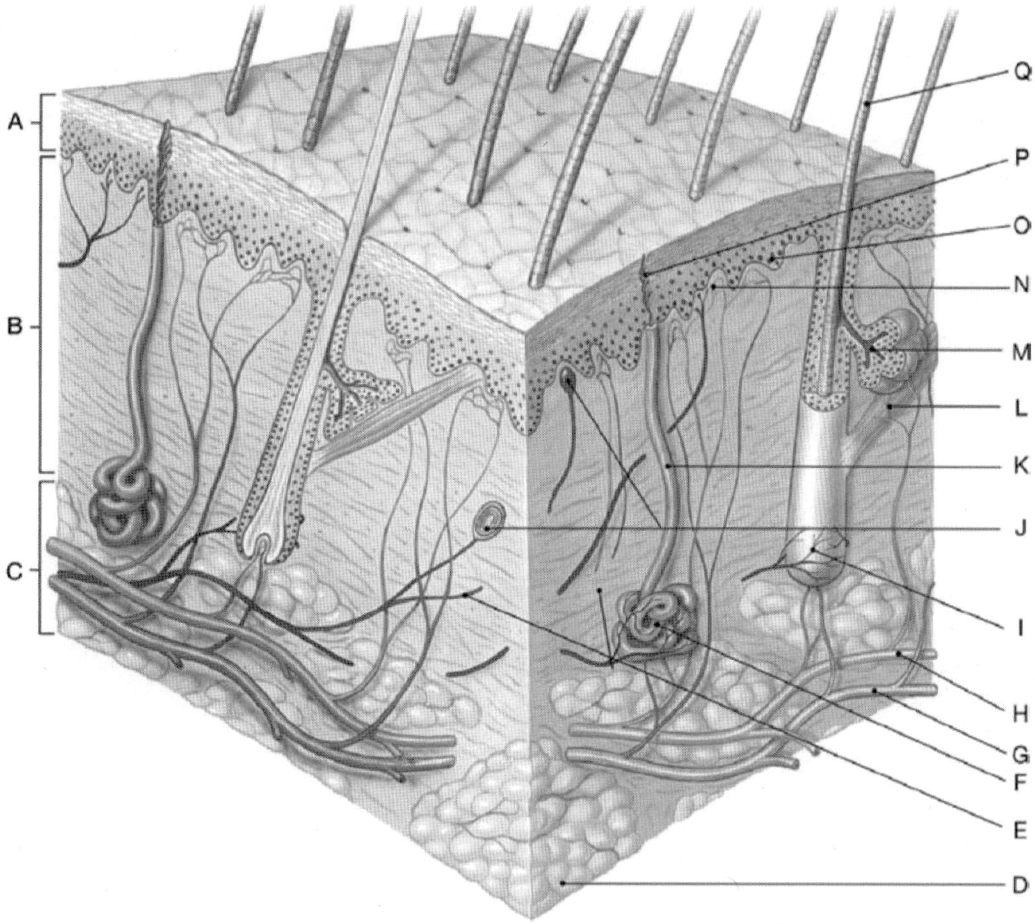

그림 5-1 외피계통의 일반 구조

그림 5-1을 보고 다음 물음에 답하시오.

17) 피부그림에서 구조 A에 해당하는 것은?
   A) 표피(epidermis)
   B) 진피(dermis)
   C) 피부밑층(subcutaneous layer)
   D) 피부막(cutaneous membrane)
   E) 피부밑조직(hypodermis)

정답: 17) A

18) 약을 피하주사바늘로 주사할 때 바늘이 위치하는 곳은 그림의 어느 층인가?

A) A
B) B
C) C
D) N
E) K

19) 피부 그림에서 구조 B는 무엇인가?

A) 표피(epidermis)
B) 진피(dermis)
C) 피부밑층(subcutaneous layer)
D) 피부막(cutaneous membrane)
E) 피부밑조직(hypodermis)

20) 지방조직(adipose tissue)이 포함된 층은?

A) A
B) B
C) C
D) O
E) M

21) 피부그림에서 J로 표기된 구조는?

A) 땀샘(sudoriferous glands)
B) 민무늬근육(smooth muscles)
C) 피부기름샘(sebaceous glands)
D) 미성숙털집(immature hair follicles)
E) 감각수용기(sensory receptors)

22) 피부그림에서 F로 표기된 구조는?

A) 기름샘(oil gland)
B) 땀샘(sweat gland)
C) 감각수용기(sensory receptor)
D) 왁스샘(wax gland)
E) 자유신경종말(naked nerve ending)

정답: 18) C 19) B 20) C 21) E 22) B

23) 피부그림에서 L로 표기된 구조는?

A) 혈관(blood vessel)
B) 골격근(skeletal muscle)
C) 인대(ligament)
D) 털세움근(arrector pili)
E) 털유두(hair papilla)

24) 피부에서 가장 유사분열이 활발한 구조는?

A) A
B) B
C) C
D) D
E) Q

25) 중층편평상피(stratified squamous epithelium)로 이루어진 구조는?

A) A
B) B
C) C
D) M
E) L

정답: 23) D 24) A 25) A

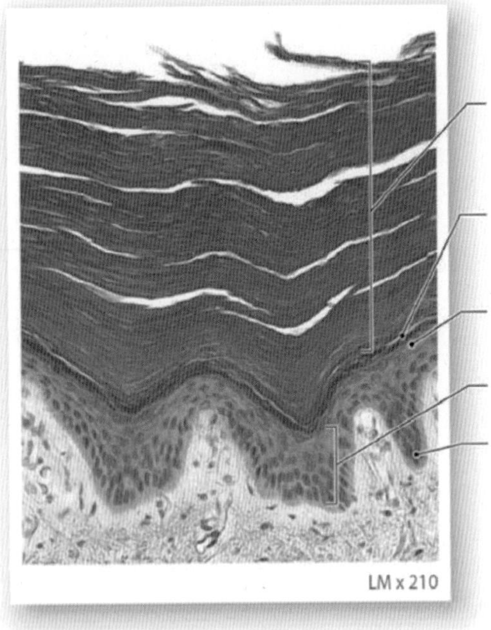

그림 5-2 두꺼운 피부에 있는 표피층

그림 5-2를 보고 다음 물음에 답하시오.

26) A로 표기된 층은?
  A) 바닥층(stratum basale)
  B) 각질층(stratum corneum)
  C) 투명층(stratum lucidum)
  D) 가시층(stratum spinosum)
  E) 종자층(stratus germinativum)

27) 피부층 중에서 가장 아래쪽에 위치한 층(E)에 있는 세포는?
  A) 각질단백질(keratin protein)
  B) 아교섬유(collagen fibers)
  C) 죽은세포(dead cells)
  D) 카로틴생성세포(carotene-producing cells)
  E) 유사분열이 활발한 표피세포(mitotically active epithelial cells)

정답: 26) B 27) E

28) 각질(keratin) 밀도가 가장 높은 곳은?

A) A

B) B

C) C

D) D

E) E

29) 그림의 바닥쪽에 있는 피부 부분으로 밝은 회색으로 보이는 것은?

A) 표피층(strata)

B) 카로틴(carotene)

C) 진피(dermis)

D) 각화영역(cornified region)

E) 피부밑조직(hypodermis)

30) 과립층(stratum granulosum)은?

A) A

B) B

C) C

D) D

E) E

31) 백색증(albinism)에서 부족한 것은?

A) 멜라닌(melanin)

B) 각질(keratin)

C) 카로틴(carotene)

D) 각질세포(keratinocytes)

E) 아교(collagen)

32) 피부는 어떤 물질이 쌓이면 오렌지색으로 변하는가?

A) 빌리베르딘(biliverdin)

B) 각질(keratin)

C) 카로틴(carotene)

D) 멜라닌(melanin)

E) 빌리루빈(bilirubin)

정답: 28) A 29) C 30) C 31) A 32) C

33) 식물에 있는 물질로 피부를 오렌지색 또는 노란색으로 만들 수 있는 것은?
A) 카로틴(carotene)
B) 멜라닌(melanin)
C) 피지(sebum)
D) 귀지(cerumen)
E) 청색증(cyanosis)

34) 적은 양의 자외선은 다음의 이유로 이로움이 있다.
A) 진피에서 혈류를 증가시킨다.
B) 눈에서 광수용기 색소의 생성을 증가시킨다.
C) 진피에서 혈관을 수축시킨다.
D) 표피에서 비타민 D_3 합성을 증가시킨다.
E) 몸에서 전반적인 샘분비를 최적화시킨다.

35) 멜라닌은 표피의 깊은층에서 세포를 _______으로부터 보호하는 작용을 한다.
A) 변색
B) 멜라닌세포 활성
C) 백색증
D) 자외선
E) 각질형성

36) 피부색이 다른 것은 _________ 생성 수준을 반영한다.
A) 멜라닌(melanin)
B) 각질세포(keratinocyte)
C) 카로틴(carotene)
D) 각질(keratin)
E) 멜라닌세포(melanocyte)

37) 피부가 자외선에 노출되면?
A) 피부에서 멜라닌세포의 수가 증가할 것이다.
B) 멜라닌세포에서 멜라닌 생성이 감소할 것이다.
C) 비타민 D_3가 파괴될 것이다.
D) 멜라닌세포 활성이 증가할 것이다.
E) 피부세포에 영향이 없을 것이다.

정답: 33) A 34) D 35) D 36) A 37) D

38) 몸의 온도가 높아지면 피부는 어떻게 반응하는가?
A) 멜라닌 생성이 감소된다.
B) 주변조직으로 산소가 빠져나간다.
C) 혈관을 수축시킨다.
D) 혈관을 확장시킨다.
E) 각질생성을 증가시킨다.

39) 사람이 창백해지는 것에는 어떤 생리학적인 이유가 있는가?
A) 피부로 혈액공급이 증가해서
B) 피부에서 붉은 멜라닌세포 수가 증가해서
C) 멜라닌세포가 붉은색소 생성을 증가시켜서
D) 피부로 혈액공급이 감소해서
E) 열이 가해지면 피부가 붉게 변해서

40) 멜라닌의 기능은?
A) 피부가 물에 저항하는 특성을 제공한다.
B) 계속 분열해서 표피 표면에서 떨어지거나 없어지는 세포를 보충한다.
C) 콩팥에서 호르몬 칼시트리올(calcitriol)로 변환된다.
D) 표피세포의 정상상태 유지에 필요하다.
E) DNA를 자외선의 손상효과로부터 보호한다.

41) 피부암의 가장 흔한 형태는 다음 중 어느 것인가?
A) 흑색종(melanoma)
B) 청색증(cyanosis)
C) 편평세포암종(squamous cell carcinoma)
D) 백색증(albinism)
E) 바닥세포암종(basal cell carcinoma)

42) 표피세포가 햇빛에 노출되었을 때 형성하는 비타민은?
A) 비타민 D_2
B) 비타민 C
C) 비타민 E
D) 비타민 D_3
E) 비타민 A

정답: 38) D 39) D 40) E 41) E 42) D

43) 피부암 중에서 가장 심한 형태는 어떤 세포에서 가장 잘 생기는가?
   A) 무색소상피세포(nonpigmented epithelial cells)
   B) 멜라닌세포(melanocytes)
   C) 색소바닥세포(pigmented basal cells)
   D) 무색소진피세포(nonpigmented dermal cells)
   E) 각질세포(keratinocytes)

44) 이 층은 높은 밀도의 아교섬유(collagen fibers)로 구성된다.
   A) 각질층(stratum corneum)
   B) 과립층(stratum granulosum)
   C) 진피(dermis)
   D) 피부밑조직(hypodermis)
   E) 각화지역(cornified region)

45) 진피의 유두층(papillary layer)을 주로 구성하는 것은?
   A) 치밀규칙결합조직(dense, regular connective tissue)
   B) 중층편상피(stratified squamous epithelium)
   C) 그물결합조직(reticular connective tissue)
   D) 성긴결합조직(areolar connective tissue)
   E) 치밀불류칙결합조직(dense, irregular connective tissue)

46) 피부로 가는 혈액공급은 피부밑조직과 진피의 그물층 가장자리에 있는 ___________얼기(plexus)라고 하는 혈관그물에서 나온다
   A) 목(cervical)
   B) 창자간막(mesenteric)
   C) 위팔(brachial)
   D) 복강(celiac)
   E) 피부(cutaneous)

47) 진피를 주로 구성하는 것은?
   A) 지방조직
   B) 액체결합조직
   C) 치밀불규칙결합조직
   D) 근육조직
   E) 신경조직

정답: 43) B 44) C 45) D 46) E 47) C

48) 진피의 ________층에는 피부의 기계적인 강성과 유연성에 관여하는 아교섬유와 탄력소 (elastin)가 있다.
A) 종자층
B) 그물층
C) 피부밑층
D) 유두층
E) 각질층

49) 그물층의 아교섬유가 직접 관여하는 가능은?
A) 조직손상을 막는다.
B) 표피에 영양을 공급한다.
C) 유연성을 제공한다.
D) 감각정보를 제공한다.
E) 진피의 표면적을 증가시킨다.

50) 진피에 있는 신경섬유가 하는 기능으로 가장 맞는 것은?
A) 감염후에 국소조직을 보호한다.
B) 피부에 영양소와 산소를 제공한다.
C) 진피에서 감각수용기를 모니터링한다.
D) 손상후에 조직을 복구한다.
E) 이산화탄소와 노폐물을 제거한다.

51) 피부에서 혈관이 많은 층은 혈류를 변화시켜 온도조절에 관여한다. 어느 층인가?
A) 표피(epidermis)
B) 피부밑층(subcutaneous layer)
C) 바닥층(stratum basale)
D) 각질층(stratum corneum)
E) 진피(dermis)

52) 지방은 ____ 층의 세포들에 많이 있다.
A) 피부밑조직(hypodermis)
B) 진피(dermis)
C) 각화지역(cornified region)
D) 과립층(stratum granulosum)
E) 가시층(stratum spinosum)

정답: 48) B 49) A 50) C 51) E 52) A

53) 피부밑층을 구성하는 것은?
A) 표피조직과 지방조직(epithelial and adipose tissues)
B) 성근조직과 지방조직(areolar and adipose tissues)
C) 치밀결합조직과 성긴결합조직(dense connective and loose connective tissues)
D) 상피와 성긴결합조직(epithelium and loose connective tissues)
E) 골격근과 지방조직(skeletal muscles and adipose tissue)

54) 깊은조직과 기관으로부터 외피(integument)를 나누는 성긴결합조직은?
A) 진피(dermis)
B) 표피(epidermis)
C) 피부밑조직(hypodermis)
D) 외피(integument)
E) 유두층(papillary layer)

55) 피부밑조직(hypodermis)은
A) 피부에 기계적인 강성을 제공한다.
B) 아주 탄력성이 있다.
C) 혈관이 없다.
D) 많은 기능을 가진 여러 층으로 구성된다.
E) 다양한 감각수용기가 들어 있다.

56) 왜 피하주사바늘로 약을 피부밑조직에 주사하는가?
A) 피부밑조직에 모세혈관이 많아서
B) 피부밑조직에 신경이 많이 분포해서
C) 피부밑조직에는 혈관이 많고, 많은 액체를 흡수하므로
D) 탄력섬유와 아교섬유가 있어서
E) 혈관과 림프관이 국소조직 보호와 손상회복을 도와주므로

57) 다음 중 신경섬유와 연관된 머리카락의 기능은?
A) 손상으로부터 보호하는 것을 돕는 초기경고시스템을 제공한다.
B) 머리에 가벼운 충격을 가할 때 완충작용을 한다.
C) 머리밑조를 자외선으로부터 보호한다.
D) 이물질의 침투로부터 보호한다.
E) 눈의 표면을 보호하는 작용을 한다.

정답: 53) B 54) C 55) B 56) C 57) A

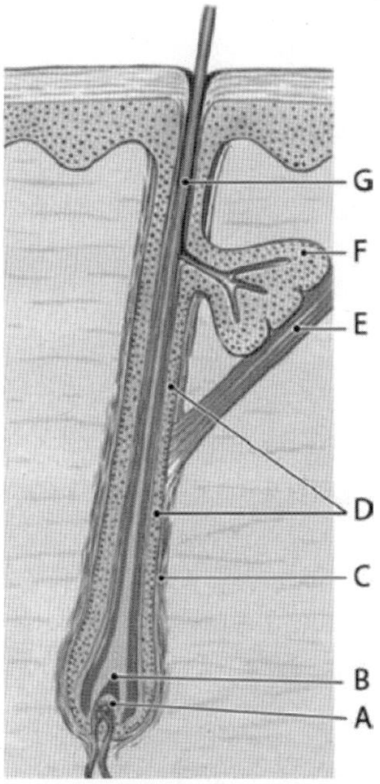

그림 5-3 하나의 털집(Hair Follicle)과 털(Hair)(세로단면)

그림 5-3을 보고 다음 물음에 답하시오.

58) 구조 F 는?
   A) 피부기름샘(sebaceous gland)
   B) 아포크린샘(apocrine gland)
   C) 내분비샘(endocrine gland)
   D) 에크린샘(eccrine gland)
   E) 털바탕질(hair matrix)

59) 구조 E의 기능은?
   A) 털줄기(hair shaft)가 진피에 단단하게 붙어서 움직이지 않게 함
   B) 높은 밀도의 멜라닌이 축적되어 털줄기의 색을 나타냄
   C) 새로 세포를 만들어 털줄기를 길게 만듦
   D) 호르몬을 생성해서 털집의 성장주기에 영향을 줄 수 있음
   E) 털줄기의 방향을 바꿈

60) 털줄기가 길어지는 것은 어디에서 일어나는가?
   A) B
   B) C
   C) D
   D) F
   E) G

정답: 58) A 59) E 60) B

61) 털유두(hair papilla, 구조 A)를 구성하는 것은?
A) 지방조직
B) 각질
C) 아교
D) 혈관과 신경
E) 뼈대근육

62) 털줄기를 보호하는 결합조직층은 어떤 구조인가?
A) A
B) B
C) C
D) E
E) F

63) 다음 설명 중 옳은 것은?
A) 비싼 탈모관련 제품을 사용하면 털줄기 안에 있는 털세포의 분열을 촉진할 수 있다.
B) 털줄기는 다양한 밀도를 가진 각질로 구성된다.
C) 모든 털은 생애중간기까지 같은 성장주기를 갖는다.
D) 카로틴은 털줄기색을 나타내는 주된 색소이다.
E) 어떤 탈모도 의학적으로 의미가 있어 의사에게 검진을 받아야 한다.

64) 당신은 집에서 일어난 화재로 오른쪽 팔에 심한 화상을 입었다 그러나 지금 회복 중에 있다. 2도와 3도 화상으로 당신 팔의 표피와 진피는 파괴하였다 이 화상의 장기 후유증을 예측하시오.
A) 이른 나이에 사망함
B) 체온조절을 할 수 없음
C) 피부가 화상을 입은 부위를 전혀 복구할 수 없음
D) 손상받은 피부 부위에서 털이 자라지 않음
E) 팔을 어떤 방향으로든 사용할 수 없음

65) 털줄기를 구성하는 것은
A) 살아 있는 각질화진피세포
B) 죽은 각질화진피세포
C) 각질화지방세포
D) 살아 있는 각질화상피세포
E) 죽은 각질화상피세포

정답: 61) D 62) C 63) B 64) D 65) E

66) 털집(hair follicle)의 벽은 다음 중 어떤 곳의 모든 세포층을 갖고 있는가?
A) 피부밑조직(hypodermis)
B) 진피(dermis)
C) 피부밑층(subcutaneous layer)
D) 표피(epidermis)
E) 바닥막(basement membrane)

67) 털은 다음 구조에 있는 상피줄기세포가 반복적으로 분열해서 만들어진다. 어떤 구조인가?
A) 털뿌리(hair root)
B) 털껍질(cuticle of the hair)
C) 털속질(medulla of the hair)
D) 털겉질(cortex of the hair)
E) 털바탕질(hair matrix)

68) 털세움근(arrector pili muscles)이 수축하면
A) 닭살이 생김
B) 털이 빠짐
C) 땀샘에서 땀이 나옴
D) 떨림이 생김
E) 피부색이 변함

69) 털세움근의 기능은?
A) 확산
B) 온도조절
C) 윤활
D) 수축
E) 지방저장

70) 털줄기를 구성하는 것은?
A) 멜라닌
B) 카로틴
C) 녹말
D) 지방
E) 각질

정답: 66) D 67) E 68) A 69) D 70) E

71) ________ 는(은) 피부주름을 잡고 털집을 당기는 데 관여한다.
- A) 털세움근(arrector pili)
- B) 피부밑조직(hypodermis)
- C) 진피유두(dermal papilla)
- D) 표피융기(epidermal ridge)
- E) 바닥층(stratum basale)

72) 기름샘 분비물의 기능은?
- A) 세포용해
- B) 온도조절
- C) 윤활
- D) 수축
- E) 에너지

73) 바깥귀길에 위치한 분비샘은?
- A) 귀지샘(ceruminous)
- B) 아포크린땀샘(apocrine sweat)
- C) 피부기름샘(sebaceous)
- D) 부분샘분비땀샘(merocrine sweat)
- E) 젖샘(mammary)

74) 피부기름샘이 막혀서 나타나는 현상은?
- A) 종기(boil)
- B) 큰종기(carbuncle)
- C) 여드름(acne)
- D) 물집(blister)
- E) 주근깨(freckle)

75) 사춘기때 끈적이고, 불투명하며 냄새가 나는 분비물을 내보내는 분비샘은?
- A) 귀지샘(ceruminous)
- B) 점액샘(mucous)
- C) 아포크린샘(apocrine)
- D) 피부기름샘(sebaceous)
- E) 메로크린샘(merocrine)

정답: 71) A 72) C 73) A 74) C 75) C

76) 변형된 땀샘으로 젖을 분비하는 샘은?
  A) 귀지샘
  B) 아포크린땀샘
  C) 피부기름샘
  D) 부분샘분비땀샘
  E) 젖샘

77) 기름샘에 있는 지방은 다음 중 어떤 형태로 분비되는가?
  A) 에크린(eccrine)
  B) 아포크린(apocrine)
  C) 메로크린(merocrine)
  D) 내분비(endocrine)
  E) 완전분비(holocrine)

78) 다른 포유동물에서 ______ 샘은 냄새샘(scent gland)으로 작용을 해서 상호소통에 중요한 역할을 한다.
  A) 에크린(eccrine)
  B) 피부기름(sebaceous)
  C) 아포크린(apocrine)
  D) 젖(mammary)
  E) 메로크린(merocrine)

79) 메로크린땀샘(merocrine sweat glands)은
  A) 겨드랑과 고샅에서 가장 흔하다.
  B) 체온이 올라가면 일차적으로 반응한다.
  C) 스트레스를 받았을 때만 반응한다.
  D) 털이 많은 부위에서만 활성화된다.
  E) 손바닥과 발바닥에는 없다

80) 몸에서 땀남(perspiration) 기능은 어떤 기전을 통해 체온을 낮추는가?
  A) 전도(conduction)
  B) 증발(evaporation)
  C) 대류(convection)
  D) 방사(radiation)
  E) 확산(diffusion)

정답: 76) E 77) E 78) C 79) B 80) B

81) 아포크린땀샘에 의해 일어나는 땀남(perspiration)은
A) 99% 이상 물이다.
B) 요소 같은 노폐물과 전해질이 들어 있다.
C) 증발했을 때 피부 표면온도를 낮추는 것을 돕는다.
D) 겨드랑, 젖꼭지, 고샅의 털집에 국한된다.
E) 피부와 땀샘구멍을 수축시키는 수렴물질을 함유한다.

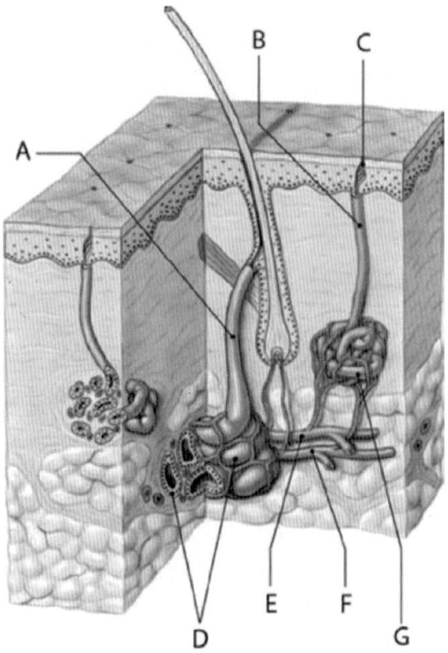

그림 5-4 샘과 연관된 구조

그림 5-4를 보고 다음 물음에 답하시오.

82) 구조 D는________이다.
A) 내분비샘(endocrine gland)
B) 피부기름샘(sebaceous gland)
C) 메로크린샘(merocrine gland)
D) 아포크린샘(apocrine gland)
E) 홑세포샘(unicellular gland)

83) 구조 G는
A) 젖을 분비한다.
B) 기름을 분비한다.
C) 땀을 분비한다.
D) 감각수용기이다.
E) 점액을 분비한다.

정답: 81) D 82) D 83) C

84) 땀은 피부위에 있는 세균에 의해 대사되고, 이로 인해 강한 땀냄새가 난다. 어떤 구조와 관련이 있는가?
   A) D
   B) B
   C) E
   D) G
   E) F

85) 사춘기 사람은 얼굴에 여드름이 잘 나타난다. 피부의 어떤 물질과 관련이 깊은가?
   A) 콜레스테롤
   B) 땀
   C) 점액
   D) 카로틴
   E) 피지

86) 젖샘은 변형된 ________ 구조이다.
   A) 감각수용기
   B) 왁스샘
   C) 기름샘
   D) 피부기름샘
   E) 땀샘

87) 메로크린땀샘(merocrine sweat gland)에 대한 설명으로 맞는 것은?
   A) 분비물이 털집으로 분비된다.
   B) 털윤활작용을 한다.
   C) 아포크린땀샘보다 더 많다
   D) 성적인 매력과 관련해서 개인간의 소통에 중요하다.
   E) 피부를 더 유연하고 부드럽게 만든다.

88) 나이든 사람은 젊은 사람에 비해 피부가 더 거칠고 털은 더 잘 부서진다. 어떤 구조가 이런 문제와 관련이 있는가?
   A) 메로크린샘(merocrine glands)
   B) 피부기름샘(sebaceous glands)
   C) 귀지샘(ceruminous glands)
   D) 아포크린샘(apocrine glands)
   E) 에크린샘(eccrine glands)

정답: 84) D 85) E 86) E 87) C 88) B

89) 손톱에 있는 창백한 초승달 영역은?
A) 손톱뿌리(nail root)
B) 손톱바닥(nail bed)
C) 초승달(lunula)
D) 자유모서리(free edge)
E) 껍질(cuticle)

90) 손톱의 ______부위가 손톱바닥을 덮는다.
A) 뿌리(root)
B) 몸통(body)
C) 초승달(lunula)
D) 껍질(cuticle)
E) 손톱위허물(eponychium)

91) 손톱의 바닥쪽을 덮는 피부 각질층을 무엇이라고 하는가?
A) 몸통(body)
B) 바닥(bed)
C) 뿌리(root)
D) 껍질(cuticle)
E) 자유모서리(free edge)

92) 약한 일광화상 같은 화상으로 단지 표피의 바깥세포들만 파괴되었다. 이 정도 화상은 분류가 어떻게 되는가?
A) 1도 화상(first-degree)
B) 2도 화상(second-degree)
C) 3도 화상(third-degree)
D) 4도 화상(fourth-degree)
E) 전층 화상(full-thickness)

93) 화상을 입었는데, 붉은색으로 보이고 압통이 있으나 물집은 없다. 어떤 유형인가?
A) 1도 화상(first-degree)
B) 2도 화상(second-degree)
C) 3도 화상(third-degree)
D) 4도 화상(fourth-degree)
E) 전층 화상(full-thickness)

정답: 89) C 90) B 91) D 92) A 93) A

94) 흉터조직(scar tissue)의 두꺼워진 부분이 반짝이고 매끄러운 표피로 덮인 것을 무엇이라고 하는가?

A) 육아조직(granulation tissue)
B) 딱지(scab)
C) 흉터종(keloid)
D) 굳은살(callus)
E) 찰과상(abrasion)

95) 피부밑조직(hypodermis), 깊은 조직, 기관까지 손상을 주는 화상의 유형은?

A) 1도 화상(first−degree)
B) 2도 화상(second−degree)
C) 3도 화상(third−degree)
D) 부분층 화상(partial−thickness burn)
E) 반부분층 화상(semi−partial−thickness burn)

96) 피부가 손상을 입은 후 재생과정 동안 피딱지, 섬유모세포, 모세혈관그물이 합쳐진 상태를 무엇이라고 하는가?

A) 흉터종
B) 육아조직
C) 흉터조직
D) 딱지
E) 피부기름

97) 피부 재생 동안 딱지의 대부분은 녹지 않는 그물체인 __________ 단백질로 구성된다. 이 단백질은 혈액응고반응 동안 혈액단백질에서 형성된다.

A) 각질(keratin)
B) 더미시딘(dermicidin)
C) 멜라닌(melanin)
D) 아교(collagen)
E) 섬유소(fibrin)

98) 콘크리트 보도를 걷다가 넘어져 다리를 긁혔다. 2인치 × 3인치 넓이로 긁혔는데 피는 나지 않았다. 이런 것을 무엇이라고 하는가?

A) 찰과상(abrasion)
B) 찢김(laceration)
C) 천자(puncture)
D) 절개(incision)
E) 타박상(contusion)

정답: 94) C 95) C 96) B 97) E 98) A

99) 노인이 젊은이에 비해 피부감염에 쉽게 노출될 수 있는 가장 합리적인 이유는?
A) 노인의 털이 더 가늘어짐
B) 젊은이의 피부에서 멜라닌세포 수가 더 적음
C) 젊은이의 피부에서 진피로 가는 혈액공급이 감소함
D) 노인에서 뼈강성이 감소함
E) 노인에서 표피의 줄기세포활성이 감소함

100) 86세의 당신 할아버지가 여름의 가장 더운 낮(33도)에 밖에 나가서 일을 하고 돌아오셨다. 할아버지는 어지럽고 창백해 보였으며 대화하는데 혼란스러웠다. 이러한 이야기로부터 당신은 어떤 결론을 이끌어 내겠는가?
A) 뇌로 가는 혈약량이 모자란 뇌졸중 상태이다.
B) 할아버지는 비타민 D_3 결핍으로 인해 혈중 칼슘농도가 위험한 수준으로 떨어져 있다.
C) 할아버지는 심장발작 상태이다.
D) 할아버지는 과도하게 올라간 체열을 떨어뜨릴 수 없는 것과 관련된 열탈진 상태이다.
E) 할아버지는 면역기능이 떨어진 것과 관련된 세균성 감염을 갖고 있다.

5.2 서술형 문제

1) 많은 약투여는 피부표면에 약을 함유한 패치를 붙여서 진피를 통해 투여할 수 있다. 이들 패치는 손바닥과 발바닥을 제외한 피부 어디에든지 붙일 수 있다. 손발바닥이 제외되는 이유는?

2) 일사병 상태에서 환자 얼굴은 붉어 보이고, 피부는 따뜻하고 건조하고, 체온은 높에 올라간다 이들 관찰된 현상을 피부의 체온조절 기능과 연관지어 설명하시오.

3) 노르웨이, 스웨덴, 핀란드 같은 스칸디나비아 지방에 사는 사람은 골다공증(osteoporosis) 같은 심각한 문제를 갖고 있을 수 있다. 지구의 북쪽과 남쪽 극지방에 가까운 곳에서는 태양의 직사일조량이 적게 된다. 골다공증이 태양에 노출되는 것과 관련이 있는가?

4) 두 환자가 응급실로 왔다. 한 환자는 칼로 손가락을 베었고, 다른 환자는 못을 밟은 상태이다. 어떤 상처가 더 감염의 위험성이 크며, 그 이유는?

정답: 99) E 100) D

1) 손바닥과 발바닥은 표피에 투명층이 있다. 투명층은 약의 확산속도를 늦추고, 약의 효과를 상당히 낮추는 역할을 한다.
2) 체온이 증가하면 피부의 혈관으로 더 많은 혈액이 흐르게 된다. 혈액 속에 있는 붉은 색소가 피부를 더 붉은색으로 보이게 해서 환자가 얼굴이 붉어 보이게 된다. 피부는 땀샘에서 더 심한 탈수를 막기 위해 땀이 분비하지 않아 건조해진다. 땀 증발에 의해 체온이 떨어지지 않으면 피부에서 열이 충분히 발산되지 않아 피부는 따뜻해지고 체온은 증가하게 된다.
3) 햇빛노출이 적은 것은 피부에서 비타민 D_3 생성이 적어지는 것을 의미한다. 적은 비타민 D_3는 작은창자에서 칼슘 흡수에 필요한 칼시트리올 호르몬을 낮추게 된다. 이 결과로 혈액 속의 칼슘농도는 낮아진다. 따라서 칼슘이 뼈에 덜 축적되어 엉성한 뼈가 되며, 약한 뼈는 잘 부러지게 된다.
4) 못을 밟은 상처가 칼로 벤 상처보다 감염위험이 더 크다. 이유는 칼로 베면 피가 나와서 상처부위에 있는 많은 세균을 씻어버릴 것이다. 못에 찔린 상처는 피부의 보호장벽을 지나 세균이 피부 표면에서 깊은 곳으로 들어가게 되므로 감염 가능성이 높아진다.

6장 뼈대계통

6.1 선택형 문제

1) 다음 뼈대계통의 주요 기능 중 적색골수(red bone marrow)의 기능은?
   A) 지지(support)
   B) 저장(storage)
   C) 보호(protection)
   D) 혈액세포 생산(blood cell production)
   E) 운동(movement)

2) 적색골수(red bone marrow)는 다음 중 무엇을 형성하는가?
   A) 지방조직(adipose tissue)
   B) 새로운 뼈(new bone)
   C) 혈액세포(blood cells)
   D) 뼈모세포(osteoblasts)
   E) 뼈세포(osteocytes)

3) 뼈대계통의 주요 기능은?
   A) 칼슘과 인의 체액에서의 정상 농도 유지
   B) 기대치 않은 몸의 빠른 움직임에 대한 충격 흡수
   C) 신경 자극 전도를 촉진
   D) 콩팥과 같은 배 장기의 충격 완충 역할
   E) 근육 수축

4) 다음 뼈대계통의 주요 기능 중 구조적 지지 역할의 예는 어느 것인가?
   A) 뼈에 칼슘 염이 있다.
   B) 뼈가 골격근에 의한 힘의 크기와 방향을 변화시킨다.
   C) 적색골수는 많은 뼈의 속 공간을 채우고 있다.
   D) 머리뼈는 뇌를 싸고 있다.
   E) 각각의 뼈는 연한 조직과 장기가 달라붙는 틀을 제공한다.

정답: 1) D 2) C 3) A 4) E

5) 뼈의 주요 기능 중 ________는(은) 뼈가 골격근에 의해 만들어진 힘의 크기와 방향을 변화시킬 때 나타난다. 다음 ___에 맞는 것은?
   A) 지지(support)
   B) 보호(protection)
   C) 지레(leverage)
   D) 저장(storage)
   E) 혈액세포 생산(blood cell production)

6) 혈액의 칼슘 양을 증가시키는 뼈 세포는 무엇인가?
   A) 연골세포(chondrocytes)
   B) 뼈단위(osteons)
   C) 뼈파괴세포(osteoclasts)
   D) 뼈세포(osteocytes)
   E) 뼈모세포(osteoblasts)

7) 뼈의 새로운 바탕질을 만드는 미성숙한 활성 뼈 세포는 무엇인가?
   A) 뼈세포(osteocytes)
   B) 줄기세포(stem cells)
   C) 뼈모세포(osteoblasts)
   D) 뼈파괴세포(osteoclasts)
   E) 연골세포(chondrocytes)

8) 뼈조직은 다음 중 무엇으로 분류되는가?
   A) 신경조직(neural tissue)
   B) 민무늬근육조직(nonstriated muscle tissue)
   C) 결합조직(connective tissue)
   D) 상피조직(epithelial tissue)
   E) 가로무늬근육조직(striated muscle tissue)

9) 석회화된 바탕질의 좁은 판들을 무엇이라 하는가?
   A) 뼈단위(osteons)
   B) 뼈세관(canaliculi)
   C) 뼈층판(lamellae)
   D) 뼈파괴세포(osteoclasts)
   E) 중심관(central canals)

정답: 5) C 6) C 7) C 8) C 9) C

10) 해면뼈(spongy bone)를 이루는 뼈로 된 기둥과 판구조의 그물형태를 무엇이라 하는가?
   A) 뼈잔기둥(trabeculae)
   B) 뼈단위(osteons)
   C) 뼈층판(lamellae)
   D) 뼈세관(canaliculi)
   E) 관통관(perforating canals)

11) 뼈의 바깥표면을 덮고 있는 결합조직은 무엇인가?
   A) 바탕질(matrix)
   B) 뼈단위(osteon)
   C) 뼈막(periosteum)
   D) 뼈속막(endosteum)
   E) 관절연골(articular cartilage)

12) 위팔과 넓적다리의 뼈는 다음 중 무엇에 속하는가?
   A) 짧은뼈(short bones)
   B) 긴뼈(long bones)
   C) 납작뼈(flat bones)
   D) 종자뼈(sesamoid bones)
   E) 불규칙뼈(irregular bones)

13) 다음 중 오직 치밀뼈(compact bone)에서만 발견되는 것은 무엇인가?
   A) 뼈잔기둥(trabeculae)
   B) 뼈세관(canaliculi)
   C) 뼈모세포(osteoblasts)
   D) 뼈단위(osteons)
   E) 골수(marrow)

14) 긴뼈의 골수공간(medullary cavity)은 무엇으로 싸여 있는가?
   A) 뼈막(periosteum)
   B) 뼈속막(endosteum)
   C) 뼈세포방(lacunae)
   D) 뼈층판(lamellae)
   E) 뼈단위(osteon)

정답: 10) A 11) C 12) B 13) D 14) B

15) 긴뼈의 몸통을 무엇이라 하는가?
   A) 뼈끝(epiphysis)
   B) 뼈잔기둥(trabecula)
   C) 뼈세관(canaliculus)
   D) 뼈몸통(diaphysis)
   E) 뼈층판(lamella)

16) 발목뼈(tarsal bone)는 무슨 뼈에 해당하는가?
   A) 긴뼈(long)
   B) 납작뼈(flat)
   C) 짧은뼈(short)
   D) 불규칙뼈(irregular)
   E) 종자뼈(sesamoid)

17) 뼈 속의 작은 통로로 세포와 세포가 교통할 수 있게 해 주는 것을 무엇이라 하는가?
   A) 뼈세관(canaliculi)
   B) 뼈세포방(lacunae)
   C) 뼈층판(lamellae)
   D) 관통관(perforating canals)
   E) 하버스관(Haversian canals)

18) 뼈를 형성하는 세포를 무엇이라 하는가?
   A) 뼈파괴세포(osteoclasts)
   B) 뼈세포(osteocytes)
   C) 뼈단위(osteons)
   D) 뼈되기 중심(ossification centers)
   E) 뼈모세포(osteoblasts)

19) ________ 는(은) 50개 이상의 핵을 가진 거대 뼈 세포이다. ________ 에 알맞은 것은?
   A) 뼈세포(osteocytes)
   B) 뼈단위(osteons)
   C) 뼈모세포(osteoblasts)
   D) 뼈세관(canaliculi)
   E) 뼈파괴세포(osteoclasts)

정답: 15) D 16) C 17) A 18) E 19) E

20) 골격계통에서 치밀뼈(compact bone)는 주로 어디에 위치하는가?
   A) 제한된 범위의 방향에서 오는 힘을 받은 곳
   B) 여러 방향에서 오는 힘을 받는 곳
   C) 긴뼈 몸통 주변의 좁은 고리모양 부분에
   D) 관절연골과 직접 만나는 곳
   E) 뼈가 과도한 힘을 받지 않는 곳

21) 뼈세포(osteocyte)는?
   A) 50개 이상의 핵을 가진 거대세포다.
   B) 미성숙 뼈 세포다.
   C) 새로운 뼈를 생성하는 세포다.
   D) 산과 효소를 분비한다.
   E) 칼슘염을 재활용하여 자신 주변의 뼈 바탕질에 정상적인 뼈 구조를 유지한다.

22) 뼈 질량의 1/3을 구성하는 바탕질의 유기성분은 무엇인가?
   A) 인산칼슘(calcium phosphate)
   B) 아교섬유(collagen fibers)
   C) 탄산칼슘(calcium carbonate)
   D) 탄산칼슘과 인산칼슘(calcium carbonate and calcium phosphate)
   E) 가지돌기섬유(dendritic fibers)

23) 관통관(perforating canal)은?
   A) 중심관(central canal)의 길이 축과 나란하게 배열되어 있다.
   B) 해면뼈(cancellous bone)의 뼈단위(osteon)에 항상 연관되어 있다.
   C) 중심관의 혈관을 뼈막(periosteum)과 골수의 혈관과 연결시키는 통로 역할을 한다.
   D) 사춘기 뼈 성장 중에 생겼다가 성인에서 사라진다.
   E) 중심관 주변의 동심판(concentric layer)에 배열되어 있다.

24) 뼈조직의 질량 중 거의 2/3를 차지하는 것은 다음 중 무엇인가?
   A) 세포(cells)
   B) 단백질 섬유(protein fibers)
   C) 인산칼슘(calcium phosphate)
   D) 뼈단위(osteons)
   E) 다당류(polysaccharides)

정답: 20) A 21) E 22) B 23) C 24) C

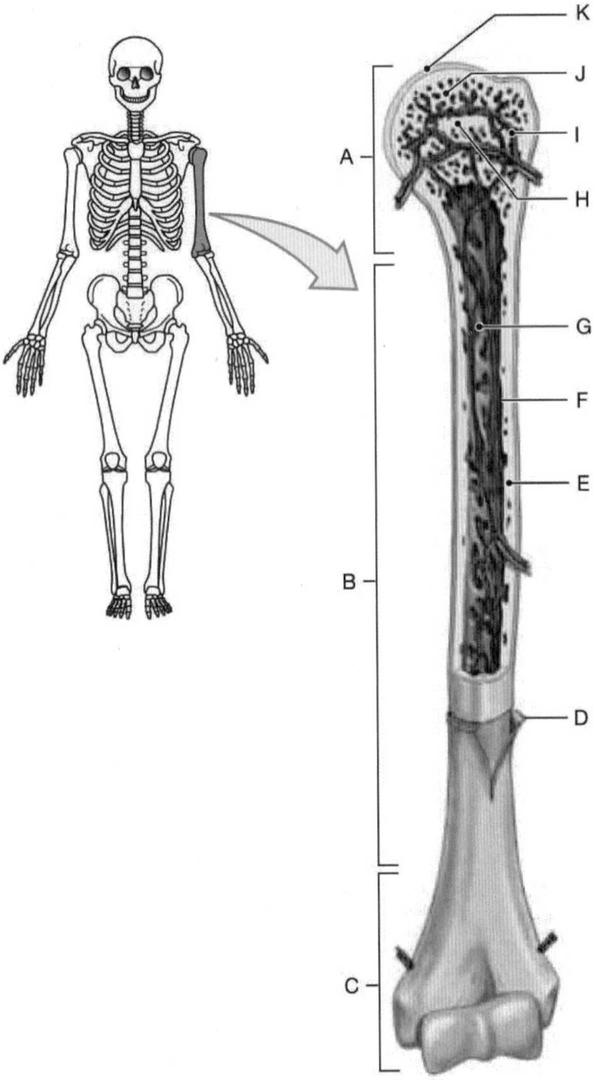

그림 6-1 긴뼈의 구조

그림 6-1을 이용하여 표지된 부분을 구분하라.

25) 구조물 A는 무엇인가?
   A) 뼈끝(epiphysis)
   B) 뼈몸통(diaphysis)
   C) 뼈속막(endosteum)
   D) 뼈막(periosteum)
   E) 뼈간단(metaphysis)

정답: 25) A

26) 구조물 B는 무엇인가?
   A) 뼈끝(epiphysis)
   B) 뼈몸톰(diaphysis)
   C) 뼈속막(endosteum)
   D) 뼈막(periosteum)
   E) 뼈간단(metaphysis)

27) 구조물 D는 무엇인가?
   A) 뼈끝(epiphysis)
   B) 뼈몸통(diaphysis)
   C) 뼈속막(endosteum)
   D) 뼈막(periosteum)
   E) 뼈간단(metaphysis)

28) 구조물 K는 어느 곳인가?
   A) 골수가 생산되는 곳
   B) 관절액(joint fluid)이 생산되는 곳
   C) 적혈구가 생산되는 곳
   D) 뼈가 생산되는 곳
   E) 긴뼈가 다른 뼈와 관절하는 곳

29) E의 뼈조직은 무슨 뼈인가?
   A) 해면뼈(cancellous)
   B) 해면뼈(spongy)
   C) 치밀뼈(compact)
   D) 관절뼈(articular)
   E) 섬유성 뼈(fibrous bone)

30) 구조물 F는 무엇인가?
   A) 혈액 공간(blood cavity)
   B) 뼈끝(epiphysis)
   C) 뼈막(periosteum)
   D) 유리연골(hyaline cartilage)
   E) 뼈속막(endosteum)

정답: 26) B 27) D 28) E 29) C 30) E

31) 다음 중 구조물 G에 위치하는 것은?
- A) 골수(marrow)
- B) 뼈세관(canaliculi)
- C) 연골(cartilage)
- D) 지방조직(adipose tissue)
- E) 섬유성 결합조직(fibrous connective tissue)

32) 뼈파괴세포(osteoclast)는 어디에 위치하는가?
- A) K
- B) I
- C) H
- D) J
- E) F

33) J의 뼈조직은 무슨 뼈인가?
- A) 해면뼈(spongy)
- B) 뼈막(periosteal)
- C) 치밀뼈compact)
- D) 관절뼈(articular)
- E) 섬유성 뼈(fibrous)

34) 구조물 H는 무엇인가?
- A) 골수공간(marrow cavity)
- B) 뼈단위(osteon)
- C) 뼈층판(lamellae)
- D) 뼈끝선(epiphyseal line)
- E) 뼈세포방(lacuna)

35) 구조물 D는 무엇인가?
- A) 뼈끝(epiphysis)
- B) 뼈몸통(diaphysis)
- C) 뼈속막(endosteum)
- D) 뼈막(periosteum)
- E) 뼈간단(metaphysis)

정답: 31) A 32) E 33) A 34) D 35) D

36) 성장하는 뼈의 직경이 증가하는 것을 무엇이라 하는가?
   A) 뼈끝성장(epiphyseal)
   B) 연골속뼈성장(endochondral)
   C) 막속뼈성장(intramembranous)
   D) 덧붙이성장(appositional)
   E) 뼈성장(ossification)

37) 다음 중 막속뼈발생(intramembranous ossification)을 통하여 형성된 것은 무엇인가?
   A) 정강뼈(tibia)
   B) 위팔뼈(humerus)
   C) 손목뼈(carpal bones)
   D) 넙다리뼈(femur)
   E) 아래턱뼈(mandible)

38) 성장기 어린이의 뼈가 심하게 연하고 구부러지는 구루병(rickets)은 무엇이 부족하여 생기는 병인가?
   A) 비타민 A
   B) 비타민 D_3
   C) 성장호르몬
   D) 비타민 C
   E) 갑상선호르몬

39) 뼈끝선(epiphyseal line)이 있다는 것이 나타내는 것은?
   A) 뼈끝성장(epiphyseal growth)이 끝났다.
   B) 뼈끝성장이 막 시작하였다.
   C) 뼈의 직경 성장이 막 시작하였다.
   D) 뼈가 그 부분에 골절이 있었다.
   E) 뼈끝선의 존재는 어떤 현상도 가리키지 않는다.

40) 무슨 과정 동안에 원래 조직이 뼈로 대치되는가?
   A) 혈액세포 생산(blood cell production)
   B) 칼슘화(calcification)
   C) 뼈흡수(resorption)
   D) 골화(ossification)
   E) 뼈용해(osteolysis)

정답: 36) D 37) E 38) B 39) A 40) D

41) 다음 중 무엇이 존재할 때 긴뼈가 아직 성장하고 있음을 강하게 나타내는가?
A) 뼈끝판(an epiphyseal plate)
B) 관절연골(an articular cartilage)
C) 뼈끝선(an epiphyseal line)
D) 뼈끝(an epiphysis)
E) 뼈잔기둥(trabeculae)

42) 다음은 연골속뼈발생(endochondral ossification)의 과정의 주요 단계이다.
1. 뼈몸통(diaphysis) 표면에 뼈형성
2. 뼈끝(epiphyses)에서 2차 골화중심형성
3. 연골세포(chondrocyte)의 증식과 석회질 침착
4. 뼈파괴세포(osteoclast)가 골수공간 형성
5. 혈관이 연골 속으로 침투하고 새로운 뼈모세포(osteoblast)가 1차골화중심에서 해면뼈 형성

다음 중 순서가 맞는 것은?
A) 3, 1, 5, 4, 2
B) 1, 3, 5, 4, 2
C) 1, 5, 3, 4, 2
D) 2, 3, 1, 5, 4
E) 3, 1, 4, 5, 2

43) 다음 중 막속골화(intramembranous ossification) 과정 중 일어나는 일은?
A) 유리연골(hyaline cartilage) 모델 형성
B) 뼈막(periosteum)이 연골주위에 깃(collar)을 형성
C) 섬유결합조직은 뼈조직으로 전환되어 해면뼈가 된다.
D) 뼈가 성장함에 따라 뼈파괴세포(osteoclast)는 해면뼈를 파괴하여 골수공간(marrow cavity)을 만든다.
E) 골화중심(ossification center)은 혈관과 뼈모세포가 뼈끝(epiphyses)의 중심으로 들어가서 형성된다.

44) 복합골절(compound fracture)은?
A) 병리적 원인에 의하여 발생한다.
B) 피부를 통해 뼈가 튀어나오게 된다.
C) 불완전한 골절의 한 형태이다.
D) 닫힌 골절이라고도 한다.
E) 완전히 내부적이다.

정답: 41) A 42) A 43) C 44) B

45) 다음 세포 중 혈액의 칼슘 농도에 가장 민감한 것은?
A) 근육세포(muscle cells)
B) 적혈구(red blood cells)
C) 연골세포(cartilage cells)
D) 섬유모세포(fibroblasts)
E) 상피세포(epithelial cells)

46) 모두 18살인 당신과 당신의 쌍둥이 동생이 교통사고를 당했다. 동생은 위팔뼈(humerus)가 단순 골절되었고 뼈 출혈이나 골절로 인한 피부손상은 없었다. 그러나 당신은 먼쪽 정강뼈(tibia)의 심한 골절로 핀을 삽입하여야 했다. 다음 중 당신 동생의 골절과 당신의 골절의 차이점은 무엇인가?
A) 당신의 손상은 골절(fracture)이라고 하는 반면, 동생은 깨짐(break)이라 한다.
B) 당신은 세균감염을 줄이기 위한 항생제가 주어질 것이고 동생은 그렇지 않을 것이다.
C) 당신의 골절은 낫지 않을 것이나 동생의 골절은 잘 나을 것이다.
D) 동생의 골절은 피부를 뚫지 않았기 때문에 X선 사진에 나타나지 않을 것이나 당신의 골절은 나타날 것이다.
E) 당신은 칼슘제가 처방되지만 당신 동생은 그렇지 않을 것이다.

47) 호르몬 칼시토닌(calcitonin)의 기능은?
A) 뼈파괴세포(osteoclast)의 활성을 촉진한다.
B) 소화기관에서 칼슘의 흡수와 인산이온의 흡수를 촉진한다.
C) 체액에서 칼슘의 농도를 낮추어 준다.
D) 뼈모세포(osteoblast)의 활성을 억제한다.
E) 체액의 칼슘 농도를 올린다.

48) 조직에 칼슘염을 축적하는 과정을 무엇이라 하는가?
A) 골화(ossification)
B) 재형성(remodeling)
C) 재흡수(resorption)
D) 뼈용해(osteolysis)
E) 석회화(calcification)

49) 몸에서 칼슘 농도를 상승시키는 작용을 하는 두 가지 호르몬은?
A) 부갑상샘호르몬과 칼시트리올(parathyroid hormone; calcitriol)
B) 비타민 A와 비타민 C(vitamin A; vitamin C)
C) 부갑상샘호르몬과 칼시토닌(parathyroid hormone; calcitonin)
D) 성장호르몬과 칼시토닌(growth hormone; calcitonin)
E) 비타민 D_3와 성장호르몬(vitamin D_3; growth hormone)

정답: 45) A 46) B 47) C 48) E 49) A

50) 의사가 당신에게 뼈 건강을 위하여 칼슘 섭취를 권장하였다. 32살의 건강한 나이인 당신은 이런 제안을 하는 이유를 알 수 없었다. 의사의 판단 이유는 무엇인가?
A) 의사는 당신이 넘어져 뼈를 다칠 것을 염려하였다.
B) 증가된 칼슘 섭취는 혈중 비타민 D 농도를 증가시킬 것이다.
C) 칼슘 섭취는 뼈모세포(osteoblast)의 활성을 촉진시켜 뼈를 형성케 한다.
D) 당신은 뼈의 칼슘량이 감소하는 나이로 후에 뼈가 약해질 수 있다.
E) 당신은 나이가 들수록 관절염(arthritis) 걸리기 쉽고 칼슘은 이 문제를 줄여줄 수 있다.

51) 다음 중 몸통뼈대(axial skeleton)인 것은?
A) 빗장뼈(clavicle)
B) 무릎뼈(patella)
C) 손목뼈(carpal bones)
D) 갈비뼈(ribs)
E) 꼬리뼈(coxal bones)

52) 팔다리뼈대(appendicular skeleton)는 몇 개 뼈로 이루어져 있는가?
A) 80
B) 206
C) 126
D) 64
E) 62

53) 뼈를 관통하는 통로를 해부학 용어로 무엇이라 하는가?
A) 고랑(sulcus)
B) 굴(sinus)
C) 오목(fossa)
D) 도르래(trochlea)
E) 길(meatus)

54) 뼈의 능선(crest)은 무엇을 나타내는가?
A) 낮은 융기
B) 작고 동그란 돌출
C) 좁은 고랑
D) 길게 갈라진 틈
E) 튀어나온 융기

정답: 50) D 51) D 52) B 53) E 54) E

55) 뼈의 매끈하고 동그란 혹은 타원의 관절돌기(articular process)를 무엇이라 하는가?
A) 능선(crest)
B) 융기(ridge)
C) 머리(head)
D) 관절융기(condyle)
E) 도르래(trochlea)

56) 다음 중 팔다리뼈대(appendicular skeleton)는?
A) 머리뼈(the skull)
B) 복장뼈자루(the manubrium)
C) 복장뼈(the sternum)
D) 어깨뼈(the scapula)
E) 척추(the vertebrae)

57) 고리뼈(atlas)는 어느 척추에 해당하는가?
A) 등뼈(thoracic)
B) 허리뼈(lumbar)
C) 엉치뼈(sacral)
D) 목뼈(cervical)
E) 꼬리뼈(coccygeal)

58) 복장뼈(sternum)와 연골로 연결된 갈비뼈를 무엇이라 하는가?
A) 거짓갈비(false)
B) 참갈비(true)
C) 뜬갈비(floating)
D) 척추연골갈비(vertebrochondral)
E) 복장갈비(sternal)

59) 코뼈(nasal bone)와 관절하는 머리의 뼈는?
A) 관자뼈(temporal bone)
B) 벌집뼈(ethmoid bone)
C) 광대뼈(zygomatic bone)
D) 나비뼈(sphenoid)
E) 위턱뼈(maxillary bone)

정답: 55) D 56) D 57) D 58) B 59) E

60) 마루뼈(parietal bone)와 관자뼈(temporal bone)가 관절하여 이루는 봉합(suture)을 무엇이라 하는가?

A) 시옷봉합(lambdoid)
B) 머리봉합(rostral)
C) 관상봉합(coronal)
D) 비늘봉합(squamous)
E) 시상봉합(sagittal)

61) 바깥귀길(external auditory meatus) 근처에 길고 뾰족한 돌기인 이것은 목뿔뼈(hyoid bone)를 지지하는 인대가 붙는 자리이다. 이것은 무엇인가?

A) 꼭지돌기(mastoid process)
B) 붓돌기(styloid process)
C) 뒤통수돌기occipital process)
D) 관절융기돌기(condyloid process)
E) 관자돌기(temporal process)

62) 아래턱(lower jaw)을 이루는 뼈는?

A) 아래턱뼈(mandible)
B) 위턱뼈(maxillary)
C) 광대뼈(zygomatic)
D) 관자뼈(temporal)
E) 체판(cribriform plate)

63) 다음 굽이 중 아이가 서고 걷기 시작하면서 발달하는 것은?

A) 허리굽이(lumbar)
B) 등굽이(thoracic)
C) 엉치굽이(sacral)
D) 꼬리굽이(coccygeal)
E) spinal

64) 척주(vertebral column)에는 몇 개의 목뼈(cervical vertebrae)가 있는가?

A) 4
B) 5
C) 7
D) 12
E) 31

정답: 60) D 61) B 62) A 63) A 64) C

65) 척주(vertebral column)에는 몇 개의 허리뼈(lumbar vertebrae)가 있는가?

A) 4
B) 5
C) 7
D) 12
E) 31

66) 사람은 몇 쌍의 갈비뼈를 가지고 있는가?

A) 2
B) 6
C) 10
D) 12
E) 24

67) 꼬리뼈(coccyx)는 일반적으로 몇 개의 척추가 융합하여 만들어지는가?

A) 1~2
B) 3~5
C) 6~7
D) 7~8
E) 9~11

68) 위턱뼈(maxillary bone)는 이것을 제외한 다른 모든 얼굴뼈와 관절한다. 이것은 무엇인가?

A) 광대뼈(zygomatic bones)
B) 입천장뼈(palatine bones)
C) 보습뼈(vomer)
D) 벌집뼈(ethmoid bone)
E) 아래턱뼈(mandible)

69) 관자뼈(temporal bone) 안에 들어 있는 뼈로 소리를 감지하는 데 관여하는 것은 무엇인가?

A) 시각뼈(optic bones)
B) 바깥귀길(external acoustic meatus)
C) 속귀길(internal acoustic meatus)
D) 귀속뼈(auditory ossicles)
E) 볏돌기(crista galli)

정답: 65) B 66) D 67) B 68) E 69) D

70) 보습뼈(vomer)의 아래모서리에 관절하는 뼈는?
A) 위턱뼈(maxillae)
B) 광대뼈(zygomatic bones)
C) 목뿔뼈(hyoid bone)
D) 아래코선반(inferior nasal conchae)
E) 입천장뼈(palatine bones)

71) 참갈비(true rib)는 복장뼈(sternum)와 무엇으로 연결되어 있는가?
A) 관절연골(articular cartilages)
B) 갈비연골(costal cartilages)
C) 갈비면(costal facets)
D) 복장인대(sternal ligaments)
E) 갈비인대(costal ligaments)

72) 복장뼈(sternum)와 연결되지 않은 갈비를 무엇이라 하는가?
A) 거짓갈비(false ribs)
B) 뜬갈비(floating ribs)
C) 척추복장갈비(vertebrosternal ribs)
D) 참갈비(true ribs)
E) 척추연골갈비(vertebrochondral ribs)

73) 뇌를 지지하는 뼈 부분을 무엇이라 하는가?
A) 사이막(septum)
B) 숫구멍(fontanel)
C) 눈물관(lacrimae)
D) 체(cribrum)
E) 머리뼈(cranium)

74) 뒤통수뼈(occipital bone)는 첫 번째 목뼈와 어느 부분에서 관절하는가?
A) 뒤통수뼈관절융기(occipital condyles)
B) 큰구멍(foramen magnum)
C) 치아돌기(odontoid process)
D) 위관절돌기(superior articular process)
E) 목뼈몸통(cervical body)

정답: 70) E 71) B 72) B 73) E 74) A

75) 이마뼈(frontal bone)와 마루뼈(parietal bone)가 관절하여 이루는 봉합은?
A) 비늘봉합(squamous)
B) 시옷봉합(lambdoid)
C) 이마봉합(frontal)
D) 관상봉합(coronal)
E) 시상봉합(sagittal)

76) 입천장의 뼈로 이루어진 부분에서 뒤쪽 부분은 무슨 뼈로 이루어져 있는가?
A) 입천장뼈(palatine bones)
B) 보습뼈(vomer)
C) 위턱뼈(maxillae)
D) 날개뼈(sphenoid bone)
E) 광대뼈(zygomatic bones)

77) 다음 중 뒤통수뼈(occipital bone)와 마루뼈(parietal bone)가 만나 이루는 봉합은?
A) 시옷봉합(lambdoid suture)
B) 비늘봉합(squamous suture)
C) 관상봉합(coronal suture)
D) 시상봉합(sagittal suture)
E) 뒤통수꼭지봉합(occipitomastoid suture)

78) 태어나기 전 발달한 척주(vertebral column)의 1차 굽이는 무엇인가?
A) 목굽이와 허리굽이(cervical and lumbar)
B) 목굽이와 등굽이(cervical and thoracic)
C) 목굽이와 엉치굽이(cervical and sacral)
D) 등굽이와 엉치굽이(thoracic and sacral)
E) 등굽이와 허리굽이(thoracic and lumbar)

79) 이마뼈(frontal bone)와 위턱뼈(maxilla)와 관절하여 눈확(orbit)의 가쪽벽을 이루는 얼굴뼈는 무엇인가?
A) 보습뼈(vomer bone)
B) 코뼈(nasal bone)
C) 눈물뼈(lacrimal bone)
D) 아래코선반(inferior nasal concha)
E) 광대뼈(zygomatic bone)

정답: 75) D 76) A 77) A 78) D 79) E

80) 벌집뼈(ethmoid bone)의 어느 부분이 코사이막(nasal septum)을 이루는가?
A) 수직판(perpendicular plate)
B) 체판(cribriform plate)
C) 위코선반(superior nasal conchae)
D) 볏돌기(crista galli)
E) 중간코선반(middle nasal conchae)

81) 여성에서 골반검사(pelvic examination)나, 진통, 출산 중 중요한 표지가 되는 부분은 어디인가?
A) 엉치뼈관(sacral canal)
B) 엉치뼈틈새(sacral hiatus)
C) 엉치뼈구멍(sacral foramina)
D) 정중엉치뼈능선(median sacral crest)
E) 엉치뼈곶(sacral promontory)

82) 머리를 펴고 회전시키는 근육이 붙는 자리는 어디인가?
A) 붓돌기(styloid process)
B) 꼭지돌기(mastoid process)
C) 위침상돌기(posterior clinoid process)
D) 관절결절(articular tubercle)
E) 치아돌기(odontoid process)

83) 목뿔뼈(hyoid bone)는?
A) 인두, 혀, 후두를 연결하는 근육의 기저(base)를 제공한다.
B) 머리를 회전하고 펴는 근육의 부착점(attachment)을 제공한다.
C) 아래턱(lower jaw)과 관절하는 지점을 나타낸다.
D) 코사이막(nasal septum)에 기여한다.
E) 관자근(temporalis muscle)의 부착지점이다.

84) 턱을 닫는 가장 강력한 근육인 관자뼈(temporalis muscle)가 붙는 부위는 어디인가?
A) 관절융기돌기(condylar process)
B) 아래턱뼈가지(mandibular ramus)
C) 꼭지돌기(mastoid process)
D) 고리뿌리(pedicle)
E) 갈고리돌기(coronoid process)

정답: 80) A 81) E 82) B 83) A 84) E

85) 허리뼈(lumbar vertebrae)의 특징을 고르시오.
   A) 크고 가느다란 가시돌기(spinous process)가 아래쪽으로 뻗어 있다.
   B) 상대적으로 큰 척추구멍(vertebral foramen)
   C) 크고 하트모양의 몸통
   D) 상대적으로 크고 뭉툭한 돌기가 뒤로 뻗어 있다.
   E) 둥근 가로구멍(transverse foramina)이 가로돌기(transverse process) 안에 있다.

86) C1 척추뼈의 어느 부분이 C2 척추뼈와 차축관절(pivot joint)을 형성하는가?
   A) 가로돌기(transverse process)
   B) 고리뿌리(pedicle)
   C) 치아돌기(dens)
   D) 가시돌기(spinous process)
   E) 위관절돌기(superior articular process)

87) 출생 시 머리뼈(cranial bone) 사이에 존재하는 섬유결합조직(fibrous connective tissue) 부분을 무엇이라 하는가?
   A) 관절융기(condyles)
   B) 틈새(fissures)
   C) 숫구멍(fontanels)
   D) 면(facets)
   E) 고랑(sulci)

88) 쌍을 이룬 이것은 코안의 가쪽 벽을 만들고 공기 흐름의 속도를 늦추고 후각세포(olfactory receptor)로 가는 호흡공기의 굴절을 유발한다. 이것은 무엇인가?
   A) 아래코선반(inferior nasal conchae)
   B) 중간코선반(middle nasal conchae)
   C) 위코선반(superior nasal conchae)
   D) 보습뼈(vomer)
   E) 입천장뼈(palatine bones)

89) 전형적인 척추의 고리뿌리(pedicle)에서 가쪽 또는 등가쪽으로 뻗은 이것은 근육이 붙는 자리를 제공한다. 이것은 무엇인가?
   A) 가시돌기(spinous process)
   B) 가로돌기(transverse process)
   C) 치아돌기(odontoid process)
   D) 관절면(articular facet)
   E) 고리판(lamina

정답: 85) D 86) C 87) C 88) A 89) B

90) 복장뼈(sternum)의 가장 아랫부분을 무엇이라 하는가?
   A) 복장뼈자루(manubrium)
   B) 몸통(body)
   C) 칼돌기(xiphoid process)
   D) 복장뼈각(sternal angle)
   E) 복장뼈고랑(sternal groove)

91) 뇌하수체(pituitary gland)는 다음 중 어느 부분에 위치하는가?
   A) 체판(cribriform plate)
   B) 안장(sella turcica)
   C) 나비굴(sphenoidal sinus)
   D) 관절오목(glenoid fossa)
   E) 뇌하수체(hypophysis)

92) 코사이막(nasal septum)의 뼈부분은 다음 중 무엇으로 되어 있는가?
   A) 보습뼈(vomer)
   B) 벌집뼈와 나비뼈(ethmoid and sphenoid)
   C) 코뼈(nasal bones)
   D) 아래코선반(inferior nasal conchae)
   E) 보습뼈와 벌집뼈(vomer and ethmoid)

93) 체판구멍(cribriform foramina)을 가지고 있는 뼈는 다음 중 어느 뼈인가?
   A) 광대뼈(zygomatic)
   B) 위턱뼈(maxilla)
   C) 이마뼈(frontal)
   D) 벌집뼈(ethmoid)
   E) 나비뼈(sphenoid)

94) 다음 위턱뼈 부위 중 얼굴에 대한 주요 감각신경이 나오는 구멍은?
   A) 시각신경구멍(optic canal)
   B) 가로구멍(transverse foramen)
   C) 위눈확구멍(supra-orbital foramen)
   D) 아래눈확구멍(infra-orbital foramen)
   E) 턱끝구멍(mental foramen)

정답: 90) C 91) B 92) E 93) D 94) D

95) 척주(vertebral column) 굽이의 기능은 다음 중 무엇인가?
A) 몸의 무게를 축에 정렬시킨다.
B) 몸통의 무게를 오직 팔 위에 놓는다.
C) 몸통의 무게를 앞쪽으로 옮겨놓는다.
D) 팔다리를 펼 수 있는 능력을 증가시킨다.
E) 척주를 바르고 단단하게 유지한다.

96) 숫구멍(fontanel)의 한 가지 기능은?
A) 출산 중 머리의 모양이 변할 수 있게 한다.
B) 얼굴뼈의 골화중심이 된다.
C) 머리뼈의 최종적인 뼈판이 된다.
D) 머리뼈 무게를 가볍게 한다.
E) 척주를 둘러싼다.

97) 갈비면(Costal facet)은 어느 척추의 특징인가?
A) 목뼈(cervical vertebrae)
B) 등뼈(thoracic vertebrae)
C) 허리뼈(lumbar vertebrae)
D) 엉치뼈(sacral vertebrae)
E) 꼬리뼈(coccygeal vertebrae)

98) 척주의 비정상적 가쪽 굽이를 무엇이라 하는가?
A)척주뒤굽음증(kyphosis)
B) 척주앞굽음증(lordosis)
C) 척주옆굽음증(scoliosis)
D) 못박이관절(gomphosis)
E) 청색증(cyanosis)

99) 다음 중 심폐소생술 CPR(cardiopulmonary resuscitation)에 의해 손상받을 수 있는 것은?
A) 붓돌기(styloid process)
B) 꼭지돌기(mastoid process)
C) 칼돌기(xiphoid process)
D) 치아돌기(odontoid process)
E) 가로돌기(transverse process)

정답: 95) A 96) A 97) B 98) C 99) C

100) 갈비뼈는 다음 중 어디에 관절하는가?
A) 척추의 가시돌기(spinous processes of the vertebrae)
B) 척추의 가로돌기(transverse processes of the vertebrae)
C) 척추의 고리판(laminae of the vertebrae)
D) 척추의 고리뿌리(pedicles of the vertebrae)
E) 척추구멍(vertebral foramen)

101) 목아래패임(jugular notch)은 다음 중 무엇의 특징인가?
A) 빗장뼈(clavicle)
B) 갈비뼈(rib)
C) 복장뼈(sternum)
D) 목뼈(cervical vertebra)
E) 등뼈(thoracic vertebra)

102) 척추뼈고리(vertebral arche)는 무엇을 둘러싸 구조적으로 보호하는가?
A) 척수신경(spinal nerves)
B) 뇌신경(cranial nerves)
C) 척추(vertebrae)
D) 척수(spinal cord)
E) 갈비뼈(ribs)

103) 다음 중 나비뼈(sphenoid bone)의 기능은?
A) 입의 앞쪽 천장이나 뼈입천장(bony palate)을 형성한다.
B) 눈확의 천장을 형성한다.
C) 코사이막(nasal septum)의 부분을 형성하는 튀어나온 부분을 지지한다.
D) 코안의 공기흐름을 느리게 해준다.
E) 뇌머리뼈와 얼굴머리뼈를 연결하는 다리역할을 한다.

104) 코곁굴(paranasal sinuse)의 기능은?
A) 머리뼈의 바닥을 형성한다.
B) 코안 위쪽에 위치한 후각신경세포쪽으로 호흡공기를 굴절시킨다.
C) 후두(larynx)의 위치를 지지하고 안정화시킨다.
D) 눈확의 테두리 바닥과 안쪽부분을 형성한다.
E) 머리뼈를 가볍게 하고 확장된 점막상피(mucous epithelium)를 제공한다.

정답: 100) B 101) C 102) D 103) E 104) E

105) 코곁굴(paranasal sinuse)은 다음 중 어느 뼈에 위치하는가?

1. 이마뼈(frontal bone)
2. 나비뼈(sphenoid)
3. 벌집뼈(ethmoid)
4. 위턱뼈(maxilla)
5. 코뼈 nasal bone)

A) 1, 2, 3, 4, 5
B) 1, 2, 3, 4
C) 1, 3, 5
D) 1, 2, 3
E) 3, 4, 5

106) 입천장(palate)의 뼈 구조를 고려할 때, 입천장갈림증(cleft palate)은 어느 뼈의 기형인가?

A) 보습뼈(vomer)
B) 벌집뼈(ethmoid)
C) 나비뼈(sphenoid)
D) 아래턱뼈(mandible)
E) 위턱뼈(maxillary)

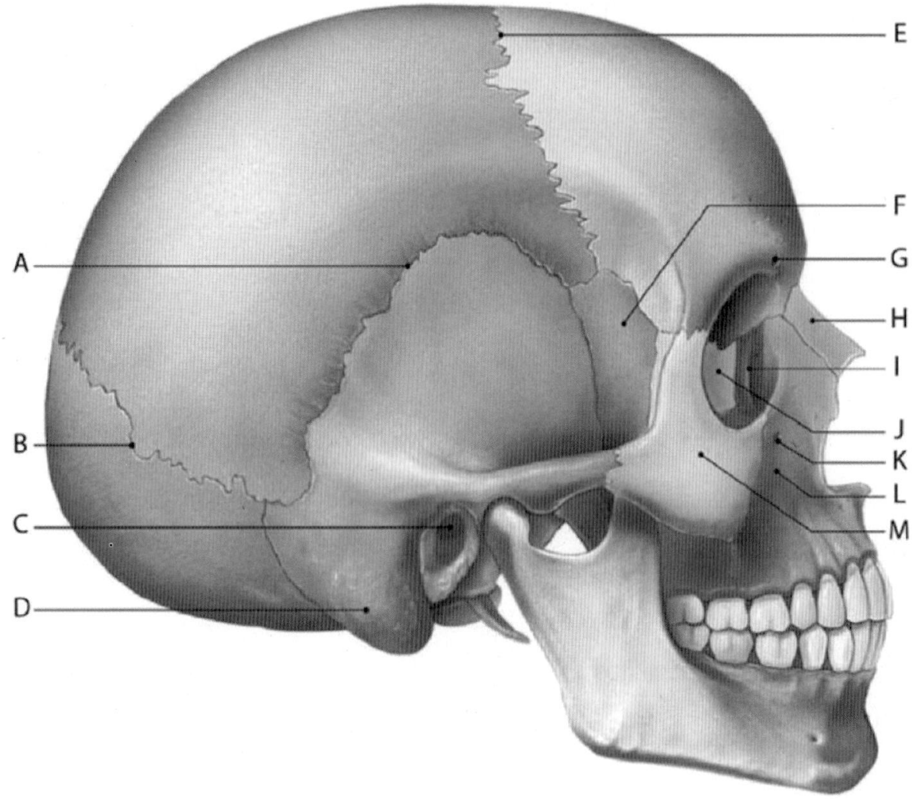

그림 6-2 성인의 머리뼈(가쪽에서 본 모양)

그림 6-2를 보고 표지된 부분을 구분하시오.

107) 구조물 A는?
- A) 구멍(foramen)
- B) 돌기(process)
- C) 면(facet)
- D) 숫구멍(fontanel)
- E) 봉합(suture)

108) 구조물 B는 무슨 뼈와 무슨 뼈의 관절인가?
- A) 뒤통수뼈와 관자뼈(occipital; temporal)
- B) 뒤통수뼈와 마루뼈(occipital; parietal)
- C) 마루뼈와 이마뼈(parietal; frontal)
- D) 이마뼈와 뒤통수뼈(frontal; occipital)
- E) 관자뼈와 마루뼈(temporal; parietal)

정답: 107) E 108) B

109) 구조물 C는?
A) 안장(sella turcica)
B) 붓돌기(styloid process)
C) 꼭지돌기(mastoid process)
D) 바깥귀길(external auditory meatus)
E) 갈고리돌기(coronoid process)

110) 구조물 D는?
A) 안장(sella turcica)
B) 붓돌기(styloid process)
C) 꼭지돌기(mastoid process)
D) 바깥귀길(external auditory meatus)
E) 갈고리돌기(coronoid process)

111) 구조물 E는 무슨 뼈와 무슨 뼈 사이의 관절인가?
A) 뒤통수뼈와 관자뼈(occipital; temporal)
B) 뒤통수뼈와 마루뼈(occipital; parietal)
C) 마루뼈와 이마뼈(parietal; frontal)
D) 이마뼈와 뒤통수뼈(frontal; occipital)
E) 관자뼈와 마루뼈(temporal; parietal)

112) 구조물 F는?
A) 나비뼈(sphenoid bone)
B) 광대뼈돌기(zygomatic process)
C) 관자뼈(temporal bone)
D) 광대뼈(zygomatic bone)
E) 중간코선반(middle concha)

113) M이 가리키는 뼈와 관절하여 볼을 이루는 뼈는?
A) 광대뼈(zygomatic)
B) 관자뼈(temporal)
C) 나비뼈(sphenoid)
D) 위턱뼈(maxilla)
E) 눈물뼈(lacrimal)

정답: 109) D 110) C 111) C 112) A 113) B

114) 구조물 H는?
A) 코뼈(nasal)
B) 눈물뼈(lacrimal)
C) 위턱뼈(maxilla)
D) 벌집뼈(ethmoid)
E) 입천장뼈(palatine)

115) 구조물 I는?
A) 코뼈(nasal)
B) 눈물뼈(lacrimal)
C) 위턱뼈(maxilla)
D) 벌집뼈(ethmoid)
E) 나비뼈(sphenoid)

116) 구조물 J는?
A) 코뼈(nasal)
B) 눈물뼈(lacrimal)
C) 위턱뼈(maxilla)
D) 벌집뼈(ethmoid)
E) 입천장뼈(palatine)

117) 그림에서 보이는 아래턱뼈(lower jawbone)는?
A) 위턱뼈(maxilla)
B) 아래턱뼈(mandible)
C) 입천장뼈(palatine)
D) 관자뼈(temporal)
E) 코선반뼈(concha)

118) 구조물 L은?
A) 위턱뼈(maxilla)
B) 아래턱뼈(mandible)
C) 입천장뼈(palatine)
D) 광대뼈(zygomatic)
E) 코선반뼈(concha)

정답: 114) A 115) B 116) D 117) B 118) A

119) 구조물 M은?

A) 위턱뼈(maxilla)
B) 아래턱뼈(mandible)
C) 입천장뼈(palatine)
D) 광대뼈(zygomatic)
E) 코선반뼈(concha)

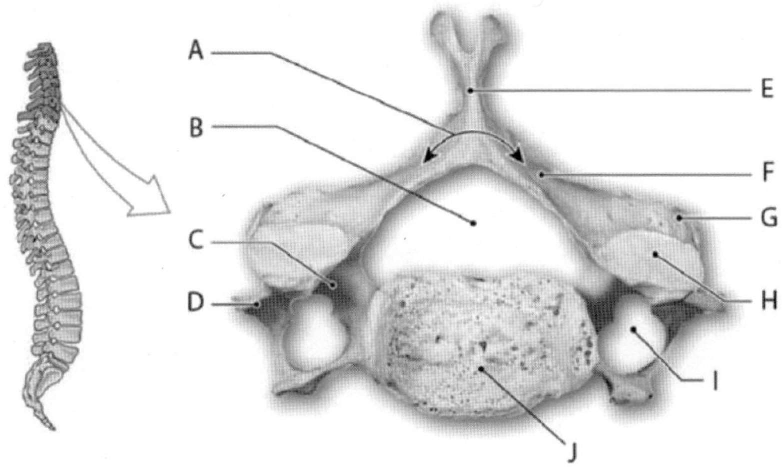

사진 제공: Ralph T. Hutchings

그림 6-3 목뼈(위에서 본 모양)

그림 6-3을 보고 표지된 부분을 구분하시오.

120) 구조물 A는?

A) 척추뼈고리(vertebral arch)
B) 치아돌기(dens)
C) 가시돌기(spinous process)
D) 고리뿌리(pedicle)
E) 고리판(lamina)

121) 구조물 B는?

A) 척추구멍(vertebral foramen)
B) 척추사이구멍(intervertebral foramen)
C) 가로구멍(transverse foramen)
D) 치아돌기(dens)
E) 고리판(lamina)

정답: 119) D 120) A 121) A

122) 이것은 어느 척추인가?
A) 목뼈(cervical)
B) 등뼈(thoracic)
C) 엉치뼈(sacral)
D) 허리뼈(lumbar)
E) 꼬리뼈(coccygeal)

123) 이 그림은 목뼈(cervical vertebra)를 보여준다. 다음 중 특징으로 맞는 것은?
A) 가시돌기가 있다.
B) 몸통이 있다.
C) 관절면이 있다.
D) 가로구멍이 있다.
E) 척추 중 가장 크다.

124) 구조물 E는?
A) 척추뼈고리(vertebral arch)
B) 치아돌기(dens)
C) 가시돌기(spinous process)
D) 고리뿌리(pedicle)
E) 고리판(lamina)

125) 구조물 F는?
A) 척추뼈고리(vertebral arch)
B) 치아돌기(dens)
C) 가시돌기(spinous process)
D) 고리뿌리(pedicle)
E) 고리판(lamina)

126) 척수(spinal cord)는 어디에 위치하는가?
A) 위관절구멍(superior articular foramen)
B) 척추사이구멍(intervertebral foramen)
C) 척추구멍(vertebral foramen)
D) 가로구멍(transverse foramen)
E) 몸통(body)

정답: 122) A 123) D 124) C 125) E 126) C

127) 몸의 등에서 척주를 따라 느껴지는 능선은 무엇으로 이루어지는가?

A) 척추뼈고리(vertebral arches)
B) 치아돌기(dens)
C) 가시돌기(spinous processes)
D) 가로돌기(transverse processes)
E) 붓돌기(styloid processes)

128) 척추뼈 몸통의 위와 아래에 놓인 것은 무엇인가?

A) 관절돌기(articular processes)
B) 척추사이원반(intervertebral discs)
C) 혈관(blood vessels)
D) 관절면(articular facets)
E) 가시돌기(spinous processes)

129) 손의 손바닥을 이루는 뼈는?

A) 손목뼈(carpals)
B) 발목뼈(tarsals)
C) 손허리뼈(metacarpals)
D) 발허리뼈(metatarsals)
E) 손가락뼈(phalanges)

130) 발목은 몇 개의 발목뼈(tarsal bone)로 이루어져 있는가?

A) 2개
B) 5개
C) 6개
D) 7개
E) 8개

131) 빗장뼈(clavicle)와 관절한 뼈는?

A) 복장뼈자루(manubrium)
B) 갈비뼈(ribs)
C) 위팔뼈(humerus)
D) 복장뼈의 몸통(body of the sternum)
E) 목뼈(cervical vertebrae)

정답: 127) C 128) B 129) C 130) D 131) A

132) 어깨뼈(scapula)의 어느 구조가 위팔뼈(humerus)와 관절하는가?
A) 가시위오목(supraspinous fossa)
B) 어깨뼈밑오목(subscapular fossa)
C) 봉우리(acromion)
D) 부리돌기(coracoid process)
E) 관절오목(glenoid cavity)

133) 다음 중 손목뼈(carpal bone)는?
A) 발배뼈(navicular)
B) 쐐기뼈(cuneiform)
C) 발꿈치뼈(calcaneus)
D) 발목뼈(talus)
E) 손배뼈(scaphoid)

134) 골반뼈(coxal bone)는 다음 중 무엇이 융합하여 만들어지는가?
A) 폐쇄구멍(obturator), 엉덩뼈(ilium), 봉우리(acromion)
B) 엉덩뼈(ilium), 궁둥뼈(ischium), 두덩뼈(pubis)
C) 날개(ala), 엉덩뼈(ilium), 작은머리(capitulum)
D) 절구(acetabulum), 넙다리뼈머리(femoral head), 두덩뼈(pubis)
E) 엉치뼈(sacrum), 꼬리뼈(coccyx), 절구(acetabulum)

135) 팔이음뼈(pectoral girdle)는 무엇으로 구성되는가?
A) 빗장뼈와 위팔뼈(clavicle and humerus)
B) 빗장뼈, 어깨뼈와 위팔뼈(clavicle, scapula, and humerus)
C) 빗장뼈와 어깨뼈(clavicle and scapula)
D) 빗장뼈, 어깨뼈와 복장뼈(clavicle, scapula, and sternum)
E) 어깨뼈와 위팔뼈(scapula and humerus)

136) 도르래(trochlea)는 어느 뼈의 특징적 구조인가?
A) 어깨뼈(scapula)
B) 자뼈(ulna)
C) 위팔뼈(humerus)
D) 노뼈(radius)
E) 빗장뼈(clavicle)

정답: 132) E 133) E 134) B 135) C 136) C

137) 발바닥은 무엇에 의하여 지지되는가?
A) 손허리뼈(metacarpal bones)
B) 발허리뼈(metatarsal bones)
C) 손목뼈(carpal bones)
D) 발목뼈(tarsal bones)
E) 발꿈치뼈와 발목뼈(calcaneus and talus)

138) 넙다리뼈(femur)의 머리를 받아들이는 오목은 무엇인가?
A) 관절오목(glenoid cavity)
B) 디리오금(popliteal fossa)
C) 팔오금(cubital fossa)
D) 절구(acetabulum)
E) 궁둥패임(sciatic notch)

139) 팔이음뼈(pectoral girdle)와 몸통뼈대(axial skeleton) 사이에 유일하게 직접 연결된 곳은 어디인가?
A) 어깨뼈와 갈비뼈의 관절
B) 빗장뼈와 복장뼈자루의 관절
C) 위팔뼈와 가슴우리의 관절
D) 어깨뼈와 빗장뼈의 관절
E) 팔다리뼈대와 몸통뼈대는 직접 연결되지 않았다.

140) 뒤쪽으로 골반뼈(coxal bone)는 엉치뼈(sacrum)와 무슨 관절을 이루는가?
A) 엉치궁둥관절(sacroischial)
B) 섬유연골결합(symphyseal)
C) 척수사이관절(intervertebral)
D) 엉치엉덩관절(sacroiliac)
E) 엉덩궁둥관절(sacrohiatal)

141) 손목의 뼈를 형성하는 것은?
A) 발목뼈(tarsus)
B) 위팔(brachium)
C) 손(manus)
D) 노인엉덩관절변형증(os coxae)
E) 손목뼈(carpus)

정답: 137) B 138) D 139) B 140) D 141) E

142) 위팔의 어느 구조물이 아래팔의 굽힘근인 위팔두갈개근(biceps brachii muscle)의 부착점이 되는가?
A) 도르래패임(trochlear notch)
B) 세모근거친면(deltoid tuberosity)
C) 붓돌기(styloid process)
D) 노뼈거친면(radial tuberosity)
E) 갈고리돌기(coronoid process)

143) 발의 아래쪽 활꼴은 왜 중요한가?
A) 바닥에 대해 완충역할을 한다.
B) 발가락 사이의 넓은 공간을 제공한다.
C) 발의 아래면에 혈관과 신경에 대한 공간을 제공한다.
D) 걷거나 달릴 때 바닥에 대한 발의 당김을 좋게 한다.
E) 필수적이다.

144) 무릎인대(patellar ligament)는 무릎뼈(patella)를 무릎관절 바로 아래 어디에 연결되는가?
A) 종아리뼈의 머리(head of fibula)
B) 앞모서리(anterior margin)
C) 거친선(linea aspera)
D) 안쪽정강뼈관절융기(medial tibial condyle)
E) 정강뼈거친면(tibial tuberosity)

145) 다음 중 어느 발목뼈(tarsal bone)가 정강뼈(tibia)와 종아리뼈(fibula)와 관절하여 몸의 무게를 정강이에서 발가락쪽으로 전달하는가?
A) 발꿈치뼈(calcaneus)
B) 입방뼈(cuboid)
C) 발배뼈(navicular)
D) 안쪽쐐기뼈(medial cuneiform)
E) 발목뼈(talus)

146) 넙다리뼈(femur)의 뒤쪽 면에서 넙다리뼈에 붙는 근육 중 가장 강력한 근육이 붙는 자리는?
A) 거친선(linea aspera)
B) 가쪽관절융기(lateral condyle)
C) 작은돌기(lesser trochanter)
D) 정강뼈거친면(tibial(tuberosity)
E) 안쪽관절융기(medial condyle)

정답: 142) D 143) C 144) E 145) E 146) A

147) 위팔뼈(humerus)의 어느 부분이 어깨의 가쪽 윤곽을 만드는가?
  A) 세모근거친면(deltoid tuberosity)
  B) 큰결절(greater tubercle)
  C) 가쪽관절위융기(lateral epicondyle)
  D) 작은머리(capitulum)
  E) 도르래(trochlea)

148) 앉아 있을 때 몸 무게를 지탱하는 골반뼈(coxal bone)의 부위는 어디인가?
  A) 궁둥뼈결절(ischial tuberosity)
  B) 엉덩뼈능선(iliac crest)
  C) 두덩결합(pubic symphysis)
  D) 폐쇄구멍(obturator foramen)
  E) 두덩뼈결절(pubic tubercle)

149) 노뼈(radius)의 어느 부분이 손목의 가쪽 움직임을 제한하여 손목관절의 안정성을 돕는가?
  A) 팔굼치머리돌기(olecranon process)
  B) 갈고리돌기(coronoid process)
  C) 붓돌기(styloid process)
  D) 노뼈 거친면(radial tuberosity)
  E) 작은머리(capitulum)

150) 어느 두 구조가 팔꿉에서 경첩관절(hinge joint)을 형성하는가?
  A) 위팔뼈의 도르래와 노뼈의 머리(trochlea of humerus and head of the radius)
  B) 노뼈의 머리와 자뼈의 패임(head of radius and ulnar notch)
  C) 위팔뼈의 도르래와 자뼈의 도르래패임(trochlea of humerus and trochlear notch of ulna)
  D) 갈고리오목과 위팔뼈의 도르래(coronoid fossa and trochlea of humerus)
  E) 안쪽관절융기와 안쪽관절위융기(medial condyle and medial epicondyle)

151) 위팔뼈(humerus) 앞쪽 먼끝 부분에 오목한 부분은 무엇인가?
  A) 팔꿈치오목 olecranon fossa)
  B) 갈고리오목(coronoid fossa)
  C) 관절융기사이오목(intercondylar fossa)
  D) 결절사이고랑(intertubercular groove)
  E) 도르래패임(trochlear notch)

정답: 147) B 148) A 149) C 150) C 151) B

152) 일반적으로 골절이 자주 일어나는 위팔뼈(humerus)의 부위는?
- A) 결절사이고랑(intertubercular groove)
- B) 가쪽관절위융기(lateral epicondyle)
- C) 해부목(anatomical neck)
- D) 작은결절(lesser tubercle)
- E) 외과목(surgical neck)

153) 팔이음뼈(pectoral girdle)와 비교하여, 다리이음뼈(pelvic girdle)는?
- A) 몸통뼈대에 강하게 부착되지 않았다.
- B) 몸무게를 버틸 수 있게 보다 큰 뼈로 구성되어 있다.
- C) 보다 분리된 뼈로 구성되어 있다.
- D) 보다 유연하고 자유롭게 움직일 수 있다.
- E) 구조적으로 동일하다.

154) 골반(pelvis)의 뼈는?
- A) 오직 몸통뼈대의 뼈이다.
- B) 오직 발다리뼈의 뼈이다.
- C) 몸통뼈대와 팔다리뼈대에 모두 포함된다.
- D) 두 개의 도드라진 종자뼈를 포함한다.
- E) 앞쪽으로는 두덩결합(pubic symphysis)과 연결되고 뒤쪽으로는 뼈사이막(interosseous membrane)과 연결되어 있다.

155) 남성의 골반과 비교할 때, 여성의 골반은?
- A) 보다 큰 아래골반문을 가지고 있다.
- B) 상대적으로 넓고 높은 골반이다.
- C) 상대적으로 좁고 높은 골반이다.
- D) 좁은 골반각(pubic angle)을 가지고 있다.
- E) 보다 작은 아래골반문(pelvic outlet)을 가지고 있다.

156) 손바닥을 바라본 다음 손등을 바라볼 때, 이 운동은 노뼈가 자뼈의 주변을 돌게 한다. 자뼈의 어느 부분에서 회전하는 것인가?
- A) 자뼈패임(ulnar notch)
- B) 노뼈패임(radial notch)
- C) 노뼈거친면(radial tuberosity)
- D) 자뼈머리(ulnar head)
- E) 갈고리돌기(coronoid process)

정답: 152) E 153) B 154) C 155) A 156) B

157) 종아리뼈(fibula)는?
- A) 무릎관절의 중요한 부분을 형성한다.
- B) 넙다리뼈와 관절한다.
- C) 몸무게를 지탱하는 데 도움을 준다.
- D) 발목의 가쪽 안정성을 제공한다.
- E) 다리의 안쪽 뼈이다.

158) 무릎뼈(patella)는?
- A) 가쪽과 안쪽관절융기 사이에서 앞쪽의 매끈한 표면을 미끄러짐 운동을 한다.
- B) 보통 무릎관절의 가쪽면에 있다.
- C) 넙다리두갈래근(biceps femoris)의 힘줄 안의 연골로 이루어져 있다.
- D) 절구관절(ball–and–socket joint)을 형성한다.
- E) 정강뼈(tibia)와 종아리뼈(fibula)와 관절한다.

159) Jason은 사고로 콩알뼈(pisiform bone)에 골절되었다. 몸의 어느 부분에 손상이 온 것인가?
- A) 손목(wrist)
- B) 발목(ankle)
- C) 다리(leg)
- D) 머리뼈(skull)
- E) 어깨(shoulder)

160) 어깨뼈(scapula)의 등쪽면에서 눈에 띄는 구조는?
- A) 가시아래오목(infraspinous fossa)
- B) 관절오목(glenoid cavity)
- C) 어깨뼈밑오목(subscapular fossa)
- D) 어깨뼈가시(scapular spine)
- E) 갈고리돌기(coracoid process)

161) 대부분의 머리뼈는 무슨 관절로 연결되어 있는가?
- A) 섬유연골결합(symphyses)
- B) 봉합(sutures)
- C) 인대결합(syndesmoses)
- D) 못박이결합(gomphoses)
- E) 유리연골결합(synchondroses)

정답: 157) D 158) A 159) A 160) D 161) B

162) 다음 관절 중 척추 사이에 위치한 것은?
A) 중쇠관절(pivot)
B) 섬유연골결합(symphysis)
C) 못박이관절(gomphosis)
D) 경첩관절(hinge)
E) 유리연골결합(synchondrosis)

163) 뼈 사이를 인대로 연결하는 섬유성 관절은?
A) 인대결합(syndesmosis)
B) 봉합(suture)
C) 섬유연골결합(symphysis)
D) 가동관절(diarthrosis)
E) 부동관절(synarthrosis)

164) 다음 중 유리연골결합(synchondrosis)의 예로 적당한 것은?
A) 정강뼈와 종아리뼈 사이의 먼쪽 관절
B) 머리뼈 사이의 관절
C) 어깨관절
D) 성장하는 긴뼈의 뼈몸통과 뼈끝 사이 관절
E) 손목뼈 사이의 관절

165) 다음 중 약간의 움직임이 가능한 관절은?
A) 못박이관절(gomphosis)
B) 봉합(suture)
C) 인대결합(syndesmosis)
D) 유리연골결합(synchondrosis)
E) 윤활관절(synovial)

166) 이틀확 안으로 이가 결합하는 결합을 무엇이라 하는가?
A) 봉합(suture)
B) 못박이관절(gomphosis)
C) 유리연골결합(synchondrosis)
D) 뼈붙음증(synostosis)
E) 섬유연골결합(symphysis)

정답: 162) B 163) A 164) D 165) C 166) B

167) 가동관절(diarthrotic joint)을 둘러싼 구조물을 무엇이라 하는가?

A) 반달연골(meniscus)
B) 관절주머니(joint capsule)
C) 윤활막(synovial membrane)
D) 윤활주머니(bursa)
E) 이틀(alveolus)

168) 다음 중 윤활액(synovial fluid)의 기능은?

A) 관절 안의 마찰을 줄여준다.
B) 관절 안의 삼투압을 증가시킨다.
C) 관절 안의 마찰을 증가시킨다.
D) 세균 감염을 줄여준다.
E) 뼈를 보호한다.

169) 관절에서 충격을 흡수하는 섬유연골원반(fibrous cartilage discs)을 무엇이라 하는가?

A) 반달연골(menisci)
B) 윤활주머니(bursae)
C) 힘줄(tendons)
D) 척추사이원반(intervertebral discs)
E) 윤활관절주머니(synovial capsules)

170) 관절의 마찰을 줄여주고 충격을 흡수하는 윤활액을 함유한 작은 결합조직 주머니를 무엇이라 하는가?

A) 반달연골(meniscus)
B) 지방덩이(fat pad)
C) 관절연골(articular cartilage)
D) 관절주머니(articular capsule)
E) 윤활주머니(bursa)

171) 관절주머니(joint capsule)의 바깥과 속에서 관찰되는 뼈와 뼈를 연결하는 구조물을 무엇이라 하는가?

A) 힘줄(tendons)
B) 윤활주머니(bursae)
C) 반달연골(menisci)
D) 인대(ligaments)
E) 허파꽈리(alveoli)

정답: 167) B 168) A 169) A 170) E 171) D

172) 이것의 덩이(pad)는 관절연골을 보호하기 위하여 움직(가동)관절(diarthrotic joint) 가장자리에서 주로 발견된다. 이것은 무엇인가?
   A) 결합조직(connective tissue)
   B) 유리연결(hyaline cartilage)
   C) 윤활액(synovial fluid)
   D) 섬유연골(fibrocartilage)
   E) 지방조직(adipose tissue)

173) 어떠한 움직임도 허락하지 않고 연골판(cartilage plates) 사이에 끼어 있다고 묘사되는 관절은 무엇인가?
   A) 섬유연골결합(symphysis)
   B) 윤활관절(synovial joint)
   C) 봉합(suture)
   D) 반달연골(meniscus)
   E) 유리연골결합(synchondrosis)

174) 다음 중 가장 잘 짝지워진 것은?
   A) 부동관절(synarthroses; 약간 움직이는)
   B) 반가동관절(amphiarthroses; 자유롭게 움직이는)
   C) 가동관절(diarthroses; 유리연골관절)
   D) 가동관절(diarthroses; 윤활관절)
   E) 반가동관절(amphiarthroses; 못박이관절)

175) 골반에서 두 개의 두덩뼈(pubic bone) 사이의 앞쪽 연결은?
   A) 가동관절이다.
   B) 섬유연골결합의 한 예이다.
   C) 융기관절이다.
   D) 실제로 3개로 나누어진 관절로 구성되어 있다.
   E) 가동관절과 섬유연골결합의 한 예이다.

정답: 172) E 173) E 174) D 175) B

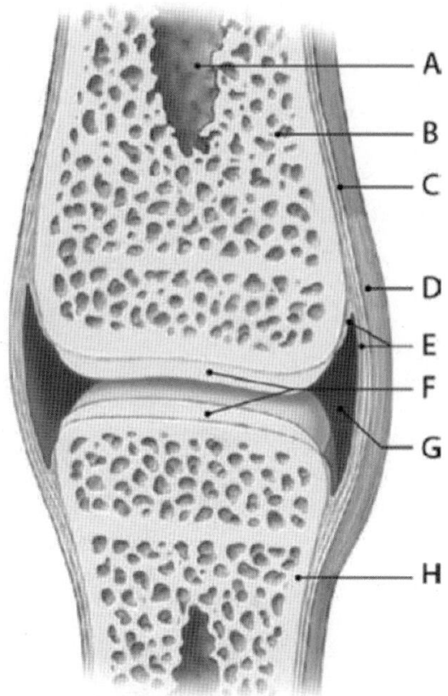

그림 6-4 윤활관절(시상면)

그림 6-4를 보고 표지 부분을 구분하시오.

176) 구조물 A는?
- A) 윤활관절공간(synovial cavity)
- B) 관절주머니(joint capsule)
- C) 유리연골(hyaline cartilage)
- D) 치밀뼈(compact bone)
- E) 골수(marrow cavity)

177) 표지 B가 가리키는 것은?
- A) 치밀결합조직(dense connective tissue)
- B) 지방(fat)
- C) 유리연골(hyaline cartilage)
- D) 치밀뼈(compact bone)
- E) 해면뼈(spongy bone)

정답: 176) E 177) E

178) 구조물 C는?
- A) 윤활막(synovial membrane)
- B) 관절주머니(joint capsule)
- C) 유리연골(hyaline cartilage)
- D) 치밀뼈(compact bone)
- E) 뼈막(periosteum)

179) 구조물 D는?
- A) 윤활막(synovial membrane)
- B) 관절주머니(joint capsule)
- C) 유리연골(hyaline cartilage)
- D) 치밀뼈(compact bone)
- E) 뼈막(periosteum)

180) 구조물 E는?
- A) 윤활막(synovial membrane)
- B) 관절주머니(joint capsule)
- C) 유리연골(hyaline cartilage)
- D) 치밀뼈(compact bone)
- E) 뼈막(periosteum)

181) 구조물 F는?
- A) 윤활막(synovial membrane)
- B) 관절주머니(joint capsule)
- C) 관절연골(articular cartilage)
- D) 치밀뼈(compact bone)
- E) 뼈막(periosteum)

182) G가 가리키는 공간에서 찾을 수 있는 것은?
- A) 혈액(blood)
- B) 물(water)
- C) 윤활액(synovial fluid)
- D) 뼈에서 나온 액체(fluid from bone)
- E) 식염수(saline)

정답: 178) E 179) B 180) A 181) C 182) C

183) 윤활관절(synovial joint)과 관련 있으나 항상 발견되지는 않는 것은?
A) 섬유연골판(a fibrocartilage pad)
B) 봉합(a suture)
C) 못박이관절(a gomphosis)
D) 짧은 치밀결합조직섬유(short dense connective tissue fibers)
E) 윤활막(synovial membrane)

184) 손가락뼈 사이의 관절은 무슨 형태인가?
A) 봉합(sutures)
B) 타원관절(condyloid)
C) 경첩관절(hinges)
D) 못박이결합(gomphosis)
E) 안장관절(saddle)

185) 어느 관절이 회전운동에 적합한가?
A) 경첩관절(hinge)
B) 절구관절(ball-and-socket)
C) 안장관절(saddle)
D) 융기관절(condyloid)
E) 타원관절(ellipsoidal)

186) 이마면에서 몸의 길이축을 향해 따라 아래로 움직이는 것을 무엇이라 하는가?
A) 안쪽번짐(inversion)
B) 벌림(abduction)
C) 모음(adduction)
D) 굽힘(flexion)
E) 폄(extension)

187) 물건을 잡고 들어올릴 수 있도록 하는 엄지손가락의 특수한 운동을 무엇이라고 하는가?
A) 돌림(rotation)
B) 맞섬(opposition)
C) 휘돌림(circumduction)
D) 올림(eversion)
E) 들임(retraction)

정답: 183) A 184) C 185) B 186) C 187) B

188) 발바닥을 안쪽으로 하는 발을 뒤트는 동작을 무엇이라 하는가?
- A) 가쪽번짐(eversion)
- B) 내밈(protraction)
- C) 발등굽힘(dorsiflexion)
- D) 발바닥굽힘(plantar flexion)
- E) 안쪽번짐(inversion)

189) 관절한 뼈 사이의 각도를 줄이는 앞뒤면 상에서의 움직임을 무엇이라 하는가?
- A) 굽힘(flexion)
- B) 다과폄(hyperextension)
- C) 올림(elevation)
- D) 들임(retraction)
- E) 내밈(protraction)

190) 해부학적 자세에서 손바닥이 얼굴면 뒤로 움직일 때, 손목과 손의 움직임을 무엇이라 하는가?
- A) 폄(extension)
- B) 내밈(protraction)
- C) 위치복원(reposition)
- D) 엎침(pronation)
- E) 뒤침(supination)

191) 팔의 고리 모양 움직임은 어떤 움직임의 예인가?
- A) 굽힘(flexion)
- B) 모음(adduction)
- C) 폄(extension)
- D) 휘돌림(circumduction)
- E) 미끄러짐(gliding)

192) 이마면에서 몸통의 길이축에서 위쪽으로 멀어지는 운동을 무엇이라 하는가?
- A) 벌림(abduction)
- B) 굽힘(flexion)
- C) 폄(extension)
- D) 돌림(rotation)
- E) 모음(adduction)

정답: 188) E 189) A 190) D 191) D 192) A

193) 편평하거나 약간 굽은 관절면을 가진 관절을 무엇이라 하는가?
A) 경첩관절(hinge joint)
B) 안장관절(saddle joint)
C) 평면관절(gliding joint)
D) 중쇠관절(pivot joint)
E) 타원관절(condylar joint)

194) 이것은 앞뒤면 상에서 관절한 뼈 사이 각이 증가하는 움직임이다. 이것은 무엇인가?
A) 가쪽번짐(Eversion)
B) 굽힘(Flexion)
C) 올림(Elevation)
D) 위치복원(Reposition)
E) 폄(Extension)

195) 입을 다물 때 움직임은 무엇인가?
A) 내림(depression)
B) 올림(elevation)
C) 들임(retraction)
D) 내밈(protraction)
E) 굽힘(flexion)

196) 혼자 팔짱을 낄 때, 빗장뼈의 운동은 무엇인가?
A) 내밈(protraction)
B) 들임(retraction)
C) 내림(depression)
D) 벌림(abduction)
E) 모음(adduction)

197) 수평면에서 몸의 일부분을 앞으로 움직일 때를 무엇이라 하는가?
A) 들임(retraction)
B) 올림(elevation)
C) 굽힘(flexion)
D) 발등굽힘(dorsiflexion)
E) 내밈(protraction)

정답: 193) C 194) E 195) B 196) A 197) E

198) 발등굽힘(dorsiflexion)은 발목관절(ankle joint)에서 ______ 과 발의 ______ 이 관여한다. _______ 에 적합한 것은?

A) 굽힘, 발바닥 올림(flexion; elevation of the sole)
B) 폄, 뒤꿈치 올림(extension; elevation of the heel)
C) 굽힘, 뒤꿈치 올림(flexion; elevation of the heel)
D) 폄, 발바닥 굽힘(extension; flexion of the sole)
E) 모음, 발뒤꿈치 굽힘(adduction; flexion of the heel)

199) 머리를 돌리는 것을 무엇이라 하는가?

A) 모음(adduction)
B) 돌림(rotation)
C) 안쪽번짐(inversion)
D) 뒤침(supination)
E) 휘돌림(circumduction)

200) 타원모양의 관절표면이 맞은편 관절표면에 얹혀져 있는 윤활관절은 어떤 형태인가?

A) 안장관절(saddle)
B) 중쇠관절(pivot)
C) 타원관절(condylar)
D) 절구관절(ball-and-socket)
E) 평면관절(gliding)

201) 경첩관절(hinge joint)의 전형적인 움직임은 무엇인가?

A) 폄과 미끄러짐(extension and gliding)
B) 돌림과 안쪽번짐(rotation and inversion)
C) 미끄러짐과 내밈(gliding and pronation)
D) 굽힘과 돌림(flexion and rotation)
E) 폄과 굽힘(extension and flexion)

202) 몸에서 가장 큰 범위의 운동이 가능한 관절은 어느 것인가?

A) 엉덩관절(hip)
B) 어깨관절(shoulder)
C) 팔꿉관절(elbow)
D) 무릎관절(knee)
E) 발목관절(ankle)

정답: 198) A 199) B 200) C 201) E 202) B

203) 종아리뼈 곁인대(collateral ligament)는 어느 관절의 일부분인가?
A) 팔꿉관절(elbow joint)
B) 엉덩관절(hip joint)
C) 어깨관절shoulder joint)
D) 무릎관절(knee joint)
E) 발목관절(ankle joint)

204) 정강이뼈를 넙다리뼈에 연결할 때 서로 교차하는 무릎의 인대는 무엇인가?
A) 무릎인대(patellar)
B) 곁인대(collateral)
C) 넙다리인대(femoral)
D) 십자인대(cruciate)
E) 뒤인대(posterior)

205) 척추사이관절은 무슨 관절에 해당하는가?
A) 인대결합과 중쇠관절(syndesmosis and pivot)
B) 경첩관절(hinge)
C) 유리연골결합(synchondrosis)
D) 평면관절과 섬유연골결합(gliding and symphysis)
E) 윤활관절과 인대결합(synovial and syndesmosis)

206) 무릎의 어느 인대가 정강이뼈의 앞쪽에 붙고 무릎 앞쪽을 지지하는가?
A) 오금인대(popliteal ligament)
B) 곁인대(collateral ligament)
C) 무릎인대(patellar ligament)
D) 십자인대(cruciate ligament)
E) 정강뼈인대(tibial ligament)

207) 운동성을 얻기 위해 안정성을 희생하는 원칙을 보여주는 관절로 몸에서 가장 자주 탈골이 일어나는 관절은 무엇인가?
A) 무릎관절(knee joint)
B) 엉덩관절(hip joint)
C) 팔꿉관절(elbow joint)
D) 어깨관절(shoulder joint)
E) 척추사이관절(intervertebral joint)

정답: 203) D 204) D 205) D 206) C 207) D

208) 왜 팔꿉관절(elbow joint)은 극히 안정적인가?

A) 비교적 느슨한 관절주머니가 큰 범위의 운동을 가능케 한다.

B) 특히 크고 많은 윤활주머니를 가지고 있다.

C) 몸통, 어깨이음뼈, 위팔에서 일어난 강력한 근육이 관절을 덮고 있다.

D) 위팔뼈와 자뼈의 뼈 표면이 서로 맞물려 있다.

E) 돌림근띠(rotator cuff)가 관절과 연관되어 있다.

209) 무릎의 어느 구조가 정강이뼈의 앞쪽과 뒤쪽으로의 운동을 제한하는가?

A) 십자인대(cruciate ligaments)

B) 반달연골(menisci)

C) 윤활주머니(bursae)

D) 무릎인대(patellar ligament)

E) 곁인대(collateral ligaments)

210) 정강뼈와 종아리뼈 곁인대의 기능은 무엇인가?

A) 관절의 폄 상태를 안정화한다.

B) 무릎관절의 앞쪽에서 지지한다.

C) 관절면의 모양을 맞춘다.

D) 무릎관절의 뒤를 보강한다.

E) 무릎뼈와 다른 조직 사이의 마찰을 줄인다.

211) 다음 엉덩관절의 가장 중요한 정상적 운동 중 주로 주변 근육에 의해 제한되는 운동은 무엇인가?

A) 폄(extension)

B) 벌림(abduction)

C) 모음(adduction)

D) 회전(rotation)

E) 굽힘(flexion)

212) 노인들은 젊은 사람보다 엉덩관절의 골절을 더 많이 겪는다. 이유는?

A) 아이들은 중년이나 그 이상의 어른보다 덜 넘어진다.

B) 노인들은 젊은이보다 뼈 밀도가 낮다.

C) 엉덩관절이 안정한 관절이 아니다.

D) 노인들은 관절염을 겪는 경우가 많다.

E) 노인의 엉덩관절 골절은 치유가 오래 걸린다.

정답: 208) D 209) A 210) A 211) E 212) B

6.2 서술형 문제

1) 치밀뼈(compact bone)와 해면뼈(spongy bone)의 차이점은?

2) 왜 골다공증(osteoporosis)을 겪는 사람은 칼슘을 섭취를 늘리면 이로운가?

3) Billy는 고등학교 미식축구 경기 중 다쳤다. 그의 가슴에 심한 멍이 들었고 숨을 쉬기가 곤란하였다. 어떤 문제가 생겼을까?

4) Mary는 소프트볼 경기에서 투수로서 투구를 막 마쳤다. 어떤 관절에 통증이 올 수 있으며 왜 그런가?

5) 몸을 부딪치는 경기를 할 때, 어깨관절 탈골과 엉덩관절 탈골 중 어떤 것이 더 자주 발생할 것으로 예상하는가? 그리고 이유는 무엇인가?

6) Jennifer는 교통사고 후 골절 유무를 알기 위하여 골반 스캔을 하였다. 놀랍게도 아무런 골절도 발견되지 않았다. 그러나 의사는 Jennifer의 양쪽 절구(acetabulae)가 매우 얕다고 기록하였다. 이러한 발견에 따라 의사는 제니퍼의 골반 구조에 대하여 어떤 결론을 내릴 수 있는가?

정답:

1) 치밀뼈는 뼈단위(osteon)가 밀집되어 존재하고 제한된 범위의 방향에서 오는 힘을 받는 곳에 존재한다. 해면뼈는 얇은 뼈판 사이에 많은 공간이 있으며 힘을 많이 받지 않는 곳이나 여러 방향에서 오는 힘을 받는 곳에 존재한다. 치밀뼈는 강도(strength)를 제공하는 반면 해면뼈는 뼈의 무게를 감소시킨다.
2) 골다공증은 뼈의 칼슘 함량이 감소하여 뼈가 약해지고 쉽게 깨지는 증상이다. 칼슘 섭취를 늘리면 혈액의 칼슘량이 증가하고 뼈모세포(osteoblast)가 새로운 뼈를 형성하게 한다. 새로 형성된 뼈는 뼈파괴세포(osteoclast)의 과도한 활성으로 인한 뼈의 감소를 줄여준다.
3) Billy는 아마 갈비뼈가 한 개 이상 골절되었을 것이다. 갈비뼈의 움직임은 가슴안의 크기를 변화시키는데 이는 호흡에 매우 중요한 부분이다. 갈비뼈가 부러졌을 때 갈비뼈가 기능을 하지 않아 호흡하기가 힘들 수가 있다. 또한 갈비뼈가 한쪽 허파를 찌를 수 있으며 결과적으로 가슴안공간의 공기로 인해 기흉(pneumothorax) 또는 허파가 쭈그러들 수 있다.
4) 반복적인 소프트볼 투구는 어깨 절구관절(ball–and–socket joint)에 휘돌림에 의한 힘을 지탱하게 한다. 어깨는 반복되는 강한 휘돌림(circumduction)과 그에 동반된 마찰과 긴장에 의해 통증이 있을 수 있다.
5) 어깨관절 탈골은 어깨관절이 더 가동적이기 때문에 엉덩관절 탈골보다 더 자주 일어난다. 어깨관절의 가동성 때문에 과도한 힘이 주어졌을 때 더 쉽게 탈골된다. 엉덩관절은 가동적이기는 하나 4개의 강한 인대와 꽉 끼워진 관절로 안정화되어 있다. 엉덩관절의 윤활주머니는 어깨보다 크고 움직임의 범위가 그만큼 크지 않다. 이러한 요인이 관절을 보다 안정적이고 탈골이 덜 되게 한다.
6) 의사는 Jennifer가 남들보다 더 유연한 관절을 가지고 있다고 설명해야 한다. 넙다리뼈의 머리가 엉덩관절에 꼭 끼워져 있고 넙다리뼈 머리의 인대와 절구의 뼈가 넙다리의 운동을 제한한다. Jennifer의 절구가 얕기 때문에 이러한 제한 요소가 감소하였다. 그래서 증가된 유연성이 사고 동안 생길 수 있는 골절을 막은 것으로 보인다.

7장 근육계통

7.1 선택형 문제

1) 다음 중 골격근(skeletal muscle)에 관련하여 옳은 것은?
   A) 골격근은 간접이 아니라 직접적으로 뼈에 부착되어 있다.
   B) 골격근은 결합조직을 가지고 있지 않다.
   C) 골격근은 체온를 유지하지 않는다.
   D) 골격근은 신경조직을 포함하지 않는다.
   E) 골격근은 혈관을 포함한다.

2) 다음 중 근육이 항상성(homeostasis) 유지를 돕는 방법을 나타낸 것은?
   A) 골격근의 수축은 힘줄을 당기고 뼈를 움직인다.
   B) 골격근은 소화관와 비뇨관의 열린 부분을 보호(guarding)하는 역할을 한다.
   C) 골격근은 심장의 펌프작용을 책임진다.
   D) 골격근은 몇몇 내장기관의 무게를 지지한다.
   E) 골격근은 체온 유지를 돕는다.

3) 근육 전체를 둘러싼 아교섬유(collagen fiber)층은 무엇인가?
   A) 근육섬유막(endomysium)
   B) 근육다발막(perimysium)
   C) 근육속막(sarcolemma)
   D) 근육섬유마디(sarcomere)
   E) 근육바깥막(epimysium)

4) 줄무늬근섬유(striated muscle fiber) 다발을 둘러싼 결합조직을 무엇이라 하는가?
   A) 근육섬유막(endomysium)
   B) 근육다발막(perimysium)
   C) 근육속막(sarcolemma)
   D) 근육바깥막(epimysium)
   E) 근육세포질그물(sarcoplasmic reticulum)

5) 근육다발(muscle fascicle)은 무엇에 의해 구분되는가?
   A) 근육섬유막(endomysium)
   B) 근육다발막(perimysium)
   C) 근육바깥막(epimysium)
   D) 근육속막(sarcolemma)
   E) 뼈막(periosteum)

정답: 1) E 2) E 3) E 4) B 5) B

6) 골격근섬유에서 가로세관(T-tubule)은 근육원섬유(myofibril)를 둘러 있는 반면, 골격근섬유에서 가로세관은 어디에 단단히 붙어 있는가?
   A) 핵(the nucleus)
   B) 근육속막(the sarcolemma)
   C) 근육섬유막(the endomysium)
   D) 근육세포질그물(the sarcoplasmic reticulum)
   E) 두꺼운 필라멘트(thick filaments)

7) 각 근육원섬유(myofibril)는 약 몇 개의 근육원섬유마디(sarcomere)로 구성되는가?
   A) 10
   B) 500
   C) 10,000
   D) 100,000
   E) 2~3백만

8) 근육 _____는(은) 근육속막(sarcolemma), 근세포질(sarcoplasm), 근육필라멘트(myofilaments)와 근육원섬유(myofibril)를 포함한다. ____ 에 알맞은 것은?
   A) 섬유(fiber)
   B) 사이원반(intercalated disc)
   C) 가로세관(T-tubule)
   D) 근육원섬유(myofibril)
   E) 운동종판(motor end plate)

9) Z선 사이 부위를 무엇이라 하는가?
   A) 근육속막(sarcolemma)
   B) 근원섬유마디(sarcomere)
   C) 근세포질그물(sarcoplasmic reticulum)
   D) 근육원섬유(myofibril)
   E) 근육필라멘트(myofilament)

10) 미오신(myosin) 분자의 한쪽 끝에서 다른 끝으로 가는 미오신을 포함한 근원섬유마디(sarcomere)의 부위는?
   A) Z선(Z line)
   B) M선(M line)
   C) H띠(H band)
   D) A띠(A band)
   E) I띠(I band)

정답: 6) D 7) C 8) A 9) B 10) D

11) 두 개의 연속적인 A띠 사이의 밝은 부분인 근원섬유마디(sarcomere) 부분을 무엇이라 하는가?
    A) Z선(Z line)
    B) M선(M line)
    C) I띠(I band)
    D) 근육원섬유(myofibril)
    E) H띠(H band)

12) 종말수조(terminal cisternae)는 무엇의 구조물인가?
    A) 근육필라멘트(myofilaments)
    B) 근세포질그물(sarcoplasmic reticula)
    C) 근육원섬유(myofibrils)
    D) I띠(I bands)
    E) 근육속막(sarcolemma)

13) 골격근의 줄무늬는 무엇 때문인가?
    A) 가로세관(transverse tubule)의 패턴
    B) 근세포질그물(sarcoplasmic reticulum)
    C) 수조(cisternae)의 배치
    D) 액티과 미오신의 배열
    E) 근육다발막(perimysium)의 배역

14) 트로포미오신 가닥(tropomyosin strand)은 다음 중 무엇에 의해 자리가 유지되는가?
    A) 액틴 분자(actin molecules)
    B) 미오신 분자(myosin molecules)
    C) 프로포닌 분자(troponin molecules)
    D) ATP 분자(ATP molecules)
    E) 칼슘이온(calcium ions)

15) 근육원섬유(myofibril)는 주로 무엇으로 이루어져 있는가?
    A) 액틴과 미오신(actin and myosin)
    B) 근육바깥막(epimysium)
    C) ATP와 ADP(ATP and ADP)
    D) 트로포닌(troponin)
    E) 트로포미오신(tropomyosin)

정답: 11) C 12) B 13) D 14) C 15) A

16) 골격근섬유는 왜 "전형적인 세포"와 다른가?
A) 원형질막이 없다.
B) 많은 핵을 가지고 있다.
C) 매우 작다.
D) 미토콘트리아가 없다.
E) 세포질그물이 있다.

17) 골격근은 어디에 있는 종말수조(terminal cisternae)에 칼슘이온을 저장하는가?
A) 근육속막(sarcolemma)
B) 근원섬유마디(sarcomere)
C) 근입체(sarcosome)
D) 근세포질그물(sarcoplasmic reticulum)
E) 근세포질(sarcoplasm)

18) 액틴(actin) 분자의 활성부위는 보통 다른 분자로 덮여 있다. 무슨 물질이 액틴의 활성부위를 노출시켜 미오신(myosin) 머리와 결합하게 하는가?
A) ATP
B) 칼슘(calcium)
C) 산소(oxygen)
D) 비타민 A(vitamin A)
E) 티틴(titin)

19) 가로세관(transverse tubule)의 기능은 무엇인가?
A) 칼슘이온의 저장
B) 전기 자극을 세포내부로 전송
C) 나트륨이온 저장
D) 교차다리(cross-bridge)가 부착되게 함
E) 근육원섬유(myofibril) 생성

정답: 16) B 17) D 18) B 19) B

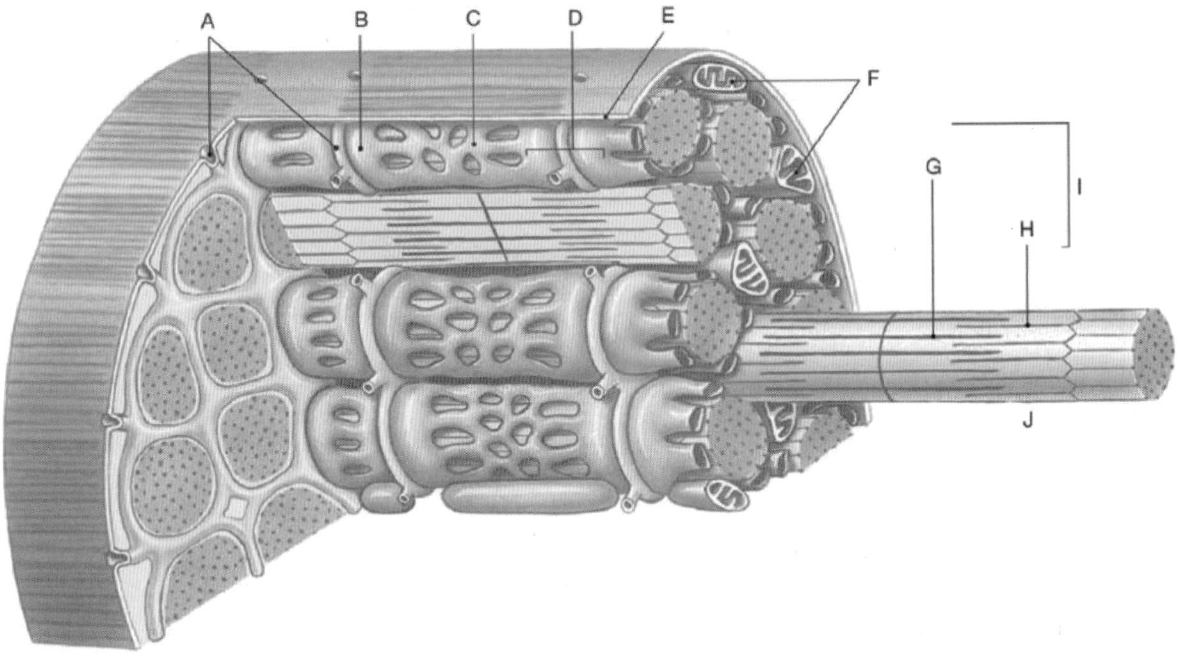

그림 7-1 골격근육섬유의 구조 성분

그림 7-1을 보고 표지된 부분을 구분하시오.

20) 표지 A가 가리키는 것은?
A) 근원섬유(myofibrils)
B) Z선(Z lines)
C) 근세포질그물(sarcoplasmic reticulum)
D) T세관(T tubules)
E) 근육필라멘트(myofilaments)

21) 구조물 C는?
A) 근원섬유(myofibrils)
B) Z선(Z lines)
C) 근세포질그물(sarcoplasmic reticulum)
D) T세관(T tubules)
E) 근육필라멘트(myofilaments)

22) 구조물 B는?
A) 근육원섬유를 보호한다.
B) 액틴 분자에 부착한다.
C) ATP를 생산한다.
D) 근육세포를 통해 신경자극을 전도한다.
E) 칼슘을 저장한다.

정답: 20) D 21) C 22) E

23) 구조물 D에서 보이는 3개 구조물은 무엇으로 구성되었는가?
   A) T세관(T tubule)과 근육원섬유(myofibril)
   B) 액틴(actin)과 미오신(myosin)
   C) 트로포닌(troponin)과 트로포미오신(tropomyosin)
   D) T세관(T tubule) 따라 근세포질그물(sarcoplasmic reticulum)의 수조
   E) 근세포질세망(sarcoplasmic reticulum)의 수조와 근육필라멘트(myofilament)

24) 구조물 E는?
   A) 인대(ligament)
   B) 근육속막(sarcolemma)
   C) 근세포질그물(sarcoplasmic reticulum)
   D) 근육바깥막(epimysium)
   E) 근육섬유막(endomysium)

25) F로 표지된 구조물은?
   A) 사립체 미토콘드리아(mitochondria)
   B) 근원섬유마디(sarcomeres)
   C) 핵(nuclei)
   D) 중심체(centrioles)
   E) 트로포닌 분자(troponin molecules)

26) 구조물 G는 무엇으로 구성되었는가?
   A) 액틴(actin)
   B) 미오신(myosin)
   C) 트로포닌(troponin)
   D) 트로포미오신(tropomyosin)
   E) 근세포질그물(sarcoplasmic reticulum)

27) 구조물 H는?
   A) 두꺼운 필라멘트(thick myofilament)
   B) 얇은 필라멘트(thin myofilament)
   C) Z선(Z line)
   D) H띠(H band)
   E) M선(M lines)

정답: 23) D 24) B 25) A 26) B 27) B

28) 구조물 J가 나타내는 것은?
A) 미오신 머리(myosin head)
B) 근원섬유마디(sarcomere)
C) T세관(T tubule)
D) 근육필라멘트(myofilament)
E) 근원섬유(myofibril)

29) 구조물 I는 무엇으로 구성되어 있는가?
A) 액틴과 근육다발막(perimysium)
B) 액틴과 미오신
C) 트로포닌(troponin)과 트로포미오신(tropomyosin)
D) 오직 미오신 머리
E) 아세틸콜린(acetylcholine)과 콜린에스테라아제(cholinesterase)

30) 아세틸콜린에스테라아제(acetylcholinesterase)는 어디 안에서 발견되는가?
A) 핵(nucleus)
B) 근육속막(sarcolemma)
C) 근원섬유(myofibril)
D) 근원섬유마디(sarcomere)
E) 연접틈새(synaptic cleft)

31) 에세틸콜린에스테라아제(acetylcholinesterase) 효소는 아세틸콜린(acetylcholine)을 어떻게 하는가?
A) 분해
B) 합성
C) 액틴에 결합
D) 분비
E) 교차다리(cross-bridge)를 형성

32) 아세틸콜린(acetylcholine)으로 채워진 소포를 가지고 있는 것은?
A) 축삭종말(axon terminal)
B) 운동종판(motor end plate)
C) 신경근육이음(neuromuscular junction)
D) 연접틈새(synaptic cleft)
E) 가로세관(transverse tubule)

정답: 28) E 29) B 30) E 31) A 32) A

33) 아세틸콜린 수용체를 가진 특수한 근육속막(sarcolemma)은?
A) 연접망울(synaptic knob)
B) 운동종판(motor end plate)
C) 운동단위(motor unit)
D) 연접틈새(synaptic cleft)
E) I띠(I band)

34) 다음 근육 수축 과정을 바른 순서로 정렬하시오.
1. 활동전위는 근육속막(sarcolemma)을 따라 발생한다.
2. 신경 자극이 연접(synapse)에 도달한다.
3. 칼슘이 근육세포질 안으로 분비된다.
4. 아세틸콜린이 생성된다.
5. 액틴과 미오신 분자가 안으로 당겨져 들어온 액틴 분자와 계속 결합한다.
A) 2, 3, 4, 1, 5
B) 4, 2, 1, 5, 3
C) 1, 2, 4, 3, 5
D) 2, 4, 1, 3, 5
E) 1, 2, 4, 5, 3

35) 골격근 수축을 일으키는 신경전달물질(neurotransmitter)은 보통 어디에 저장되는가?
A) 근원섬유(myofibrils)
B) 운동신경 축삭종말(motor neuron axon terminals)
C) 운동단위(motor units)
D) 운동종판(motor end plates)
E) 액틴(actin)

36) 액틴과 미오신 분자가 수축된 상태에서 계속 결합된 사후 경직은 무엇이 없기 때문인가?
A) cAMP
B) DNA
C) RNA
D) ATP
E) tRNA

37) 축삭말단(axon terminal)에 신경자극이 도달하면?
A) 액틴의 활성부위가 노출된다.
B) 미오신의 활성부위가 노출된다.
C) 액틴머리가 미오신에 결합할 것이다.
D) 근육이완이 일어난다.
E) 아세틸콜린이 분비된다.

정답: 33) B 34) D 35) B 36) D 37) E

38) 다음 중 수축을 끝내는 과정 중 하나는?
A) 근육세포질그물(sarcoplasmic reticulum)이 나트륨이온을 흡수한다.
B) 아세틸콜린이 근육속막(sarcolemma)의 수용체에 결합한다.
C) 칼슘이온이 트로포닌(troponin)에 결합한다.
D) 아세틸콜린이 아세틸콜린에스테라아제(acetylcholinesterase)에 의해 분해된다.
E) 활동전위(action potential)가 근육섬유의 전체 표면으로 퍼진다.

39) 가로세관(transverse tubule)에서 도착한 활동전위에 반응하여 근육세포질그물(sarcoplasmic reticulum)은 무엇을 분비하는가?
A) 아세틸콜린(acetylcholine)
B) 나트륨이온(sodium ions)
C) 칼륨이온(potassium ions)
D) 칼슘이온(calcium ions)
E) 아세틸콜린에스테라아제(acetylcholinesterase)

40) 골격근 수축이 시작할 때, 아세틸콜린의 결합은 운동종말판 막의 무엇에 대한 투과도를 변화시키는가?
A) 아세틸콜린에스테라아제(acetylcholinesterase)
B) 나트륨이온(sodium ions)
C) 칼슘이온(calcium ions)
D) 염소이온(chloride ions)
E) 칼륨이온(potassium ions)

41) 시체의 사후 경직은 언제까지 유지되는가?
A) ATP가 생성될 때까지
B) T세관가 칼슘이온을 다시 저장할 때까지
C) 나트륨이온이 근육세포질그물(sarcoplasmic reticulum)에 의해 분비될 때까지
D) 근원섬유마디(sarcomere)가 길러질 때까지
E) 근육필라멘트가 분해될 때까지

42) 보톡스 독은?
A) 면역계통에 의한 아세틸콜린 수용체에 대한 공격의 결과이다.
B) 유전적 특성과 밀접하게 관련 있다.
C) 바이러스성 질병이다.
D) 운동종말판에서 아세틸콜린 수용체의 소실의 결과이다.
E) 축삭종말에서 아세틸콜린의 분비를 막는 세균독에서 오는 결과이다.

정답: 38) D 39) D 40) B 41) E 42) E

43) 다음 중 긴장이 최고조를 이루었다가 아주 짧은 시간의 이완이 이루어질 때 나타나는 것은?
   A) 휴지기(resting period)
   B) 잠재기(latency)
   C) 긴장 정점지속(tension plateau)
   D) 불완전 지속근강직(incomplete tetanus)
   E) 완전 지속근강직(complete tetanus)

44) 근유섬유에서 한 개의 자극-수축-이완을 무엇이라 하는가?
   A) 불완전지속근강직(incomplete tetanus)
   B) 잠복기(latent period)
   C) 완전지속근강직(complete tetanus)
   D) 가중(summation)
   E) 단일수축(twitch)

45) 칼슘이온은 수축의 어느 단계에서 근육세포질그물(sarcoplasmic reticulum)에서 분비되는가?
   A) 잠재기(latent)
   B) 수축기(contraction)
   C) 단일수축기(twitch)
   D) 이완기(relaxation)
   E) 회복기(recovery)

46) 특정근육의 운동단위(motor unit)의 수축이 수축 운동을 만들지는 못하지만 항상 충분히 활성되어 발생하는 것은?
   A) 계단현상(treppe)
   B) 강직(tetany)
   C) 근긴장도(muscle tone)
   D) 피로(fatigue)
   E) 단일 수축(a twitch)

47) 근육수축의 이완단계에 관한 설명 중 옳은 것은?
   A) 자극에 의해 시작되고 일반적으로 2밀리초(millisecond) 동안 지속된다.
   B) 근육긴장도는 휴지기 수준으로 떨어진다.
   C) 이 시기 동안 활동전위가 근원섬유마디(sarcomere) 전체에 퍼진다.
   D) 긴장도가 최고점까지 오른다.
   E) 이 시기 내내 교차다리가 액틴 필라멘트의 활성부위와 상호작용한다.

정답: 43) D 44) E 45) A 46) C 47) B

48) 자극 빈도가 아주 높아 이완기가 없어지는 시기는 다음 중 어느 시기인가?
A) 완전 지속근강직(complete tetanus)
B) 단일수축(a twitch)
C) 불완전 지속근강직(incomplete tetanus)
D) 회복(recovery)
E) 보충(recruitment)

49) 근섬유의 늘림(elongation)은?
A) 근섬유 늘림에 많은 능동 기전이 존재한다.
B) 근육 수축은 수동적인 반면, 늘림은 능동적이다.
C) 반대작용근육의 운동은 관련되지 않는다.
D) 중력은 늘림 후 근육섬유를 늘리는 데 도움이 된다.
E) 탄성(elastic force)은 근섬유가 늘어나는 곳에서 생성된다.

50) 운동단위(motor unit)에 대한 설명으로 옳은 것은?
A) 각 운동단위의 근육섬유는 다른 운동단위와 섞여 있지 않다.
B) 수축이 유지되는 동안 모든 운동단위는 동시에 활성화된다.
C) 운동신경은 눈 근육의 단지 2개나 3개의 근육섬유만 조절한다.
D) 유지기간(sustained period)의 근육 수축은 최고 긴장도가 유지된다.
E) 대부분 운동신경은 5개 미만의 근육섬유를 조절한다.

51) 근육세포는?
A) 능동적으로 연장된다.
B) 압축(compression)을 만든다.
C) 수축하는 근원섬유단위(sarcomere)의 수를 변화시켜 긴장도 크기를 조절한다.
D) 액틴에 결합하는 나트륨이온의 양에 기초하여 다양한 긴장도를 만든다.
E) 수축만 할 수 있다.

52) 다음 중 등척성 수축(isometric contraction)에 관하여 옳은 설명은?
A) 수축하는 동안 긴장도가 올라간다.
B) 골격근의 길이가 변한다.
C) 생성된 긴장도는 절대 부하를 넘어서지 않는다.
D) 이완이 일어날 때까지 긴장도는 같은 수준을 유지한다.
E) 예는 걷기와 달리기이다.

정답: 48) A 49) D 50) C 51) E 52) C

53) 가중 혹은 지속근강직(summation or tetanus)에서 왜 각 근육의 단일수축(twitch)이 함께 더해지는가?

A) 오직 추가된 단일수축이 근육수축을 생성한다: 근육을 단일수축하는 섬유는 전혀 수축하지 않는다.

B) 근육세포 안으로 분비되는 칼슘 때문에 많은 근육 단일수축이 생겨야 한다.

C) 많은 단일수축이 없는 수축에 대한 충분한 아세틸콜린이 위해 생성되지 않을 것이다.

D) 많은 단일수축이 근섬유의 긴장이 증가에 추가되어 근육의 힘을 증가시킨다.

E) 한 근육의 단일수축에 의해 충분한 ATP가 생성되지 않는다.

54) 회복기 동안 정상적인 운동 전 수준으로 되돌리기 위한 추가적인 산소가 필요한 것을 무엇이라 하는가?

A) 산소부채(부족)(oxygen debt)

B) 무반응 산소량(refractory oxygen amount)

C) 무산소 산소역치(문턱)(anaerobic oxygen threshold)

D) 유산소 산소역치(문턱)(aerobic oxygen threshold)

E) 유산소 산소전환(aerobic oxygen conversion)

55) 인산 크레아틴(creatine phosphate)은 무슨 작용을 하는가?

A) ATP의 분해를 유발한다.

B) ATP 합성에 에너지를 제공한다.

C) ADP를 분해한다.

D) ADP를 합성한다.

E) 포도당을 합성한다(synthesize glucose)

56) 보유에너지의 소모와 젖산의 생산과 해리로 인한 pH의 감소는 무엇을 유발하는가?

A) 근육수축

B) 신경정보의 근육섬유로의 전도

C) 근육 이완

D) 근육 피로

E) 골격근의 줄무늬 표현

57) 중간강도 활동일 때, 근육 대사에 대한 다음 설명 중 옳은 것은?

A) 생성된 ATP는 ATP와 글리코겐으로 에너지 저장물을 만드는 데 이용된다.

B) 대부분의 ATP는 부산물로 젖산과 수소이온을 내놓는 당분해(glycolysis)을 통해 생성된다.

C) 포도당과 지방산은 분해된다.

D) 사립체의 활성은 소모되는 ATP의 1/3을 제공한다.

E) 사립체는 관여하지 않는다.

정답: 53) D 54) A 55) B 56) D 57) C

58) 당분해(glycolysis)가 사립체에 의해서 사용되는 것보다 빠르게 피루브산(pyruvate)을 생성할 때 다음 중 어떤 일이 발생하는가?
A) 세포질의 피루브산 수준이 떨어진다.
B) 젖산(lactic acid)이 생성된다.
C) 피루브산이 자당(sucrose)으로 전환된다.
D) 젖산이 물분자와 수소로 분해된다.
E) 산소가 생성된다.

59) 쉬고 있는 근육은 ATP의 대부분을 무엇에 의해 생성하는가?
A) 인산크레아틴의 전환으로
B) 무산소호흡으로
C) 유산소호흡으로
D) 당분해로
E) 열 소실로

60) 당분해(glycolysis)는?
A) 무산소성 과정이다.
B) 피루브산을 포도당으로 분해하는 것이다.
C) 근육조직에서 유일한 ATP 원천으로 작용한다.
D) 오직 휴식기 동안 작동한다.
E) 핵에서 일어난다.

61) 젖산 조절에 있어, 몸의 무슨 세포가 여분의 산소를 소모하고 혈액으로부터 흡수한 과도한 젖산을 포도당으로 되돌리기 위한 ATP를 생성하는가?
A) 신경세포(neurons)
B) 심장근육세포(cardiac muscle cells)
C) 골격근섬유(skeletal muscle fibers)
D) 간세포(liver cells)
E) 적혈구(erythrocytes)

62) "열 손실"("heat loss")에 대한 다음 설명 중 옳은 것은?
A) 근육 활성은 열을 내지 않는다.
B) 추운 곳에서 떨림은 많은 열손실을 가져온다.
C) 골격근이 최고 수준으로 수축할 때, 체온은 떨어진다.
D) 열 소실은 피부로 가는 혈류가 증가할 때 감소한다.
E) 근육수축은 정상적인 체온을 유지하는 데 중요한 역할을 한다.

정답: 58) B 59) C 60) A 61) D 62) E

63) 사용에 반응한 근육의 성장을 표현하는 용어는?
A) 다발경화증(multiple sclerosis)
B) 근퇴행위축(muscular dystrophy)
C) 위축(atrophy)
D) 비대(hypertrophy)
E) 근육병증(myopathy)

64) 빠른섬유(fast fiber)는?
A) 느슨한 근육원섬유를 가지고 있다.
B) 높은 농도의 미오글로빈을 가지고 있다.
C) 많은 사립체를 가지고 있다.
D) 많은 예비 글리코겐을 가지고 있다.
E) 느린섬유의 반 정도의 직경을 하고 있다.

65) "무산소성 지구력"("anaerobic endurance")은?
A) 길고 느린 운동활동 중에 사용된다.
B) 빠른근육섬유의 수축이 한 예이다.
C) 분해될 수 있는 탄수화물, 지질 또는 아미노산의 가용성에 의해 결정된다.
D) 사립체의 활성에 의해 유지되는 한 근육의 수축 지속 시간의 길이이다.
E) 근육의 비대를 촉진하지 않는다.

66) 유산소성 지구력이 요구되는 활동 중에는?
A) 글리코겐과 당분해가 예비에너지의 주요원천이다.
B) 아미노산은 분해되지 않는다.
C) 근육에너지의 대부분은 사립체에서 만들어진다.
D) 피로는 몇 분 안에 일어난다.
E) 근육비대가 종종 일어난다.

67) 적색근육(red muscle)에 대한 다음 설명 중 옳은 것은?
A) 적색근육은 백색근육(white muscle)보다 느리다.
B) 적색근육은 백색근육보다 더 적은 사립체를 가지고 있다.
C) 적색근육은 백색근육보다 더 큰 직경의 섬유를 가지고 있다.
D) 적색근육은 백색근육보다 더 적은 미오글로빈을 가지고 있다.
E) 적색근은 빨리 피로해진다.

정답: 63) D 64) D 65) B 66) C 67) A

68) 어떤 사람이 단거리 선수가 아니라 마라톤 선수가 되는 유전적 성질을 가지고 있다면 다리 근육에서 더 많은 무엇이 있는가?
A) 빠른섬유(fast fibers)
B) 중간섬유(intermediate fibers)
C) 느린섬유(slow fibers)
D) 어두운 섬유(dark fibers)
E) 적색섬유(red fibers)

69) 다음 중 느린섬유에 대한 특징으로 정확한 것은?
A) 느린근육조직은 전형적인 빠른근육조직보다 모세혈관의 그물망이 덜 과도하다.
B) 휴식기 느린근육섬유는 미오글로빈에 결합한 예비 산소를 가지고 있다.
C) 느린근육섬유는 빠른 근육섬유보다 더 적은 산소 공급을 받는다.
D) 느린근육섬유는 빠른근육섬유보다 더 적은 사립체를 가지고 있다.
E) 느린근육섬유는 나트륨에 결합하는 구형 단백질인 미오글로빈을 가지고 있다.

70) 줄무늬가 없는 불수의 근육은?
A) 심장근(cardiac)
B) 적색골격근(red skeletal)
C) 민무늬근(smooth)
D) 백색골격근(white skeletal)
E) 중간골격근(intermediate skeletal)

71) 민무늬근육세포는?
A) 운동신경에 의해 신경지배를 받는다.
B) 심장근육세포보다 크다.
C) 다핵성이다.
D) 사이원반(intercalated disc)을 가지고 있다.
E) 방추모양이다.

72) 다음 중 심장근의 특징은?
A) 심장근세포는 줄무늬 근육이다.
B) 심장근육은 매 수축마다 강직이 된다.
C) 심장근육섬유는 다핵성이다.
D) 심장근육섬유는 골격근보다 빠르다.
E) 심장근육조직을 신경지배하는 신경은 수의적 조절을 받는다.

정답: 68) C 69) B 70) C 71) E 72) A

73) 심장은 수축을 조절할 수 있다. 심장근육은 골격근과 달리 지속근강직(tetanus)을 할 수 없다. 이유는 무엇인가?

A) 심장근육은 조절된 방식으로 지속적으로 수축하고 혈액을 펌프할 수 있다.
B) 심장근육은 피로에 저항성이 없다.
C) 심장근육은 골격근보다 빠르게 수축한다.
D) 심장근육은 글리코겐을 사용할 수 없다.
E) 심장은 유산소성 대사를 이용한다.

74) 민무늬근은?

A) 칼슘을 이용하지 않는다.
B) 피로에 저항성이 없다.
C) 골격근보다 빠르게 수축한다.
D) 지속근강직(tetanus)을 겪지 않는다.
E) 주로 유산소성 대사를 이용한다.

75) 골격근의 움직임이 덜 한 곳은 어디인가?

A) 닿는곳(insertion)
B) 힘살(belly)
C) 이는곳(origin)
D) 가까운쪽(proximal end)
E) 먼쪽(distal end)

76) 다음 중 근육의 작용을 나타내는 말은?

A) 빗(obliques)
B) 갈비(costalis)
C) 두갈래(biceps)
D) 모음(adductor)
E) 빗살(pectinate)

77) 목빗근(sternocleidomastoid)이란 이름에서 이 근육이 어디에 위치하는지 알 수 있는가?

A) 다리(leg)
B) 목(neck)
C) 등(back)
D) 배(abdomen)
E) 팔(arm)

정답: 73) A 74) E 75) C 76) D 77) B

78) 모양을 나타내는 근육 이름은 무엇인가?
A) 큰가슴근(pectoralis major)
B) 위팔두갈개근(biceps brachii)
C) 어깨세모근(deltoid)
D) 척주세움근(erector spinae)
E) 앞정강근(tibialis anterior)

79) 척주와 머리를 세우는 기능을 하는 근육은?
A) 척주세움근(erector spinae)
B) 위팔두갈래근(biceps brachii)
C) 위팔세갈래근(triceps brachii)
D) 넙다리곧은근(rectus femoris)
E) 넙다리두갈래근(biceps femoris)

80) 광대뼈활(zygomatic arch)에서 일어나고 아래턱뼈(mandible)를 올리는 작용을 하는 근육은?
A) 깨물근(masseter)
B) 이마근(frontalis)
C) 두힘살근(digastric)
D) 관자근(temporalis)
E) 안쪽날개근(medial pterygoid)

81) 트럼펫이나 클라리넷을 불 때 사용되는 근육은?
A) 작은광대근(zygomaticus minor)
B) 볼근(buccinator)
C) 입둘레근(orbicularis oris)
D) 깨물근(masseter)
E) 관자근(temporalis)

82) 이마근(frontalis muscle)의 앞쪽 닿는곳은 어디인가?
A) 관자뼈
B) 머리널힘줄
C) 뒤통수뼈
D) 눈썹과 미간의 피부
E) 위턱뼈의 갈고리돌기(coronoid process)

정답: 78) C 79) A 80) A 81) B 82) D

83) 위턱뼈의 갈고리돌기(coronoid process)에 닿는 근육은?
A) 관자뼈(temporalis)
B) 깨물근(masseter)
C) 입둘레근(orbicularis oris)
D) 광대근(zygomaticus)
E) 넓은목근(platysma)

84) 바닥에 발바닥이 닿게 누워 무릎을 세워 배근육을 단련할 때, 상체를 천장쪽으로 올리면, 어느 근육이 가장 많이 사용되는가?
A) 가로막(diaphragm)
B) 배곧은근(rectus abdominus)
C) 큰가슴근(pectoralis major)
D) 속갈비사이근(internal intercostals)
E) 배가로근 (transverse abdominis)

85) 두덩뼈(pubis)의 두덩결합 위면에서 일어나는 근육은?
A) 속빗근(internal oblique)
B) 바깥빗근(external oblique)
C) 배곧은근(rectus abdominis)
D) 배가로근(transversus abdominis)
E) 가로막(diaphragm)

86) 어느 근육으로 상체를 비틀 수 있는가?
A) 배곧은근(rectus abdominus)
B) 가시근(spinalis group)
C) 바깥과 속빗근(external and internal oblique muscles)
D) 가로근(diaphragm)
E) 허리네모근(quadratus lumborum)

87) 유아가 젖을 빨 때 입이 젖꼭지 주변에 딱 맞도록 하는 근육은?
A) 깨물근(masseter)
B) 볼근(buccinator)
C) 입둘레근(orbicularis oris)
D) 미소근(risorius)
E) 입술올림근(levator labii)

정답: 83) A 84) E→B 85) C 86) C 87) C

88) 등세모근(trapezius)의 작용 중 옳은 것은?
- A) 척추 모음
- B) 위팔의 모음과 굽힘
- C) 어깨뼈의 올림, 모음, 내림, 돌림
- D) 머리의 안쪽 돌림
- E) 위팔의 가쪽 돌림

89) 노뼈거친면(radial tuberosity)이나 자뼈거친면(ulnar tuberosity)에 닿는 근육은 무엇과 관련이 있는가?
- A) 팔꿉 폄
- B) 팔꿉 굽힘
- C) 팔꿉 모음
- D) 엎침
- E) 내밈

90) 어깨세모근(deltoid)의 작용은?
- A) 손목 굽힘
- B) 어깨 안쪽 돌림
- C) 위팔 벌림
- D) 위팔 모음
- E) 어깨 가쪽 돌림

91) 뼈가 아니라 힘줄 막(tendinous sheet)에 닿은 근육은?
- A) 자뼈손목폄근(extensor carpi ulnaris)
- B) 노뼈손목굽힘근(flexor carpi radialis)
- C) 손가락폄근(extensor digitorum)
- D) 긴손바닥근(palmaris longus)
- E) 손가락굽힘근(flexor digitorum)

92) 위팔두갈래근(biceps brachii)과 노쪽손목굽힘근(flexor carpi radialis)을 비교할 때 작용의 차이점은?
- A) 하나는 손을 손목에서 굽히고, 다른 하나는 아래팔 전체를 굽힌다.
- B) 하나는 위팔을 굽히고 다른 하나는 위팔을 편다.
- C) 하나는 자뼈를 움직이고 다른 하나는 노뼈를 움직인다.
- D) 하나는 수의근이고 다른 하나는 부수의근이다.
- E) 두근육의 모양이 다르다.

정답: 88) C 89) B 90) C 91) D 92) A

93) 다음 중 작은가슴근(pectoralis minor)의 이는곳은?
A) 척추근처 척추뼈 경계
B) 어깨뼈의 부리돌기
C) 복장뼈의 윗부분
D) 머리뼈의 뒤통수뼈
E) 3~5번 갈비뼈 앞면

94) 다음 중 위팔뼈의 결절사이고랑(intertubercular groove)에 닿고 어깨의 폄, 모음, 돌림 작용을 하는 것은?
A) 가시위근(supraspinatus)
B) 넓은등근(latissimus dorsi)
C) 앞톱니근(serratus anterior)
D) 위팔세갈래근(triceps brachii)
E) 등세모근(trapezius)

95) 다음 중 어깨뼈(scapula)를 움직이지 않는 것은?
A) 마름근(rhomboid)
B) 척주세움근(erector spinae)
C) 앞톱니근(serratus anterior)
D) 작은가슴근(pectoralis minor)
E) 등세모근(trapezius)

96) 다음 근육 중 빗장뼈(clavicle)와 어깨뼈의 봉우리(acromion)와 가시(spine)에 닿는 근육은?
A) 앞톱니근(serratus anterior)
B) 어깨올림근(levator scapulae)
C) 목빗근(sternocleidomastoid)
D) 작은가슴근(pectoralis minor)
E) 등세모근(trapezius)

97) 다음 중 2~6번째 갈비뼈 연골, 복장뼈 몸통 그리고 빗장뼈에서 일어나는 근육은?
A) 작은원근(teres minor)
B) 가시위근(supraspinatus)
C) 큰가슴근(pectoralis major)
D) 큰원근(teres major)
E) 어깨밑근(subscapularis)

정답: 93) E 94) B 95) B 96) E 97) C

98) 다음 중 돌림근띠(rotator cuff)에 해당하지 않는 것은?
A) 가시위근(supraspinatus)
B) 어깨밑근(subscapularis)
C) 작은원근(teres minor)
D) 위팔두갈래근(biceps brachii)
E) 큰원근(teres major)

99) 다음 중 어깨뼈(scapula)에 붙지 않는 것?
A) 작은원근(teres minor)
B) 어깨세모근(deltoid)
C) 목빗근(sternocleidomastoid)
D) 큰원근(teres major)
E) 가시아래근(infraspinatus)

100) 다음 중 팔굽혀펴기(push-up) 동작 중 팔꿈치를 펴는 근육은?
A) 어깨세모근(deltoid)
B) 등세모근(trapezius)
C) 위팔근(brachialis)
D) 위팔세갈래근(triceps brachii)
E) 위팔두갈래근(biceps brachii)

101) 다음 중 원엎침근(pronator teres)이 일어나는 곳은?
A) 자뼈의 팔꿈치머리(olecranon process)
B) 어깨뼈의 가시(spine)
C) 노뼈의 관절위융기(epicondyle)
D) 위팔뼈의 관절위융기
E) 두번째 손허리뼈의 바닥

102) 다음 중 팔꿈치 굽힘에 작용하는 것은?
A) 위팔노근(brachioradialis)
B) 위팔세갈래근(triceps brachii)
C) 네모엎침근(pronator quadratus)
D) 긴손바닥근(palmaris longus)
E) 뒤침근(supinator)

정답: 98) D 99) C 100) D 101) D 102) A

103) 다음 중 엉덩정강띠(iliotibial tract)와 넙다리뼈의 볼기근거친면(gluteal tuberosity)에 닿은 근육은?
   A) 두덩정강근(gracilis)
   B) 넙다리빗근(sartorius)
   C) 넙다리곧은근(rectus femoris)
   D) 중간볼기근(gluteus medius)
   E) 큰볼기근(gluteus maximus)

104) 넙다리뼈의 거친선(linea aspera) 전체에서 일어나는 근육은?
   A) 넙다리빗근(sartorius)
   B) 안쪽넓은근(vastus medialis)
   C) 엉덩근(iliacus)
   D) 넙다리곧은근(rectus femoris)
   E) 넙다리두갈래근(biceps femoris)

105) 발가락 끝으로 설 때 작용하는 근육은?
   A) 종아리근(peroneus)
   B) 발가락폄근(extensor digitorum)
   C) 가자미근(soleus)
   D) 발바닥근(plantaris)
   E) 앞정강근(tibialis anterior)

106) 발의 발등굽힘(dorsiflexes)에 작용하는 근육은?
   A) 앞정강근(tibialis anterior)
   B) 뒤정강근(tibialis posterior)
   C) 가자미근(soleus)
   D) 종아리근(peroneus)
   E) 장딴지근(gastrocnemius)

107) 다음 중 돌림근띠(rotator cuff) 근육은?
   A) 등세모근(trapezius)
   B) 큰원근(teres major)
   C) 어깨세모근(deltoid)
   D) 작은원근(teres minor)
   E) 부리위팔근 coracobrachialis)

정답: 103) E 104) B 105) C 106) A 107) D

108) 다음 중 손가락 관절과 팔목의 굽힘에 작용하는 근육은?
A) 위팔노근(brachioradialis)
B) 손가락굽힘근 flexor digitorum)
C) 자쪽손목굽힘근 flexor carpi ulnaris)
D) 원엎침근(pronator teres)
E) 노쪽손목굽힘근(flexor carpi radialis)

109) 넙다리네갈래근(quadriceps group)에 해당하는 근육은?
A) 반막근(semitendinosus), 넙다리두갈래근(biceps femoris), 넙다리곧은근(rectus femoris), 안쪽넓은근(vastus medialis)
B) 넙다리곧은근(rectus femoris), 앞정강근(tibialis anterior), 가자미근(soleus), 긴모음근(adductor longus)
C) 종아리근(peroneus), 장딴지근(gastrocnemius), 중간넓은근(vastus intermedius), 넙다리곧은근(rectus femoris)
D) 엉덩허리근(iliopsoas), 두덩정강근(gracilis), 큰모음근(adductor magnus), 넙다리두갈래근(biceps femoris)
E) 넙다리곧은근(rectus femoris), 중간넓은근(vastus lateralis), 가쪽넓은근(vastus medialis), 안쪽넓은근(vastus intermedius)

110) 톰이 오른쪽 발의 등쪽굽힘과 안쪽번짐이 힘들었다. 어느 근육이 관여하겠는가?
A) 앞정강근(tibialis anterior)
B) 가자미근(soleus)
C) 장딴지근(gastrocnemius)
D) 발가락굽힘근 flexor digitorum)
E) 장딴지빗근(plantaris)

111) 다음 중 근육계통에 대한 노화의 영향은 무엇인가?
A) 운동 내성의 증가
B) 골격근이 보다 탄력적이 된다.
C) 골격근섬유의 직경이 작아진다.
D) 근육섬유에 보다 많은 미오글로빈(myoglobin)이 포함된다.
E) 상처조직 형성이 일어나지 않는다.

112) 활성 근육은 무엇을 생성하는가?
A) 열과 산소
B) 혈액과 나트륨
C) 나트륨과 산소
D) 산소와 이산화탄소
E) 이산화탄소와 열

정답: 108) B 109) E 110) A 111) C 112) E

7.2 서술형 문제

1) 당신은 다양한 과일, 채소, 꽃이 있는 큰 정원이 있고 그것들을 해충이 먹어 골치를 앓고 있다. 당신은 유기황 살충제인 말라티온(Malathion)을 사용하기로 결심하였다. 그러나 살충제를 분무하는 중에 자신을 보호하는데 소홀히 하였다. 걱정스러워, 말라티온의 작용에 대하여 찾아보니 아세틸콜린에스테라아제 억제제(acetylcholinesterase inhibitor, AChE)인 것을 알게 되었다. 이 화학물질이 근육수축에 어떤 영향을 주고 어디에 작용하고 왜 그러는지 설명하시오.

2) 메리는 마라톤에 참여하길 원하여 운동요법사(kinesiologist)인 트레이너와 상담하기로 하였다. 트레이너는 어느 근육을 발달시키는 것이 필요하고 그것을 위해 어떤 운동을 해야 하는지 조언해주었다. 어느 근육이 관여하는가? 트레이너의 충고에 대한 해부학적 생리학적으로 짧게 설명하시오.

3) 에이미는 차의 트렁크를 여는 중, 근육이 늘어났다. 그로 인해 위팔을 움직이기 힘들었다. 응급실에서 의사는 그녀가 넓은등근(latissimus dorsi muscle)에 손상을 입었다고 얘기했다. 넓은등근이 등에 있다는 것을 알고 있는 에이미는 왜 그것이 위팔 손상과 관계되는지 알 수 없었다. 에이미의 손상에서 관련된 근육을 설명하시오.

정답:

1) AChE는 아세틸콜린(ACH)을 분해한다. ACH는 신경근육이음부의 신경전달물질이다. 만일 AChE가 살충제에 의해 억제되면, 연접에서 더 이상 ACH를 분해할 수가 없다. ACH가 연접에 계속 남아 있게 되면 근육이 계속 수축되어 근육이 피로하게 된다.
2) 마라톤은 유산소 지구력을 요하므로, 메리는 지구력을 위한 느린섬유(slow fiber)의 발달이 요구될 것이다. 이것은 조깅, 자전거타기, 수영, 몸통운동과 같은 다리와 자세근육과 관련된 지속적인 중강도에서 약간 고강도의 운동 활동을 해야 한다. 반복적인 장시간 자극은 느린섬유가 사립체를 늘리고 유산소 효소의 농도를 높이는 것을 도울 뿐만 아니라 근육의 크기와 강도가 살짝 증가(비대; hypertrophy)하게 한다.
3) 넓은등근이 등에 위치한 근육이긴 하지만 위팔의 가장 큰 뼈인 위팔뼈(humerus)에 닿는다. 넓은등근이 수축하면 위팔뼈의 폄, 모음, 안쪽돌림이 된다. 만일 넓은등근이 손상되면 이러한 모든 위팔의 운동이 부분적으로 손상을 받는다.

8장 신경계통

8.1 선택형 문제

1) 다음 중 어느 것이 신경계통의 날섬유(efferent division) 기능과 관련되는가?
   A) 내부환경과 외부환경의 감각을 제공한다.
   B) 감각정보를 통합한다.
   C) 수의와 불수의 활동을 조율한다.
   D) 신호를 근육으로 보낸다.
   E) 말초조직과 계통을 조절하고 통제한다.

2) 뇌와 척수로 구성되는 것은?
   A) 자율신경계통(autonomic nervous system)
   B) 말초신경계통(peripheral nervous system)
   C) 중추신경계통(central nervous system)
   D) 날신경계통(efferent nervous system)
   E) 들신경계통(afferent nervous system)

3) 일반적으로 신경계통은
   A) 의식적인 활동만 통제한다.
   B) 빠르게 작동한다.
   C) 아주 오래 지속적이다.
   D) 외부환경 변화에만 반응한다.
   E) 가장 단순한 기관계통의 하나이다.

4) 말초신경계통 부분으로 정보를 중추신경계통으로 보내는 것은?
   A) 운동신경부분
   B) 들부분
   C) 날부분
   D) 자율신경부분
   E) 몸통신경부분

5) 중추신경계통 바깥의 모든 신경조직이 구성하는 것은 __________신경계통이다.
   A) 몸통
   B) 자율
   C) 교감
   D) 중추
   E) 말초

정답: 1) D 2) C 3) B 4) B 5) E

6) 신경계통의 ________부분은 감각정보를 중추신경계통으로 보낸다.

A) 들신경
B) 내림신경
C) 날신경
D) 운동신경
E) 척수

7) __________신경계통은 민무늬근, 심장근, 분비샘 활동의 불수의조절 작용을 한다.

A) 중추
B) 자율
C) 몸통
D) 곁
E) 신경절

8) 뇌에 있는 대부분의 신경세포는?

A) 두극신경세포
B) 홑극신경세포
C) 무축삭신경세포
D) 뭇극신경세포
E) 세극신경세포

9) 혈액뇌장벽(blood−brain barrier)을 유지하는 데 중요한 역할을 하는 아교세포는?

A) 별아교세포(astrocytes)
B) 신경집세포(Schwann cells)
C) 미세아교세포(microglia)
D) 뇌실막세포(ependymal cells)
E) 위성세포(satellite cells)

10) 가지를 친 구조로 세포체와 함께 화학적, 물리적, 전기적 자극에 예민한 것은?

A) 축삭(axons)
B) 니슬소체(Nissl bodies)
C) 연접(synapses)
D) 가지돌기(dendrites)
E) 신경원섬유(neurofibrils)

정답: 6) A 7) B 8) D 9) A 10) D

11) 중추신경계통에 있는 아교세포 중에서 가장 크고 가장 많은 세포는?
  A) 별아교세포(astrocytes)
  B) 신경집세포(Schwann cells)
  C) 희소돌기아교세포(oligodendrocytes)
  D) 미세아교세포(microglia)
  E) 뇌실막세포(ependymal cells)

12) 중추신경계통에 있는 일부 신경세포의 축삭을 둘러싸는 말이집은 어떤 세포에서 생기는가?
  A) 별아교세포(astrocytes)
  B) 신경집세포(Schwann cells)
  C) 희소돌기아교세포(oligodendrocytes)
  D) 미세아교세포(microglia)
  E) 뇌실막세포(ependymal cells)

13) 작은 포식아교세포로 백혈구에서 기원하였다. 어떤 세포인가?
  A) 별아교세포(astrocytes)
  B) 신경집세포(Schwann cells)
  C) 희소돌기아교세포(oligodendrocytes)
  D) 미세아교세포(microglia)
  E) 뇌실막세포(ependymal cells)

14) 말초신경계통에 있는 축삭의 신경집(neurilemma)은 ________의 바깥층이다.
  A) 별아교세포(astrocytes)
  B) 신경집세포(Schwann cells)
  C) 희소돌기아교세포(oligodendrocytes)
  D) 미세아교세포(microglia)
  E) 뇌실막세포(ependymal cells)

15) 거친세포질그물(rough endoplasmic reticulum)과 자유리보소체(free ribosomes)가 합쳐진 집합체를 무엇이라고 하는가?
  A) 신경잔섬유(neurofilaments)
  B) 신경원섬유(neurofibrils)
  C) 연접(synapses)
  D) 니슬소체(Nissl bodies)
  E) 미세아교세포(microglia)

정답: 11) A 12) C 13) D 14) B 15) D

16) 축삭의 길이방향을 따라 때때로 생기는 가지를 무엇이라고 하는가?
   A) 활동전위(action potentials)
   B) 연접마디(synaptic knobs)
   C) 곁가지(collaterals)
   D) 둔덕(hillocks)
   E) 연접(synapse)

17) 세포체에 하나의 축삭과 하나의 가지돌기를 갖고 있는 신경세포는?
   A) 다극(polypolar)
   B) 단극(unipolar)
   C) 두극(bipolar)
   D) 세극(tripolar)
   E) 뭇극(multipolar)

18) 하나의 축삭과 두 개 이상의 가지돌기를 가진 신경세포는?
   A) 다극(polypolar)
   B) 단극(unipolar)
   C) 두극(bipolar)
   D) 세극(tripolar)
   E) 뭇극(multipolar)

19) 뇌의 특정지역에서 뇌척수액(CSF)을 만드는 신경아교세포는?
   A) 미세아교세포(microglia)
   B) 신경집세포(Schwann cells)
   C) 뇌실막세포(ependymal cells)
   D) 희소돌기아교세포(oligodendrocytes)
   E) 별아교세포(astrocytes)

20) 공통된 기원, 목적지, 기능을 공유하는 중추신경계통의 축삭다발을 무엇이라고 하는가?
   A) 겉질
   B) 센터
   C) 핵
   D) 신경로
   E) 신경절

정답: 16) C 17) C 18) E 19) C 20) D

21) 사이신경세포(interneurons)는?
A) 중추신경계통에서만 발견된다.
B) 감각신호만 전달한다.
C) 운동신호만 전달한다.
D) 운동신경세포를 다른 운동신경세포에만 연결한다.
E) 신경세포와 효과기 사이에서 발견된다.

22) 대부분의 신경세포는 중심소체가 없다. 이러한 관찰로 다음이 설명된다.
A) 왜 신경세포는 긴 축삭을 만드는지
B) 왜 신경세포가 유사분열을 통해 나뉠 수 없는지
C) 신경세포가 전도능력을 가진 것
D) 신경세포가 서로 소통하는 능력을 가진 것
E) 신경세포가 길은 이유

23) 다냐아니냐의 원리(all-or-none principle)는 다음을 설명한다.
A) 모든 자극은 동일한 활동전위를 만들 것이다.
B) 막을 문턱값전위에 도달시키는데 충분한 모든 자극은 동일한 활동전위를 만들 것이다.
C) 자극의 강도가 더 크면, 활동전위의 강도도 더 커질 것이다.
D) 감각자극만이 활동전위를 활성화할 것이다.
E) 운동자극만 활동전위를 활성화할 것이다.

24) 신경세포의 안정막전위(resting potential)는?
A) 0 mV
B) +10 mV
C) −70 mV
D) −10 mV
E) +70 mV

25) 자극이 있는 부위로부터 멀리까지 퍼지지 못하는 막전위변화를 무엇이라고 하는가?
A) 문턱값(threshold)
B) 다단계전위(graded potentials)
C) 불응기(refractories)
D) 과다분극(hyperpolarizations)
E) 활동전위(action potentials)

정답: 21) A 22) B 23) B 24) C 25) B

26) 도약전도(saltatory conduction)는?
   A) 말이집이 연속되어 있을 때만 생긴다.
   B) 랑비에결절(nodes of Ranvier)이 없을 때만 생긴다.
   C) 민말이집축삭의 전도속도보다 빠르다.
   D) 더 강한 활동전위를 만든다.
   E) 연접에서 생긴다.

27) 신경세포막에 있는 전압작동나트륨통로(voltage-gated sodium channels)가 열리면?
   A) 탈분극(depolarization)
   B) 재분극(repolarization)
   C) 과다분극(hyperpolarization)
   D) 막 속에 증가된 음전하(negative charge)
   E) 말이집형성(myelination)

28) 활동전위 전도에 대한 설명으로 맞는 것은?
   A) 도약전도에서 지방으로 구성된 말이집이 축삭을 감싸고 있다.
   B) 연속전도는 한 단계 전위가 다양한 활동전위를 만들게 된다.
   C) 만약 다른 단계 전위가 생기지 않으면 활동전위를 축삭을 따라가다 없어진다.
   D) 축삭을 따라 있는 모든 전압작동통로는 동시에 열리고 나트륨이 동시에 들어간다.
   E) 나트륨-칼륨이온펌프를 통한 나트륨과 칼륨의 능동수송은 축삭막의 탈분극을 초래한다.

29) 연속전도 동안
   A) 활동전위는 축삭을 따라 모든 방향으로 이동한다.
   B) 활동전위는 자극을 받은 축삭의 길이방향으로 있는 연속된 결절에서 생긴다.
   C) 국소전류가 막의 인접부위를 탈분극화하면 활동전위가 막을 따라 이동한다.
   D) 신경전도로의 시작점에서 활동전위가 생기고 신경세포에서 신경세포로 연속되어 전달된다.
   E) 국소전위가 칼륨이온을 막바깥으로 연속적으로 이동하게 한다.

30) 자극이 칼륨이온 통로를 열어 막전압이 휴지기 전위 이하로 내려가면 다음 어떤 현상이 생기는가?
   A) 재분극(repolarization)
   B) 과분극(hyperpolarization)
   C) 탈분극(depolarization)
   D) 불응(refraction)
   E) 가중(summation)

정답: 26) C 27) A 28) A 29) C 30) B

31) 활동전위 생성에서 올바른 연속 단계는?
1. 나트륨통로 활성화와 빠른 탈분극
2. 나트륨통로 비활성화와 칼륨통로를 활성화
3. 문턱값까지 탈분극
4. 칼륨통로를 닫음
A) 1, 3, 4, 2
B) 3, 1, 2, 4
C) 4, 3, 2, 1
D) 1, 3, 2, 4
E) 3, 1, 4, 2

32) 아드레날린연접은 어떤 신경전달물질을 방출하는가?
A) 아세틸콜린(acetylcholine)
B) 노르아드레날린(norepinephrine)
C) 도파민(dopamine)
D) 세로토닌(serotonin)
E) 감마아미노부티르산(GABA)

33) 소수의 거미가 만드는 독은 칼슘통로차단제이다. 이 독소가 신경전도에서 작용하는 부위는?
A) 축삭종말
B) 축삭둔덕
C) 가지돌기를 따라
D) 세포체막을 따라
E) 연접이후막에

34) 뇌의 많은 영역이 가로막(diaphragm)을 동시에 수축하도록 자극해서 숨쉴 수 있게 조절한다. 이러한 활동을 가장 잘 설명하는 것은?
A) 도약전도(saltatory conduction)
B) 퍼짐신경세포풀(divergent neuronal pools)
C) 선형신경세포풀(linear neuronal pools)
D) 수렴신경세포풀(convergent neuronal pools)
E) 전부 아니면 전무원칙(the all-or-none principle)

35) 다음의 신경전달물질 중에서 연접이후 신경세포를 탈분극시키는 것은?
A) 세로토닌(serotonin)
B) 도파민(dopamine)
C) 감마아미노부티르산(GABA)
D) 아세틸콜린(acetylcholine)
E) 모노아민산화효소(monoamine oxidase)

정답: 31) B 32) B 33) A 34) D 35) D

36) 콜린연접(cholinergic synapse)에서 일어나는 현상을 순서대로 나열하면?
   1. 세포바깥의 칼슘이 축삭종말로 들어가고 세포외배출을 촉진함
   2. 아세틸콜린이 아세틸콜린에스테라아제에 의해 제거됨
   3. 아세틸콜린이 수용체에 결합하고 연접이후막을 탈분극시킴
   4. 축삭종말 탈분극시킴
      A) 2, 3, 1, 4
      B) 1, 4, 3, 2
      C) 4, 1, 2, 3
      D) 3, 4, 1, 2
      E) 4, 1, 3, 2

37) 당신은 다발경화증(multiple sclerosis)이라는 탈수초질환으로 진단받았다 손상받은 영역이 척수 안에서 보인다. 탈수초화된 영역이 가장 흔하게 있는 곳은?
      A) 오름/내림신경로
      B) 뒤뿔 또는 앞뿔
      C) 중심관
      D) 뒤뿌리신경절
      E) 회색질교차

38) 다음의 어떤 곳에 뇌척수액이 흐르는 아교섬유와 엘라스틴 섬유로 이루어진 섬세한 그물망이 있겠는가?
      A) 경막외공간
      B) 경막굴
      C) 거미막융모
      D) 거미막밑공간
      E) 연막

39) 뇌척수막의 ___________층은 뇌의 표면에 직접 닿아 있다.
      A) 연막
      B) 거미막밑공간
      C) 경막
      D) 경막외공간
      E) 거미막

정답: 36) E 37) A 38) D 39) A

40) 뇌혈관에 손상을 주는 머리상처가 심각할 수 있다. 왜냐하면?
A) 머리상처가 심한 통증을 일으켜서
B) 혈액이 뇌의 상대적으로 연한조직을 압박하고 변형시킬 수 있어서
C) 머리뼈바깥조직이 손상받아서
D) 정맥굴로 혈액이 흐르지 못해
E) 전도로가 차단될 수 있어서

41) 척수의 바깥쪽을 향해서 회색질의 돌기가 백색질을 통해 뻗어 있는 것을 무엇이라고 하는가?
A) 날개(wings)
B) 뿔(horns)
C) 피라미드(pyramids)
D) 섬유(fibers)
E) 전도로(tracts)

42) 척수의 한쪽에서 다른 쪽으로 축삭이 교차되는 곳은?
A) 앞백색기둥(anterior white columns)
B) 가쪽회색뿔(lateral gray horns)
C) 뒤회색뿔((posterior gray horns)
D) 회색교차(gray commissures)
E) 뒤회색기둥(posterior white columns)

43) 척수가 팽대(enlargements)되어 있는 곳은?
A) 뒤정중고랑 근처
B) 앞정중틈새 근처
C) 목과 허리부위척수
D) 가슴부위 척수
E) 목과 가슴부위 척수

44) 척수 전체는 몇 개의 분절로 나뉘는가?
A) 5
B) 12
C) 25
D) 31
E) 35

정답: 40) B 41) B 42) D 43) C 44) D

45) 척수의 회색질에 주로 있는 것은?
A) 신경로
B) 기둥
C) 뇌척수막
D) 신경세포체와 아교세포
E) 혈관

46) 어른에서 척수는 척추뼈의 어느 높이까지 있는가?
A) 10번 가슴뼈
B) 1번 엉치뼈
C) 7번 목뼈
D) 4번 또는 5번 허리뼈
E) 1번 또는 2번 허리뼈

47) 어떤 척수구조에 CNS 운동신경세포의 축삭이 있어 근육과 분비샘을 조절하는가?
A) 앞백색기둥(anterior white columns)
B) 가쪽회색뿔(lateral gray horns)
C) 뒤회색뿔((posterior gray horns)
D) 회색교차(gray commissures)
E) 뒤회색기둥(posterior white columns)

48) 뇌척수액이 검사에 필요할 때 척추의 L3−L4 사이에 바늘을 넣어 뇌척수액을 뽑는다. 이유는?
A) 척주의 다른 부위 사이에는 공간이 없어서
B) 이 부위에는 거미막밑공간 속의 압력이 높아서 뇌척수액을 얻기가 쉬우므로
C) 이 부위에는 척수신경이 없어서
D) 이 부위에 바늘을 넣어야 척수에 손상을 주지 않을 수 있어서
E) 바늘이 들어가는 위치가 척주의 다른 부위보다도 더 넓어서

49) 척수신경 뒤뿌리가 손상받으면
A) 골격근의 운동조절이 어렵게 된다.
B) 내장기관의 운동조절에 장애가 생긴다.
C) 척수가 손상받은 높이에서 정보를 전달할 수 없게 된다.
D) 뇌가 손상받은 척수높이에서 소통이 안 된다.
E) 들어오는 감각정보를 받을 수 없다.

정답: 45) D 46) E 47) C 48) D 49) E

50) 중간뇌에는 뇌척수액이 들어 있는 작은 관이 있다. 무엇인가?
A) 중간뇌수도(cerebral aqueduct)
B) 가쪽뇌실(lateral ventricle)
C) 숨뇌(medulla oblongata)
D) 넷째뇌실(fourth ventricle)
E) 셋째뇌실(third ventricle)

51) 이 구조를 통한 확산으로 CSF가 정맥순환계로 되돌아가게 된다. 어떤 구조인가?
A) 셋째뇌실(third ventricle)
B) 경막정맥굴(dural sinuses)
C) 중간뇌수도(cerebral aqueduct)
D) 거미막과립(arachnoid granulations)
E) 가쪽뇌실(lateral ventricle)

52) 시각겉질이 있는 부위는?
A) 이마엽(frontal lobe)
B) 마루엽(parietal lobe)
C) 관자엽(temporal lobe)
D) 뒤통수엽(occipital lobe)
E) 소뇌(cerebellum)

53) 두 대뇌반구를 나누는 것은?
A) 세로틈새(longitudinal fissure)
B) 중심고랑(central sulcus)
C) 가쪽고랑(lateral sulcus)
D) 이마엽(frontal lobe)
E) 중심뒤고랑(postcentral sulcus)

54) 중심고랑(central sulcus) 앞쪽에 있는 것은?
A) 마루엽(parietal lobe)
B) 관자엽(temporal lobe)
C) 이마엽(frontal lobe)
D) 뒤통수엽(occipital lobe)
E) 중심뒤이랑(postcentral gyrus)

정답: 50) A 51) D 52) D 53) A 54) C

55) 가쪽고랑(lateral sulcus) 아래에 있는 것은?

A) 마루엽(parietal lobe)
B) 관자엽(temporal lobe)
C) 이마엽(frontal lobe)
D) 뒤통수엽(occipital lobe)
E) 소뇌엽(cerebellar lobe)

56) 두 대뇌반구 사이의 주된 연결부위는?

A) 소뇌(cerebellum)
B) 중심앞이랑(precentral gyrus)
C) 중심뒤이랑(postcentral gyrus)
D) 중간뇌(midbrain)
E) 뇌들보(corpus callosum)

57) ________ 는(은) 손상 또는 질병으로 기억이 소실되는 것을 말한다.

A) 반무형성(hemiaplasia)
B) 실어증(aphasia)
C) 읽기장애(dyslexia)
D) 기억상실(amnesia)
E) 실행증(apraxia)

58) ________ 에서 감정상태를 조절한다.

A) 바닥핵(basal nuclei)
B) 둘레계통(limbic system)
C) 소뇌(cerebellum)
D) 중간뇌(midbrain)
E) 다리뇌(pons)

59) 이 구조에는 심장박동과 호흡의 리듬조절을 하는 중추가 있다. 어디인가?

A) 아래둔덕(inferior colliculus)
B) 위둔덕(superior colliculus)
C) 다리뇌(pons)
D) 소뇌(cerebellum)
E) 숨뇌(medulla oblongata)

정답: 55) B 56) E 57) D 58) B 59) E

60) ________ 는 의식 및 무의식 감각정보와 운동명령을 통합하는 중계중추로 작용한다.
A) 소뇌(cerebellum)
B) 중간뇌(midbrain)
C) 사이뇌(diencephalon)
D) 다리뇌(pons)
E) 숨뇌(medulla oblongata)

61) 파킨슨병(Parkinson's disease)과 관련 깊은 구조는?
A) 그물체와 둘레계통
B) 바닥핵과 중간뇌
C) 시상하부와 시상
D) 시상과 솔방울샘
E) 해마와 편도

62) 멜라토닌을 분비하는 구조는?
A) 앞뇌하수체(anterior pituitary gland)
B) 위둔덕(superior colliculus)
C) 뒤뇌하수체(posterior pituitary gland)
D) 시상하부(hypothalamus)
E) 솔방울샘(pineal gland)

63) 항이뇨호르몬과 옥시토신을 분비하는 구조는?
A) 시상상부(epithalamus)
B) 소뇌(cerebellum)
C) 다리뇌(pons)
D) 시상하부(hypothalamus)
E) 숨뇌(medulla oblongata)

64) 당신은 오른손으로 밥그릇을 잡고, 왼손으로 글자를 쓴다. 이러한 것은 어떤 부위의 차이와 관련이 깊은가?
A) 대뇌반구(cerebral hemispheres)
B) 시상하부(hypothalamus)
C) 시상(thalamus)
D) 숨뇌(medulla oblongata)
E) 해마(hippocampus)

정답: 60) C 61) B 62) E 63) D 64) A

65) 뇌신경 V−VIII의 감각신경핵이 있는 곳은?
A) 중간뇌(midbrain)
B) 숨뇌(medulla oblongata)
C) 소뇌(cerebellum)
D) 바닥핵(basal ganglia)
E) 다리뇌(pons)

66) 자동차사고로 심한 뇌진탕의 결과 새로운 정보를 기억하고 오래전 기억을 생각해 내는 것에 심각한 문제가 생겼다. 손상이 영향을 준 부위는?
A) 유두체(mammillary bodies)
B) 바닥핵(basal ganglia)
C) 아래둔덕(inferior colliculi)
D) 해마(hippocampus)
E) 위둔덕(superior colliculus)

67) 대뇌에서 일차운동겉질(primary motor cortex)이 위치한 곳은?
A) 소뇌(cerebellum)
B) 중심앞이랑(precentral gyrus)
C) 다리뇌(pons)
D) 가쪽고랑(lateral sulcus)
E) 중심뒤이랑(postcentral gyrus)

68) 대뇌에서 운동의 계획과 연속수행에 관여하는 운동앞겉질(premotor cortex)이 위치한 곳은?
A) 이마엽(frontal lobe)
B) 중심뒤이랑(postcentral gyrus)
C) 해마(hippocampus)
D) 마루엽(parietal lobe)
E) 시상(thalamus)

69) 시상(thalamus)은 다음 뇌부위에서 가장 큰 영역을 차지한다. 어느 부위인가?
A) 중간뇌(mesencephalon)
B) 다리뇌(pons)
C) 중간뇌(midbrain)
D) 사이뇌(diencephalon)
E) 소뇌(cerebellum)

정답: 65) E 66) D 67) B 68) A 69) D

70) 중추신경계통의 부분으로 감각정보와 저장된 이전의 운동기억에 기반을 둔 수의와 불수의운동 조절을 하는 곳은?
A) 숨뇌(medulla oblongata)
B) 소뇌(cerebellum)
C) 중간뇌(midbrain)
D) 사이뇌(diencephalon)
E) 시상(thalamus)

71) 심장박동, 혈압, 호흡과 같은 자율신경계 기능과 관련된 중추가 있는 곳은?
A) 숨뇌(medulla oblongata)
B) 다리뇌(pons)
C) 중간뇌(midbrain)
D) 사이뇌(diencephalon)
E) 소뇌(cerebellum)

72) 다리뇌(pons)와 숨뇌(medulla oblongatga) 위쪽 부분과 관련되어 있는 뇌실은 어느 것인가?
A) 첫째(first)
B) 둘째(second)
C) 셋째(third)
D) 넷째(fourth)
E) 가쪽(lateral)

73) 정보를 해석하거나 운동반응을 조율하는 데 관여하는 뇌부위는?
A) 교차영역(commissural areas)
B) 감각영역(sensory areas)
C) 연합영역(association areas)
D) 운동영역(motor areas)
E) 과정영역(processing areas)

74) 의식적인 생각과 지적인 기능에 관여할 뿐만 아니라 몸통감각과 운동정보처리에도 관여하는 뇌의 부위는?
A) 숨뇌(medulla oblongata)
B) 다리뇌(pons)
C) 중간뇌(midbrain)
D) 소뇌(cerebellum)
E) 대뇌(cerebrum)

정답: 70) B 71) A 72) D 73) C 74) E

75) 중심뒤이랑(postcentral gyrus) 표면과 관련 깊은 것은?
  A) 일차감각겉질(primary sensory cortex)
  B) 일차운동겉질(primary motor cortex)
  C) 시각겉질(visual cortex)
  D) 후각겉질(olfactory cortex)
  E) 청각겉질(auditory cortex)

76) 발레(ballet)를 하는 데에는 균형과 조절이 필요하다. 뇌의 영역 중에 이러한 역할과 가장 관련이 깊은 부위는?
  A) 대뇌(cerebrum)
  B) 시상(thalamus)
  C) 소뇌(cerebellum)
  D) 다리뇌(pons)
  E) 숨뇌(medulla oblongata)

77) EEG 동안 알파파(alpha waves)는?
  A) 어린이나 좌절한 어른들에서 나타난다.
  B) 많은 병적인 상태에서 관찰된다.
  C) 강한 집중을 할 때 잘 동반된다.
  D) 깊은 수면 때 나타난다.
  E) 정상적인 휴식기 어른에서 특징적이다.

78) 사건이나 동작의 미래 결과를 예측하는 것과 같은 지적인 기능을 수행하는 곳은?
  A) 다리뇌(pons)
  B) 바닥핵(basal ganglia)
  C) 해마(hippocampus)
  D) 시상(thalamus)
  E) 이마앞겉질(prefrontal cortex)

79) 만약 브로카영역(Broca's area)이 손상받으면 일어날 결과는?
  A) 감각을 못느낌
  B) 말을 할 능력 없어짐
  C) 위팔 운동 못함
  D) 기억을 못함
  E) 정신지체

정답: 75) A 76) C 77) E 78) E 79) B

80) 시상하부(hypothalamus)가 손상을 받으면?
  A) 맛과 냄새감각 문제
  B) 집중력 증가
  C) 혼수
  D) 대뇌기능 감소
  E) 체온조절이 잘 안 됨

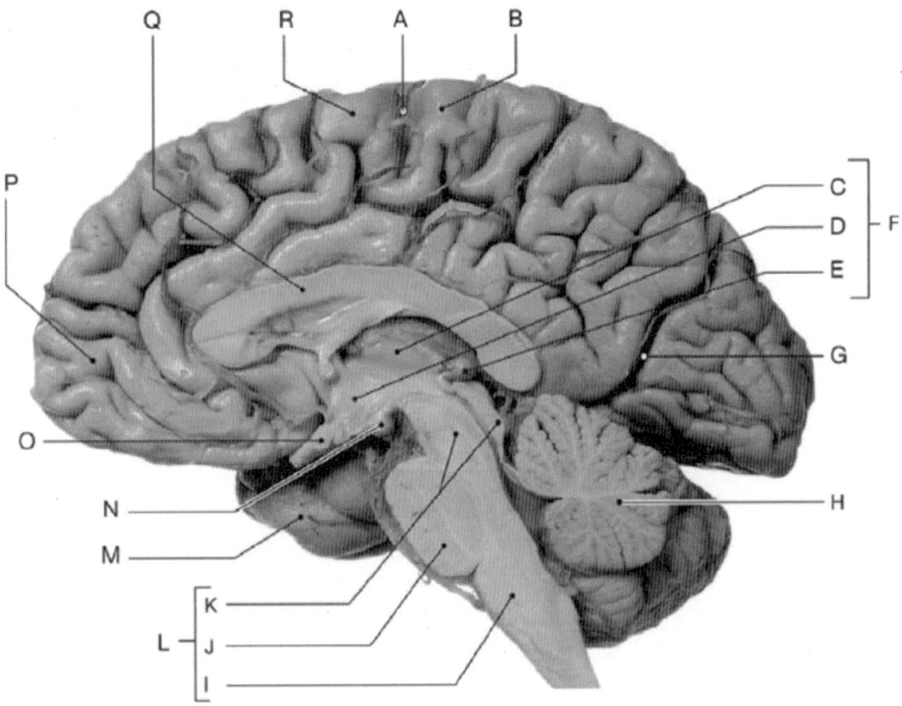

사진 제공: Ralph T. Hutchings

그림 8-1 뇌의 구조 요소들(시상면)

그림 8-1을 이용해서 답하시오.

81) 구조 A는?
  A) 가쪽고랑(lateral sulcus)
  B) 가로틈새(transverse fissure)
  C) 세로틈새(longitudinal fissure)
  D) 중심고랑(central sulcus)
  E) 중심이랑(central gyrus)

정답: 80) E 81) D

82) 구조 B는?
   A) 가쪽고랑(lateral sulcus)
   B) 중심앞이랑(precentral gyrus)
   C) 중간뇌수도(cerebral aqueduct)
   D) 중심고랑(central sulcus)
   E) 중심뒤이랑(postcentral gyrus)

83) 구조 C는?
   A) 시상하부(hypothalamus)
   B) 시상(thalamus)
   C) 가쪽뇌실(lateral ventricle)
   D) 뇌들보(corpus callosum)
   E) 솔방울샘(pineal gland)

84) 구조 D는?
   A) 시상하부(hypothalamus)
   B) 시상(thalamus)
   C) 가쪽뇌실(lateral ventricle)
   D) 시각교차(optic chiasm)
   E) 솔방울샘(pineal gland)

85) 구조 E는?
   A) 시상하부(hypothalamus)
   B) 시상(thalamus)
   C) 중간뇌(midbrain)
   D) 뇌하수체(pituitary gland)
   E) 솔방울샘(pineal gland)

86) 구조 F는?
   A) 시상하부(hypothalamus)
   B) 사이뇌(diencephalon)
   C) 가쪽뇌실(lateral ventricle)
   D) 뇌들보(corpus callosum)
   E) 솔방울샘(pineal gland)

정답: 82) E 83) B 84) A 85) E 86) B

87) 구조 G는 ________ 과 ________ 대뇌엽(cerebral lobes)을 나누는 경계이다.

A) 이마엽(frontal); 뒤통수엽(occipital)
B) 마루엽(parietal); 이마엽(frontal)
C) 관자엽(temporal); 뒤통수엽(occipital)
D) 관자엽(temporal); 마루엽(parietal)
E) 마루엽(parietal); 뒤통수엽(occipital)

88) 구조 H는?

A) 중간뇌(midbrain)
B) 숨뇌(medulla oblongata)
C) 소뇌(cerebellum)
D) 바닥핵(basal ganglia)
E) 다리뇌(pons)

89) 구조 I는?

A) 중간뇌(midbrain)
B) 숨뇌(medulla oblongata)
C) 소뇌(cerebellum)
D) 바닥핵(basal ganglia)
E) 다리뇌(pons)

90) 구조 J는?

A) 중간뇌(midbrain)
B) 숨뇌(medulla oblongata)
C) 소뇌(cerebellum)
D) 바닥핵(basal ganglia)
E) 다리뇌(pons)

91) 구조 K는 다음 부위의 일부분이다.

A) 중간뇌(midbrain)
B) 사이뇌(diencephalon)
C) 대뇌(cerebrum)
D) 뇌줄기(brainstem)
E) 둘레계통(limbic system)

정답: 87) E 88) C 89) B 90) E 91) A

92) 구조 L은?

A) 중간뇌(midbrain)
B) 앞뇌(forebrain)
C) 소뇌(cerebellum)
D) 바닥핵(basal ganglia)
E) 뇌줄기(brainstem)

93) 구조 M은 ________ 의 일부분이다.

A) 관자엽(temporal)
B) 뒤통수엽(occipital)
C) 대뇌섬(insula)
D) 이마엽(frontal)
E) 마루엽(parietal)

94) 이 대뇌엽에는 언어를 이해하는 영역이 포함되어 있다.

A) P
B) B
C) M
D) H
E) C

95) 구조 O는?

A) 뇌하수체(pituitary gland)
B) 솔방울샘(pineal gland)
C) 시각교차(optic chiasm)
D) 눈신경(ocular nerve)
E) 시상하부(hypothalamus)

96) 구조 P와 연관된 기능은?

A) 시각
B) 수면조절
C) 지율신경기능
D) 음식을 준비하고 조리하는 데 필요한 것들을 정함
E) 생체리듬

정답: 92) E 93) A 94) B 95) C 96) D

97) 구조 Q는?
A) 뇌활(fornix)
B) 앞뇌(forebrain)
C) 중심앞이랑(precentral gyrus)
D) 바닥핵(basal ganglia)
E) 뇌들보(corpus callosum)

98) 구조 R에는 _______과 관련된 신경세포들이 들어 있다.
A) 수의 운동신호를 시작함
B) 말뒤에 숨은 뜻을 이해함
C) 자율신경기능을 조절
D) 감정
E) 말의 해석

99) 좌우 한 쌍의 척수신경에 의해 감지되는 몸의 감각영역을 무엇이라고 하는가?
A) 몸분절(somite)
B) 미세분절(microtome)
C) 피부분절(dermatome)
D) 감각단위(sensory unit)
E) 운동단위(motor unit)

100) 척수신경(spinal nerves)은 _____________쌍이다.
A) 6
B) 8
C) 10
D) 12
E) 31

101) 대뇌에 직접 부착되어 있는 유일한 뇌신경은?
A) 시각신경(optic)
B) 눈돌림신경(oculomotor)
C) 도르래신경(trochlear)
D) 후각신경(olfactory)
E) 속귀신경(vestibulocochlear)

정답: 97) E 98) A 99) C 100) E 101) D

102) 다음 쌍의 수가 적절하지 않게 적혀 있는 것은?

A) 목척수신경(cervical spinal nerves): 8
B) 가슴척수신경(thoracic spinal nerves): 12
C) 허리척수신경(lumbar spinal nerves): 4
D) 엉치척수신경(sacral spinal nerves): 5
E) 꼬리척수신경(coccygeal spinal nerves): 1

103) 신경줄기(nerve trunks)는 ____________에서 기원한 여러 척수신경으로부터 나온 축삭들을 함유하고 있다.

A) 뇌신경(cranial nerves)
B) 붙은척수신경(conjoined spinal nerves)
C) 가쪽신경그룹(lateral nerve groups)
D) 신경로(tracts)
E) 신경얼기(plexuses)

104) 3개의 가지를 가진 뇌신경은?

A) 갓돌림신경(abducens)
B) 얼굴신경(facial)
C) 미주신경(vagus)
D) 삼차신경(trigeminal)
E) 혀인두신경(glossopharyngeal)

105) 혀의 앞쪽 2/3 감각정보를 담당하는 뇌신경은?

A) V
B) IX
C) III
D) VII
E) VI

106) 어떤 뇌신경이 얼굴표정근을 지배하는 운동신경을 내보내는가?

A) VI
B) VII
C) XI
D) V
E) X

정답: 102) C 103) E 104) D 105) D 106) B

107) 팔신경얼기(brachial plexus)에서 나온 척수신경은 ___________에 신경분포한다.

A) 어깨이음과 위팔
B) 가슴근육
C) 배근육
D) 다리근육
E) 가로막

108) 어떤 뇌신경이 인두근육과 귀밑샘에 운동신경분포를 하는가?

A) XII
B) X
C) VIII
D) IX
E) VI

109) 가로막신경(phrenic nerves)이 나오는 곳은?

A) 목신경얼기(cervical plexus)
B) 가슴신경얼기(thoracic plexus)
C) 허리신경얼기(lumbar plexus)
D) 엉치신경얼기(sacral plexus)
E) 뇌(brain)

110) 팔신경얼기 신경으로 위팔과 아래팔의 굽힘근육과 아래팔의 가쪽피부에 분포하는 것은_______신경이다.

A) 자신경(ulnar)
B) 노신경(radial)
C) 정중신경(median)
D) 겨드랑신경(axillary)
E) 근육피부신경(musculocutaneous)

111) 특수감각이 주된 기능인 뇌신경은?

A) VIII, IX, XII
B) III, IV, VI
C) II, III, IV
D) I, II, VIII
E) I, III, V

정답: 107) A 108) D 109) A 110) E 111) D

112) 가로막에 분포하는 신경은?
  A) 근육피부신경(musculocutaneous)
  B) 폐쇄신경(obturator)
  C) 겨드랑신경(axillary)
  D) 두렁신경(saphenous)
  E) 가로막신경(phrenic)

113) 팔신경얼기에서 나와서 위팔과 아래팔의 폄근육에 분포하는 신경은?
  A) 자신경(ulnar)
  B) 근육피부신경(musculocutaneous)
  C) 노신경(radial)
  D) 정중신경(median)
  E) 겨드랑신경(axillary)

114) 내장기관의 자율신경조절에 핵심적인 역할을 하는 __________신경에 손상이 생기면 죽을 수 있다.
  A) 갓돌림신경(abducens)
  B) 얼굴신경(facial)
  C) 혀인두신경(glossopharyngeal)
  D) 미주신경(vagus)
  E) 혀밑신경(hypoglossal)

115) 혼합신경(mixed nerve)은
  A) 몸의 많은 부위에 분포한다.
  B) 뇌의 다른 영역들에서 기원한다.
  C) 운동신경세포와 감각신경세포를 모두 갖는다.
  D) 몸통신호와 자율신경신호를 모두 전달한다.
  E) 항상 신경얼기에서 기원한다.

116) 근육방추(muscle spindles)는
  A) 심장근육에 있다.
  B) 작은 특별히 분화된 골격근섬유의 다발이다.
  C) 뇌신경을 통해 조절된다.
  D) 민무늬근육에서 주로 발견된다.
  E) 늘림반사(stretch reflexes)에 관여하지 않는다.

정답: 112) E 113) C 114) D 115) C 116) B

117) 단일연접반사(monosynaptic reflexes)는
A) 가장 복잡한 반사활 중의 하나이다.
B) 둘 또는 그 이상의 연속된 연접을 갖고 있다.
C) 보통 느린운동반응을 조절한다.
D) 신경계통의 정형화된 반응조절을 하지 않는다.
E) 예로서 늘림반사(stretch reflex)가 있다.

118) 아픈 자극으로부터 당겨서 피하는 것은 ____________의 한 예이다.
A) 교차폄근반사(cross-extensor)
B) 동공반사(pupillary)
C) 회피반사(withdrawal)
D) 무릎반사(knee-jerk)
E) 발목반사(ankle-jerk)

119) 굽힘근반사(flexor reflex)는
A) 과도한 늘림으로부터 근육을 보호한다.
B) 손상을 줄 수 있는 긴장으로부터 근육을 보호한다.
C) 회피반사(withdrawal reflex)이다.
D) 특정한 자극에 반응해서 몸의 다른 부분이 적응하게 한다.
E) 단일연접반사(monosynaptic reflex)의 한 예이다.

120) 무릎반사(patellar reflex)의 다른 이름은?
A) 무릎반사(knee-jerk reflex)
B) 척수짧은반사(spinal short reflex)
C) 발등굽힘반사(dorsiflexion reflex)
D) 긴척수반사(long spinal reflex)
E) 발목반사(ankle-jerk reflex)

121) 어른에서 비정상적인 반사는?
A) 발바닥반사(plantar reflex)
B) 바빈스키징후(Babinski sign)
C) 회피반사(withdrawal reflex)
D) 굽힘근반사(flexor reflex)
E) 무릎반사(knee-jerk reflex)

정답: 117) E 118) C 119) C 120) A 121) B

122) 다음의 나열된 반사활을 구성하는 요소들이 올바른 순서대로 나열된 것은?
A) 수용기, 감각신경세포, 사이신경세포, 운동신경세포, 효과기
B) 수용기, 효과기, 감각신경세포, 사이신경세포, 운동신경세포
C) 수용기, 감각신경세포, 효과기, 사이신경세포, 운동신경세포
D) 효과기, 수용기, 감각신경세포, 사이신경세포, 운동신경세포
E) 수용기, 사이신경세포, 감각신경세포, 운동신경세포, 효과기

123) 오름신경로(ascending pathways)는?
A) 감각정보를 뇌로 전달한다.
B) 운동정보를 뇌로 전달한다.
C) 뇌로부터 감각정보를 전달한다.
D) 뇌로부터 운동정보를 전달한다.
E) 근긴장도를 잠재의식에서 불수의적으로 조절한다.

124) 척수의 내림신경로(descending pathway)는?
A) 뒤기둥(posterior column)
B) 척수시상로(spinothalamic)
C) 겉질척수로(corticospinal)
D) 척수소뇌로(spinocerebellar)
E) 고유감각로(proprioceptive)

125) 척수시상길(spinothalamic tracts)의 기능은?
A) 불수의운동조절
B) 자율신경기능
C) 일반감각전달
D) 평형감각전달
E) 골격근 조절

126) 골격근 수의조절은 ______에 의해 이루어진다.
A) 뒤기둥(posterior column)
B) 안쪽신경로(medial pathway)
C) 척수시상로(spinothalamic pathway)
D) 겉질척수로(corticospinal pathway)
E) 숨뇌중추(medullary centers)

정답: 122) A 123) A 124) C 125) C 126) D

127) 근육긴장도의 불수의 조절과 목, 몸통, 팔다리의 운동에 관여하는 신경로는?
A) 척수시상로(spinothalamic)
B) 척수소뇌로(spinocerebellar)
C) 축소인간로(homuncular)
D) 안쪽로(medial pathway)
E) 뒤기둥(posterior column)

128) 매우 국한된 섬세한 감각과 압력에 관한 감각정보를 전달하는 척수신경로는?
A) 척수소뇌로(spinocerebellar pathway)
B) 뒤기둥(posterior column)
C) 겉질척수로(corticospinal pathway)
D) 안쪽과 가쪽신경로(medial and lateral pathways)
E) 척수시상로(spinothalamic pathway)

129) 골격근긴장도를 조절하는 정보를 전달하는 척수신경로는?
A) 뒤기둥(posterior column)
B) 척수시상로(spinothalamic pathway)
C) 겉질척수로(corticospinal pathway)
D) 안쪽과 가쪽신경로(medial and lateral pathways)
E) 척수소뇌로(spinocerebellar pathway)

130) 몸영역에 대응하는 감각겉질 영역은 ________에 상대적인 크기를 갖는다.
A) 몸영역의 크기
B) 뇌에서 몸영역까지의 거리
C) 몸영역에 있는 운동단위의 수
D) 몸영역에 있는 감각수용기의 수
E) 몸의 영역에 분포하는 신경의 크기

131) 대뇌겉질 피라미드세포(pyramidal cells)에서 시작되는 신경로는?
A) 뒤기둥(posterior column)
B) 안쪽신경로(medial)
C) 척수소뇌로(spinocerebellar)
D) 가쪽신경로(lateral)
E) 겉질척수로(corticospinal)

정답: 127) D 128) B 129) D 130) D 131) E

132) 촉각, 압력, 통증, 온도에 대해 덜 국소화된 감각을 일차감각겉질로 전달하는 신경로는?
A) 척수시상로(spinothalamic pathway)
B) 안쪽신경로(medial pathway)
C) 척수소뇌로(spinocerebellar pathway
D) 가쪽신경로(lateral pathway)
E) 뒤기둥신경로(posterior column pathway)

133) 가장 예민하게 감각을 느끼는 몸 부위는?
A) 가슴
B) 얼굴
C) 발
D) 등
E) 다리

134) 자율신경계 운동신경세포(autonomic motor neur)가 중추신경계 안에 세포체가 있을 때 무엇이라고 하는가?
A) 위운동신경세포(upper motor neuron)
B) 아래운동신경세포(lower motor neuron)
C) 신경절이전신경세포(preganglionic neuron)
D) 신경절이후신경세포(postganglionic neuron)
E) 몸운동신경세포(somatic motor neuron)

135) 자율신경계통의 일부로 응급상황에 대비해 몸을 준비시키는 것은?
A) 교감신경구획(sympathetic division)
B) 부교감신경구획(parasympathetic division)
C) 머리엉치신경구획(craniosacral division)
D) 거미막신경구획(arachnoid division)
E) 몸운동신경구획(somatic motor division)

136) 한 기관에 대한 이중 신경분포(dual innervation)는 어떤 신경들을 받는 것을 말하는가?
A) 척수에서 두 신경
B) 자율운동신경과 몸통운동신경 양쪽
C) 교감신경과 부교감신경
D) 뇌와 척수에서 오는 신경 양쪽
E) 신경절이전과 신경절이후신경분포 양쪽

정답: 132) A 133) B 134) C 135) A 136) C

137) 다음 신경섬유 중 어느 것이 일반적으로 노르아드레날린(norepinephrine)을 내보내는가?
A) 신경절이후교감신경섬유(sympathetic postganglionic)
B) 신경절이전교감신경섬유(sympathetic preganglionic)
C) 신경절이전부교감신경섬유(parasympathetic preganglionic)
D) 신경절이후부교감신경섬유(parasympathetic postganglionic)
E) 몸신경섬유(somatic)

138) 자율신경세포의 신경절이후섬유는 일반적으로
A) 심장근육, 민무늬근육, 샘, 지방세포에 연결되어 있다.
B) 길이가 짧다.
C) 신경이 뇌에서 나온다.
D) 뇌속에 있다.
E) 척수속에 있다.

139) 부교감신경세포의 신경절이전섬유는 다음 중 어느 뇌신경에 들어 있는가?
A) III, VII, VIII, IX
B) VII, VIII, IX, X
C) IX, X, XI, XII
D) X, XI, XII
E) III, VII, IX, X

140) 모든 부교감신경섬유의 약 75%가 이 뇌신경을 따라 나온다.
A) 눈돌림신경(oculomotor nerve)
B) 내장신경(splanchnic nerves)
C) 미주신경(vagus nerve)
D) 골반신경(pelvic nerves)
E) 곁신경(collateral nerve)

141) 자율신경계통의 부교감가지에서 나오는 효과에는 __________가 포함된다.
A) 동공확대
B) 소화샘에서 분비 증가
C) 호흡기 통로 확대
D) 심장박동수 증가
E) 조직대사 증가

정답: 137) A 138) A 139) E 140) C 141) B

142) 자율신경계통의 부교감신경과 연관된 것은?

A) 교감신경사슬신경절(sympathetic chain ganglia)
B) 부신속질(adrenal medullae)
C) 부교감신경사슬(parasympathetic chain)
D) 교감곁신경절(sympathetic collateral ganglia)
E) 뇌신경(cranial nerves)

143) T1에서 L2까지의 척수분절로부터 나오는 신경은?

A) 신경절이후교감신경섬유는 각 척수신경 뒤뿌리에 합쳐진다.
B) 신경절이후부교감신경섬유는 각 척수신경 뒤뿌리에 합쳐진다.
C) 신경절이후교감신경섬유는 각 척수신경 앞뿌리에 합쳐진다.
D) 신경절이전부교감신경섬유는 각 척수신경 앞뿌리에 합쳐진다.
E) 신경절이전교감신경섬유는 각 척수신경 앞뿌리에 합쳐진다.

144) 부신수질의 변형된 신경세포에서 나오는 신경전달물질의 효과는 __________의 자극에 의해 나오는 물질과 비슷하다.

A) 신경절이전교감신경섬유(sympathetic preganglionic fibers)
B) 신경절이후부교감신경섬유(parasympathetic postganglionic fibers)
C) 골반신경(pelvic nerves)
D) 신경절이전부교감신경섬유(parasympathetic preganglionic fibers)
E) 신경절이후교감신경섬유(sympathetic postganglionic fibers)

정답: 142) E 143) E 144) E

8.2 서술형 문제

1) 다발경화증(multiple sclerosis)은 말초신경의 말이집(myelin sheath)에 점진적이고 불규칙한 간격으로 손상을 준다. 이 손상은 영향을 받은 부위의 운동조절을 어렵게 한다. 왜 말이집의 파괴가 운동조절에 영향을 주는가?

2) Kelsey는 계단에서 떨어지면서 척추가 과다폄(hyperextension)이 되어 척수손상을 받았다 이 손상으로 허리부위 중심척수에 부종과 척수앞뿔세포의 압박이 생겼다 이 손상의 결과 예상되는 증상은 어떤 것이 있는가?

3) Jenny는 왼쪽 마루엽(parietal lobe)으로 가는 혈류를 막는 피덩이(blood clot)에 의해 생긴 뇌졸중(stroke)이 생겼다 Jenny는 단어를 이해하는데 문제가 있는 것처럼 보였으나 말하는 것과 듣는 기능은 문제가 없었다 어떤 뇌의 특정한 영역이 손상되었는가? 이 영역을 선택한 이유는?

4) 수막염(meningitis)은 뇌의 뇌척수막에 바이러스나 세균감염으로 인한 염증이 있는 상태를 말한다. 이 상태는 생명을 위협할 수 있는데 왜 그런가?

5) 벨마비(Bell's palsy)로 알려진 현상은 얼굴신경(VII)의 염증에 의해 생기는 것으로 생각되고 있다. 벨마비로 고생하고 있는 사람에게서 어떤 증상이 나타나는가?

정답:

1) 활동전위는 민말이집섬유보다 말이집섬유에서 더 빠르게 이동된다. 말이집의 파괴는 운동신경세포가 효과기인 근육과 소통하는 데 더 시간이 많이 들게 한다. 이러한 지연은 다양한 수준의 조율이 안 된 근육활동을 일으킨다. 이러한 상황은 신생아에서 나타나는 현상과 비슷한데, 신생아는 생애 첫해 동안에 아직 말이집이 만들어지고 있기 때문에 팔과 다리를 잘 조절하지 못한다. 같은 근육으로 가는 모든 운동신경세포가 말이집탈락(demyelination)이 되지는 않았기 때문에 어떤 신경섬유는 느리게 반응하는 반면에 다른 신경섬유는 정상적으로 반응한다. 따라서 근육수축이 일정하지 않고 잘 조절되지 않게 된다.
2) 척수 앞뿔세포는 몸통운동신경세포(somatic motor neurons)로 뼈대근육의 운동을 직접 지배한다. 척수 허리부위는 엉덩이, 다리, 발에 있는 근육의 조절에 관여한다. 손상의 결과 Kelsey는 다리근육 대부분을 잘 조절하지 못하고, 걷는 것도 어려워질 것이며, 서있는 것이 가능하더라도 균형을 유지하는 데 문제가 생길 것이다.
3) 왼쪽 마루엽이 손상되었다는 것으로는 이 영역에 언어를 이해하는 영역이 포함되어 있다. 말하는 것이 문제가 없다는 것에 의해 Broca 영역은 제외할 수 있다. 그러나 말을 이해하지 못하는 것에 의해 언어를 이해하는 Wernicke 영역이 손상받은 것을 알 수 있다.
4) 어떤 염증이 있는 조직이든 염증이 있는 부분은 부종(edema)을 동반한다. 거미막밑공간에 액체가 축적되면 신경세포를 압박해서 손상이 생길 수 있다. 뇌압이 과도하게 증가하면 뇌손상이 일어날 수 있고, 만약 압박이 생명중추(vital center)에 관여하는 자율반사영역을 포함하면 사망이 일어날 수 있다.
5) 벨마비로 고생하는 환자는 병이 생긴 부위 얼굴이 굳어 있는 느낌과 감각을 잘 느낄 수 없게 된다. 병변이 있는 부위의 얼굴근육 약화가 나타나 이마에 주름을 잡기, 눈감기, 입술오무리기, 입벌리기를 할 수 없다. 다른 가능한 증상으로는 맛 감각소실, 병변있는 쪽 침샘에서 침분비가 감소, 귀뒤쪽 통증, 귀에서 소리남, 또는 일부 청력감소 같은 것들이 포함된다.

9장 일반감각과 특수감각

9.1 선택형 문제

1) 감각의 의식적인 인식을 무엇이라고 하는가?
   A) 수용(reception)
   B) 인지(perception)
   C) 고유감각(proprioception)
   D) 순응(adaptation)
   E) 탈민감화(desensitization)

2) 미각(gustation)은 ______에 대한 특수감각을 말한다.
   A) 균형(balance)
   B) 촉각(touch)
   C) 평형(equilibrium)
   D) 시각(vision)
   E) 미각(taste)

3) 사람이 방으로 들어간 후에 주된 냄새가 점점 약해지는 것은 _______의 한 예이다.
   A) 감각적응(sensory adaptation)
   B) 수용체 손상(damage to receptors)
   C) 감각박탈(sensory deprivation)
   D) 냄새농도 변화(a change in concentration of the odor)
   E) 고유감각(proprioception)

4) 다음 중 일차감각겉질(primary sensory cortex)까지 도달하는 것은?
   A) 후각(olfactory sensations)
   B) 시각(visual sensations)
   C) 청각(auditory sensations)
   D) 운동날섬유(motor efferents)
   E) 촉각(touch sensations)

5) 감각을 느끼는 것에 대한 설명으로 맞는 것은?
   A) 감각을 받아들이는 영역이 더 넓으면 자극 위치를 알아내는 능력이 더 좋다.
   B) 중추신경계통은 "참"감각과 '거짓'감각 사이의 차이를 말할 수 있다.
   C) 고위중추로부터 나오는 자극은 수용기 감수성을 낮출 수 있다.
   D) 중추신경계통은 감각정보의 본질을 자극받은 뇌영역을 기반으로 완전히 해석한다.
   E) 일반적으로 자극이 더 강해질수록 활동전위의 빈도는 낮아진다.

정답: 1) B 2) E 3) A 4) E 5) D

6) 통각수용기(nociceptors)는 _______감각에 예민하다.
   A) 통증(pain)
   B) 가벼운 촉각(light touch)
   C) 진동(vibration)
   D) 삼투압(osmotic pressure)
   E) 혈압(blood pressure)

7) 실제로 자극을 받지 않은 몸 부위에서 오는 것으로 통증을 느끼는 것을 무엇이라고 하는가?
   A) 선택통증(preferential pain)
   B) 불응통증(recalcitrant pain)
   C) 실제통증(actual pain)
   D) 연관통증(referred pain)
   E) 지연통증(slow pain)

8) 후각수용기(olfactory receptors)는 __________의 예이다.
   A) 통각수용기(pain receptors)
   B) 온도수용기(thermoreceptors)
   C) 기계수용기(mechanoreceptors)
   D) 화학수용체(chemoreceptors)
   E) 고유감각기(proprioceptors)

9) 관절의 위치를 느끼는 감각수용기를 무엇이라고 하는가?
   A) 통각수용기(nociceptors)
   B) 화학수용기(chemoreceptors)
   C) 온도수용기(thermoreceptors)
   D) 압력수용기(baroreceptors)
   E) 고유감각기(proprioceptors)

10) 혈압 변화에 반응하는 감각수용기는?
   A) 온도수용기(thermoreceptors)
   B) 압력수용기(baroreceptors)
   C) 고유감각기(proprioceptors)
   D) 통각수용기(nociceptors)
   E) 화학수용체(chemoreceptors)

정답: 6) A 7) D 8) D 9) E 10) B

11) 골지힘줄기관(Golgi tendon organs)은 다음 중 어떤 수용기의 한 예인가?
   A) 기계수용기(mechanoreceptors)
   B) 고유감각기(proprioceptors)
   C) 압력수용기(baroreceptors)
   D) 화학수용체(chemoreceptors)
   E) 통각수용기(nociceptors)

12) 층판소체(lamellated corpuscles, 파치니소체 Pacinian corpuscles)는 어떤 수용기인가?
   A) 촉각수용기(tactile receptors)
   B) 압력수용기(baroreceptors)
   C) 통각수용기(nociceptors)
   D) 온도수용기(thermoreceptors)
   E) 고유감각기(proprioceptors)

13) 루피니소체(Ruffini corpuscles)는 다음의 한 예이다.
   A) 촉각수용기(tactile receptors)
   B) 압력수용기(baroreceptors)
   C) 화학수용체(chemoreceptors)
   D) 고유감각기(proprioceptors)
   E) 통각수용기(nociceptors)

14) 온도감각은 다음 감각을 전달하는 신경로와 같이 전달된다.
   A) 압력(pressure)
   B) 저주파수진동(low frequency vibration)
   C) 몸위치(body position)
   D) 수소이온농도지수(pH)
   E) 통증(pain)

15) 통각수용기(nociceptors)는
   A) 관절주머니에서 드물다.
   B) 지속적인 자극이 있을 때 민감도가 증가한다.
   C) 큰 감수영역(receptive fields)을 갖고 있다.
   D) 빠른 통증감각은 민말이집섬유(unmyelinated fibers)를 통해 전달된다.
   E) 모든 조직에 넓게 분포되어 있다.

정답: 11) B 12) A 13) A 14) E 15) C

16) pH에 반응하는 뇌의 호흡중추에 있는 신경세포는 ____의 예이다.
A) 압력수용기(baroreceptors)
B) 통각수용기(nociceptors)
C) 온도수용기(thermoreceptors)
D) 기계수용기(mechanoreceptors)
E) 화학수용체(chemoreceptors)

17) 고유감각기(proprioceptors)는
A) 지속적인 자극에 순응하지 않는다.
B) 대부분 영역에서 의식적으로 생성된 정보를 만든다.
C) 중추신경계통으로 지속적인 정보를 보내지 않는다.
D) 자유신경종말로 늘어날 수 있는 기관의 벽에 가지를 친다.
E) 목동맥굴과 대동맥굴 속에 수용기가 있다.

18) 온도감각은 두 종류의 ______를(을) 사용한다.
A) 화학수용체(chemoreceptors)
B) 자유신경종말(free nerve endings)
C) 고유감각기(proprioceptors)
D) 촉각소체(tactile corpuscles)
E) 층판소체(lamellated corpuscles)

19) 후각샘(olfactory glands)은
A) 냄새감각에 대한 신경수용기를 갖는다.
B) 후각상피의 바닥막을 형성한다.
C) 공기 중에 있는 방향성 분자(aromatic molecules)에 예민하다.
D) 후각상피를 덮는 색소를 가진 점액을 만든다.
E) 후각망울(olfactory bulbs)이라는 구조를 만든다.

20) 후각망울을 떠난 축삭은 후각로(olfactory tract)를 따라 둘게계통의 일부, 후각대뇌겉질 및 ____________에 도달한다.
A) 시상(thalamus)
B) 위둔덕(superior colliculus)
C) 솔방울샘(pineal body)
D) 시상하부(hypothalamus)
E) 시상상부(epithalamus)

정답: 16) E 17) A 18) B 19) D 20) D

21) 후각에 대한 다음 설명으로 맞는 것은?
   A) 후각수용기는 고도로 변형된 신경세포이다.
   B) 냄새를 맡을 수 있는 분자는 처음에는 점액에 녹을 수 없다.
   C) 사람은 1만 개 이하의 후각수용기를 갖는다.
   D) 사람의 후각능력은 다른 대부분의 포유동물 정도로 강력하다.
   E) 후각자극은 시상을 거쳐 후각겉질(olfactory cortex)까지 도달한다.

22) 후각상피 속에 있는 것 중에서 재생 줄기세포인 것은?
   A) 후각망울(olfactory bulbs)
   B) 후각샘(olfactory glands)
   C) 냄새결합단백질(odorant-binding proteins)
   D) 바닥세포(basal cells)
   E) 후각로(olfactory tracts)

23) 일차 맛감각(primary taste sensation)인 것은?
   A) 단맛(sweet)
   B) 부패한맛(putrid)
   C) 매운맛(pungent)
   D) 금속맛(metallic)
   E) 과일맛(fruity)

24) 일차 맛감각은 몇 개인가?
   A) 2
   B) 4
   C) 12
   D) 20
   E) 50 이상

25) 맛수용기(taste receptors)는
   A) 혀에서만 발견된다.
   B) 분열할 수 없다.
   C) 변형된 신경세포이다.
   D) 특수상피세포이다.
   E) 통증에 예민하다.

정답: 21) A 22) D 23) A 24) B 25) D

26) 각각의 미각세포는 ________를(을) 좁은 맛구멍을 통해 주변의 액체로 뻗는다.
   A) 맛봉오리(taste bud)
   B) 유두(papilla)
   C) 미각털(taste hair)
   D) 바닥세포(basal cell)
   E) 신경세포(neuron)

27) 맛봉오리(taste buds)는 ________뇌신경에 의해 감지된다.
   A) IX, X, XI
   B) VII, VIII, IX
   C) VII, IX, X
   D) V, VII, IX
   E) IX, X, XI

28) 미각을 받아들이는 기전은 ________의 기전과 비슷하다.
   A) 광수용기(light receptors)
   B) 기계수용기(mechanoreceptors)
   C) 후각수용기(olfactory receptors)
   D) 통각수용기(nociceptors)
   E) 압력수용기(baroreceptors)

29) 다음 맛감각 중에서 사람이 가장 예민한 것은?
   A) 단맛(sweet)
   B) 쓴맛(bitter)
   C) 신맛(sour)
   D) 짠맛(salty)
   E) 우마미(umami)

30) 눈의 벽구조 중에서 가장 안쪽 층에 속하는 것은?
   A) 가쪽곧은근(lateral rectus muscle)
   B) 홍채(iris)
   C) 망막(retina)
   D) 공막(sclera)
   E) 결막(conjunctiva)

정답: 26) C 27) C 28) C 29) B 30) C

31) 눈의 섬유층 중에서 투명한 부분은?

A) 결막(conjunctiva)
B) 각막(cornea)
C) 홍채(iris)
D) 동공(pupil)
E) 눈구석(canthus)

32) 눈의 부분으로 혈관, 색소세포, 성긴결합조직, 내재근육섬유를 갖고 있는 곳은?

A) 결막(conjunctiva)
B) 각막(cornea)
C) 홍채(iris)
D) 동공(pupil)
E) 눈구석(canthus)

33) 홍채와 각막 사이에 있는 공간은?

A) 앞방(anterior chamber)
B) 뒤방(posterior chamber)
C) 동공(pupil)
D) 방수(aqueous humor)
E) 유리체(vitreous body)

34) 걸이인대(suspensory ligaments)와 홍채 사이에 있는 공간은?

A) 앞방(anterior chamber)
B) 뒤방(posterior chamber)
C) 동공(pupil)
D) 유리체(vitreous body)
E) 뒤공간(posterior cavity)

35) 앞방(anterior chamber)은

A) 비어 있다.
B) 방수(aqueous humor)로 차 있다.
C) 유리체(vitreous body)로 차 있다.
D) 바깥림프(perilymph)로 차 있다.
E) 속림프(endolymph)로 차 있다.

정답: 31) B 32) C 33) A 34) B 35) B

36) 초점을 일정하게 유지하기 위해 렌즈의 모양이 변화하는 것을 무엇이라고 하는가?
A) 근시(nearsightedness)
B) 원시(farsightedness)
C) 근시(myopia)
D) 난시(astigmatism)
E) 조절(accommodation)

37) 근시(nearsightedness)를 더 적절하게 부르면?
A) 정시(emmetropia)
B) 근시(myopia)
C) 망막박리(retinal detachment)
D) 원시(hyperopia)
E) 녹내장(glaucoma)

38) 렌즈 투명성이 상실된 것을 무엇이라고 하는가?
A) 백내장(cataract)
B) 녹내장(glaucoma)
C) 근시(myopia)
D) 조절(accommodation)
E) 각막흉터형성(corneal scarring)

39) 정상적인 눈의 초점 맞추기를 무엇이라고 하는가?
A) 원시(hyperopia)
B) 근시(myopia)
C) 노안(presbyopia)
D) 정시(emmetropia)
E) 굴절(refraction)

40) 눈의 어떤 구조가 혈관과 림프관을 갖고 있는가?
A) 망막(retina)
B) 섬유층(fibrous layer)
C) 공막(sclera)
D) 혈관층(vascular layer)
E) 신경층(neural layer)

정답: 36) E 37) B 38) A 39) D 40) D

41) 눈의 투명한 앞쪽 부분을 무엇이라고 하는가?
A) 각막(cornea)
B) 망막(retina)
C) 결막(conjunctiva)
D) 수정체(lens)
E) 맥락막(choroid)

42) 눈물샘(lacrimal glands)은
A) 눈물뼈(lacrimal bones)에 있는 주머니에 위치한다.
B) 눈물 양의 약 20%를 생성한다.
C) 용균효소(lysozyme)이 포함된 약산성 분비물을 만든다.
D) 12개 또는 그 이상의 관을 갖고 있다.
E) 간헐적으로만 기능한다.

43) 눈의 섬유층은
A) 각막과 공막으로 구성된다.
B) 눈의 내인근육이 포함된다.
C) 빛이 눈으로 들어가는 양을 조절한다.
D) 홍체, 모양체, 맥락막으로 구성된다.
E) 망막으로 구성된다.

44) 눈을 굴리고, 위를 보고, 가쪽을 보게 하는 눈의 외인근육은?
A) 아래곧은근(inferior rectus)
B) 위빗근(superior oblique)
C) 아래빗근(inferior oblique)
D) 위곧은근(superior rectus)
E) 안쪽곧은근(medial rectus)

45) 눈의 외인근육으로 아래쪽을 보게 하는 것은?
A) 가쪽곧은근(lateral rectus)
B) 아래빗근(inferior oblique)
C) 아래곧은근(inferior rectus)
D) 안쪽곧은근(medial rectus)
E) 위곧은근(superior rectus)

정답: 41) A 42) D 43) A 44) C 45) C

46) 당신은 녹내장(glaucoma)으로 진단받았다 의사는 치료를 하더라도 앞방의 압력에 의해 각막 세포가 손상을 받을 것이라고 하였다. 이것은 어떻게 설명되는가?
A) 각막은 광수용체세포 위치에 있다.
B) 손상받은 렌즈는 각막과 붙을 것이고 빛굴절에 영향을 줄 것이다.
C) 녹내장은 동공을 더 작게 만들고 각막을 통해 적은 빛만 통과될 것이다.
D) 각막은 쉽게 영양물질이나 산소를 얻을 수 없다.
E) 각막은 안구의 뒤쪽을 향해서 안쪽으로 눌릴 것이고, 망막에 압력이 증가될 것이다.

47) 유리체(vitreous body)는
A) 렌즈를 포함한다.
B) 눈모양을 유지하는 것을 돕는다.
C) 망막에 영양공급을 하는 혈관을 포함한다.
D) 렌즈와 홍채 사이에 위치한다.
E) 뒤방에 위치한다.

48) 렌즈가 광수용체에 영상의 초점을 맺게 하는 방법은?
A) 위와 아래로 움직여서
B) 안과 밖으로 움직여서
C) 모양이 변해서
D) 열고 닫아서
E) 확대와 수축에 의해

49) 렌즈의 모양은 ________에 의해 조절된다.
A) 동공수축근(pupillary constrictor muscles)
B) 동공확대근(pupillary dilator muscles)
C) 섬모체근(ciliary muscle)
D) 결막(conjunctiva)
E) 방수체(aqueous body)

50) 섬모체근(ciliary muscle)이 하는 작용은?
A) 빛이 망막에 도달되는 양을 조절한다.
B) 렌즈의 당김을 조절해서 렌즈를 더 둥근 모양으로 만든다.
C) 방수의 생산을 조절한다.
D) 안구를 움직인다.
E) 유리체를 만든다.

정답: 46) D 47) B 48) C 49) C 50) B

51) 가까이에 있는 물체를 볼 때 렌즈는 _________ 되어야 한다.
- A) 둥글게(rounded)
- B) 편평하게(flattened)
- C) 볼록하게(convex)
- D) 가쪽으로(lateral)
- E) 안쪽으로(medial)

52) 망막에 있는 맹점(blind spot)이 생기는 곳은
- A) 중심오목(fovea centralis)
- B) 신경절세포가 두극세포와 연접하는 곳
- C) 시각신경원반(optic disc)
- D) 막대세포가 밀집해서 황반(macula)을 형성하는 곳
- E) 무축삭세포(amacrine cells)가 위치하는 곳

53) 갓돌림신경(abducens nerve)이 분포하는 눈의 외인근육은?
- A) 위빗근(superior oblique)
- B) 안쪽곧은근(medial rectus)
- C) 아래빗근(inferior oblique)
- D) 위곧은근(superior rectus)
- E) 가쪽곧은근(lateral rectus)

54) 백내장(cataract) 치료는 일반적으로 ______의 제거를 포함한다.
- A) 각막(cornea)
- B) 홍채(iris)
- C) 수정체(lens)
- D) 공막(sclera)
- E) 유리체액(vitreous humor)

55) 원뿔세포가 가장 높은 밀도로 있는 곳은?
- A) 섬유층(fibrous layer)
- B) 맹점(blind spot)
- C) 맥락막(choroid)
- D) 시각신경원반(optic disc)
- E) 중심오목(fovea centralis)

정답: 51) A 52) C 53) E 54) C 55) E

56) __________를(을) 갖고 있는 사람은 가까이에 있는 것보다 멀리 있는 물체를 더 뚜렷하게 본다.

A) 근시(myopia)
B) 원시(hyperopia)
C) 녹내장(glaucoma)
D) 정시(emmetropia)
E) 백내장(cataracts)

57) 다음 설명으로 맞는 것은?

A) 멀리 볼 때, 섬모체근은 이완하고 렌즈는 둥글게 된다.
B) 가까이 볼 때, 섬모체근은 이완하고 렌즈는 편평해진다.
C) 멀리 볼 때, 섬모체근은 수축하고 렌즈는 편평해진다.
D) 광원에 더 가까워지면 초점거리는 더 짧아진다.
E) 가까이 볼 때, 섬모체근은 수축하고 렌즈는 둥글게 된다.

정답: 56) B 57) E

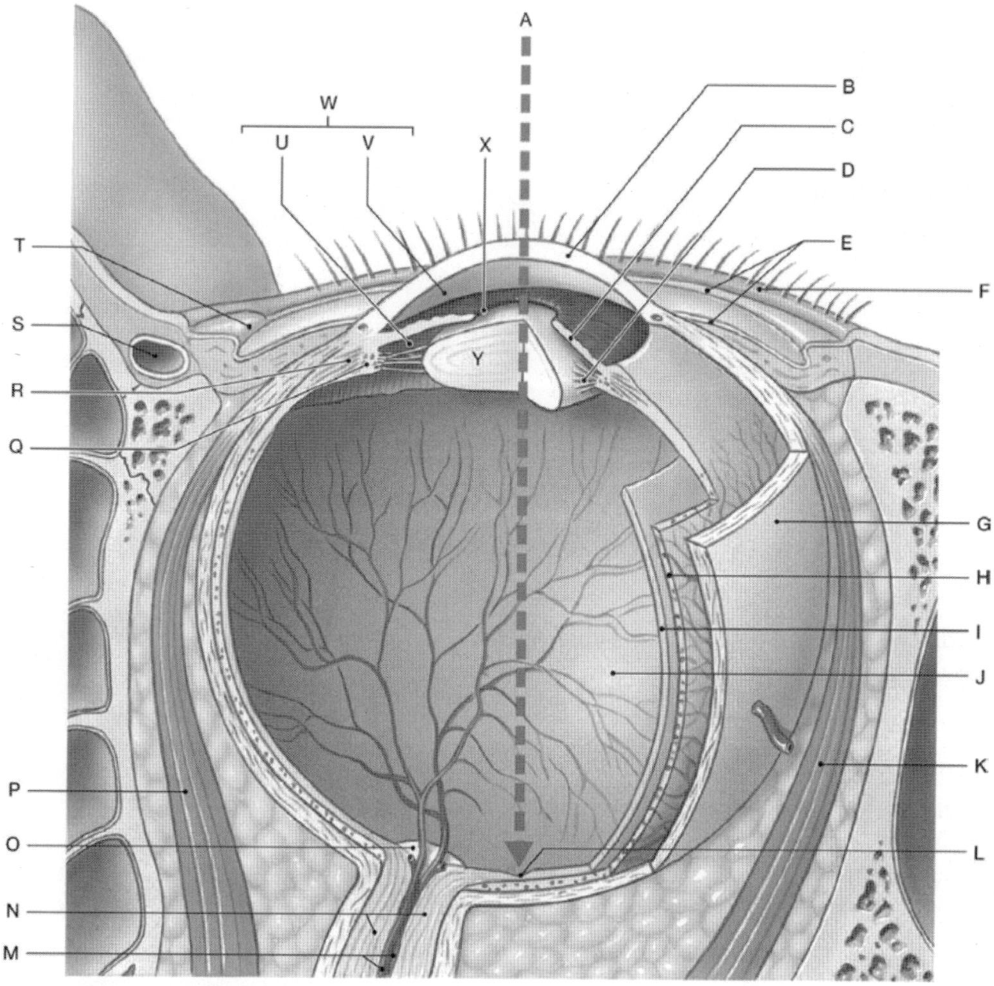

그림 9–1 오른쪽 눈이 수평단면 해부

그림 9–1을 이용해서 표시된 부분을 구별하시오.

58) 이 구조를 지날 때 빛이 굽어진다. 어디인가?

A) J

B) L

C) B

D) X

E) R

정답: 58) C

59) 구조 C는
- A) 맥락막(choroid)
- B) 홍채(iris)
- C) 공막(sclera)
- D) 섬모체(ciliary body)
- E) 수정체(lens)

60) 구조 D는
- A) 섬모체근(ciliary muscle)
- B) 섬모체(ciliary body)
- C) 유리체액(vitreous humor)
- D) 안쪽곧은근(medial rectus muscle)
- E) 섬모체띠(ciliary zonule)

61) 구조 E는
- A) 홍채(iris)
- B) 중심오목(fovea)
- C) 각막(cornea)
- D) 결막(conjunctiva)
- E) 공막(sclera)

62) P로 표시된 근육이 수축하면 안구는 어디로 움직이는가?
- A) 위
- B) 가쪽
- C) 안쪽
- D) 아래
- E) 둥근모양

63) 구조 G는
- A) 망막(retina)
- B) 공막(sclera)
- C) 맥락막(choroid)
- D) 섬모체(ciliary body)
- E) 각막(cornea)

정답: 59) B 60) E 61) D 62) C 63) B

64) 구조 H는

A) 망막(retina)
B) 공막(sclera)
C) 맥락막(choroid)
D) 섬모체(ciliary body)
E) 각막(cornea)

65) 구조 I는

A) 맥락막(choroid)
B) 공막(sclera)
C) 섬모체층(ciliary layer)
D) 망막(retina)
E) 중심오목(fovea)

66) J로 표시된 공간 속에 위치하는 것은?

A) 식염수(saline)
B) 방수(aqueous humor)
C) 혈장(plasma)
D) 유리체액(vitreous humor)
E) 림프(lymph)

67) 구조 K는

A) 가쪽곧은근(lateral rectus muscle)
B) 안쪽곧은근(medial rectus muscle)
C) 가쪽빗근(lateral oblique muscle)
D) 안쪽곧은근(medial oblique muscle)
E) 눈물언덕(lacrimal caruncle)

68) 구조 L은

A) 시각신경(optic nerve)
B) 시각신경원반(optic disc)
C) 맥락막(choroid)
D) 중심오목(fovea)
E) 눈물구멍(lacrimal pore)

정답: 64) C 65) D 66) D 67) A 68) D

69) 광수용기(photoreceptors)가 위치하는 곳은?
A) G
B) H
C) I
D) N
E) O

70) 신경세포가 들어 있는 구조는?
A) G
B) H
C) B
D) Y
E) N

71) 구조 O는
A) 시각신경원반(optic disc)
B) 중심오목(fovea)
C) 혈관(blood vessels)
D) 안구근육(ocular muscle)
E) 시각신경(optic nerve)

72) 구조 P는
A) 안쪽곧은근(medial rectus muscle)
B) 가쪽곧은근(lateral rectus muscle)
C) 망막(retina)
D) 맥락막(choroid)
E) 위빗근(superior oblique muscle)

73) 구조 Q는
A) 눈물주머니(lacrimal sac)
B) 홍채(iris)
C) 섬모체띠(ciliary zonule)
D) 섬모체근(ciliary muscle)
E) 섬모체(ciliary body)

정답: 69) C 70) E 71) A 72) A 73) E

74) 구조 R은
- A) 눈물주머니(lacrimal sac)
- B) 홍채(iris)
- C) 섬모체띠(ciliary zonule)
- D) 섬모체근(ciliary muscle)
- E) 섬모체(ciliary body)

75) 구조 S는
- A) 코눈물관(nasolacrimal duct)
- B) 눈물구멍(lacrimal pore)
- C) 눈물주머니(lacrimal sac)
- D) 눈물샘(lacrimal gland)
- E) 코눈물뼈관(lacrimal canal)

76) 방수(aqueous humor)가 생성되는 곳은?
- A) Q
- B) V
- C) D
- D) I
- E) O

77) U로 표시된 이 공간에 들어 있는 것은?
- A) 유리체액(vitreous humor)
- B) 방수(aqueous humor)
- C) 혈장(plasma)
- D) 림프(lymph)
- E) 식염수(saline)

78) 구조 L은
- A) 섬모체(ciliary body)
- B) 동공(pupil)
- C) 코눈물뼈관(lacrimal canal)
- D) 황반(macula)
- E) 시각신경원반(optic disc)

정답: 74) D 75) C 76) A 77) B 78) D

79) 광선을 초점 맞추도록 하는 구조는?
- A) Y
- B) D
- C) L
- D) O
- E) X

80) 구조 Y는
- A) 수정체(lens)
- B) 각막(cornea)
- C) 동공(pupil)
- D) 맥락막(choroid)
- E) 시각신경관(optic canal)

81) 구조 B는
- A) 각막(cornea)
- B) 수정체(lens)
- C) 맥락막(choroid)
- D) 홍채(iris)
- E) 섬모체(ciliary body)

82) 망막세포에서 만들어진 활동전위는 _______를(을) 거쳐 뇌까지 전달된다.
- A) 막대(rods)
- B) 원뿔(cones)
- C) 신경절세포(ganglion cells)
- D) 두극세포(bipolar cells)
- E) 상피세포(epithelial cells)

83) 세 종류의 다른 원뿔(cones)이 있는데 각각은 빛의 다른 파장에 예민하다. 이들 원뿔이 감지하는 것은?
- A) 빨간색, 노란색, 파란색
- B) 빨간색, 파란색, 초록색
- C) 빨간색, 초록색, 노란색
- D) 노란색, 초록색, 파란색
- E) 빨간색, 노란색, 남색

정답: 79) A 80) A 81) A 82) C 83) B

84) 낮과 밤 주기는 하루주기리듬(circadian rhythm)으로 알려져 있다. 이 리듬에 관여하는 것은?
A) 아래둔덕(inferior colliculi)
B) 소뇌(cerebellum)
C) 뇌하수체(pituitary gland)
D) 숨뇌(medulla oblongata)
E) 솔방울샘(pineal gland)

85) 망막의 광수용기(photoreceptors)는?
A) 두극세포(bipolar cells)
B) 수평세포(horizontal cells)
C) 무축삭세포(amacrine cells)
D) 신경절세포(ganglion cells)
E) 막대(rods)와 원뿔(cones)

86) 시각색소(visual pigment)는 _________의 유도체(derivatives)이다.
A) 비타민 A
B) 유리체(vitreous body)
C) 방수(aqueous humor)
D) 비타민 K
E) 비타민 E

87) 색맹(color blindness)의 가장 흔한 형태는?
A) 파란색-노란색
B) 초록색-노란색
C) 노란색-오렌지색
D) 파란색-빨간색
E) 빨간색-초록색

88) 밤소경(야맹, night blindness)은 ____를(을) 투여해서 치료할 수 있다.
A) 비타민 A
B) 비타민 D
C) 비타민 E
D) 비타민 K
E) 비타민 C

정답: 84) E 85) E 86) A 87) E 88) A

89) 가시광선 스펙트럼을 가장 낮은 에너지에서 높은 에너지 순으로 나열한 것은?
A) 주황색-빨간색-파란색-노란색-초록색-남색-보라색
B) 파란색-남색-초록색-보라색-주황색-노란색-빨간색
C) 보라색-빨간색-파란색-남색-노란색-초록색-주황색
D) 빨간색-주황색-노란색-초록색-파란색-남색-보라색
E) 남색-노란색-주황색-파란색-보라색-초록색-빨간색

90) 시각로에 대한 설명이다. 이 세포의 축삭은 시각신경원반(optic disc)으로 모여서 시각신경이 되어 나간다. 어떤 세포인가?
A) 무축삭세포(amacrine cells)
B) 막대(rods)와 원뿔(cones)
C) 두극세포(bipolar cells)
D) 신경절세포(ganglion cells)
E) 수평세포(horizontal cells)

91) 이 구조로부터 받은 시각정보는 동공을 수축시키고 눈운동반사를 조절한다. 어떤 구조인가?
A) 시상(thalamus)
B) 위둔덕(superior colliculus)
C) 시상하부(hypothalamus)
D) 솔방울샘(pineal gland)
E) 아래둔덕(inferior colliculi)

92) ________ 세포는 광수용기(photoreceptors)와 신경절세포(ganglion cells)를 연결한다.
A) 색소(pigmented)
B) 무축삭(amacrine)
C) 두극(bipolar)
D) 수평(horizontal)
E) 맥락막(choroid)

93) 시각로(visual pathway)에서 각각의 대뇌반구는 시각정보를 ______에서 받는다.
A) 같은쪽과 반대쪽 망막의 안쪽 반
B) 같은쪽과 반대쪽 망막의 가쪽 반
C) 같은쪽 망막의 안쪽 반, 반대쪽 망막의 가쪽 반
D) 같은쪽 망막의 가쪽반, 반대쪽 망막의 안쪽 반
E) 같은쪽과 반대쪽 전체 망막

정답: 89) D 90) D 91) B 92) C 93) D

94) 광자(photon)가 처음으로 부딪치는 것은?
A) 광수용기세포의 막원반
B) 광수용기세포의 속구역
C) 색소상피
D) 광수용기세포의 바깥구역
E) 두극세포

95) 반고리관의 감각수용기가 위치하는 곳은?
A) 둥근주머니(saccules)
B) 팽대(ampullae)
C) 능선(cristae)
D) 타원주머니(utricles)
E) 둥근주머니와 타원주머니

96) 귓속뼈(ossicles)가 연결하는 것은?
A) 고막–안뜰창
B) 고막–달팽이창
C) 안뜰창–달팽이창
D) 달팽이–고막
E) 달팽이–안뜰창

97) 가운데귀(middle ear)를 코인두(nasopharynx)와 통하도록 연결시켜주는 구조는?
A) 귓바퀴(pinna)
B) 안뜰관(vestibular duct)
C) 고실관(tympanic duct)
D) 귀관(auditory tube)
E) 바깥귀길(external auditory canal)

98) 진동의 강도는 _____으로 측정된다.
A) 데시벨(decibels)
B) 파장(wavelength)
C) 주파수(frequency)
D) 사이클(cycles)
E) 기간(duration)

정답: 94) D 95) B 96) A 97) D 98) A

99) 공기로 차 있는 구조는?
A) 가운데귀안(middle ear cavity)
B) 달팽이(cochlea)
C) 안뜰(vestibule)
D) 반고리뼈관(semicircular canal)
E) 막미로(membranous labyrinth)

100) 반고리관이 넓어져 있는 부분은?
A) 귀돌(otoliths)
B) 팽대(ampullae)
C) 평형반(maculae)
D) 나선기관(spiral organs)
E) 바닥막(basilar membranes)

101) ________에 있는 수용기는 중력과 선형가속도(linear acceleration)를 감지한다.
A) 달팽이(cochlea)
B) 반고리뼈관(semicircular canals)
C) 귓속뼈(auditory ossicles)
D) 안뜰(vestibule)
E) 속귀길(internal acoustic meatus)

102) 청각수용기가 있는 곳은?
A) 팽대(ampulla)
B) 달팽이관(cochlear duct)
C) 타원주머니(utricle)
D) 둥근주머니(saccule)
E) 반고리뼈관(semicircular canals)

103) 평형감각에 관여하는 뇌신경의 가지는?
A) 평형모래신경(otoconial)
B) 달팽이신경(cochlear)
C) 안뜰신경(vestibular)
D) 삼차신경(trigeminal)
E) 귀신경(auditory)

정답: 99) A 100) B 101) D 102) B 103) C

104) 청각, 정적평형감각, 동적평형감각에 대한 수용기가 공통적인 것은?
   A) 수용기들은 지속적인 자극에 순응하지 않는다.
   B) 모든 수용기세포들은 부동섬모(stereocilia)가 있다.
   C) 모든 수용기들은 통각수용기(nociceptors)가 있다.
   D) 이들은 모두 일반감각수용기가 있다.
   E) 이들 수용기는 뇌의 같은 부위로 활동전위를 보낸다.

105) 고막은 어느 주파수 사이에서 진동하는가?
   A) 2,000~3,000 Hz
   B) 20~2,000 Hz
   C) 2~200 Hz
   D) 200~200,000 Hz
   E) 20~20,000 Hz

106) 반고리관 팽대에 있는 감각수용기의 움직임은?
   A) 소리를 만든다.
   B) 소리를 듣도록 한다.
   C) 수용기세포를 자극해서 회전운동을 느끼게 한다.
   D) 수용기세포가 몸의 위치와 중력 변화로 자극을 받게 된다.
   E) 선형가속도를 느끼게 한다.

107) 당신의 어린아이가 가운데귀 감염인 중이염(otitis media)을 갖고 있다. 액체, 세균, 백혈구, 고름이 가운데귀 속에 차 있다. 어떻게 어린아이의 청력에 영향을 주는가?
   A) 달팽이 수용기세포가 움직일 수 없어서
   B) 세균감으로 귀돌(otolith)이 파괴되어
   C) 달팽이창이 압력을 분산시키기 위해 진동할 수 없어서
   D) 귓속뼈가 자유롭게 진동할 수 없어서
   E) 고실이 피괴되어

108) 소리에너지가 기계적인 운동으로 변환되는 것은 ________에 의해서이다.
   A) 귓속뼈(auditory ossicles)
   B) 달팽이(cochlea)
   C) 안뜰창(oval window)
   D) 달팽이창(round window)
   E) 고막(tympanic membrane)

정답: 104) B 105) E 106) C 107) D 108) E

109) 청각은 _____에 있는 수용기에 의해 느껴진다.
A) 바깥귀(outer ear)
B) 가운데귀(middle ear)
C) 속귀(internal ear)
D) 귓바퀴(pinna)
E) 반고리뼈관(semicircular canals)

110) 나선기관(spiral organ) 위에 있는 구조로 달팽이관의 벽에 단단하게 붙어 있는 것은?
A) 바닥막(basilar membrane)
B) 덮개막(tectorial membrane)
C) 속림프(endolymph)
D) 망치뼈(malleus)
E) 안뜰관(vestibular duct)

111) 달팽이관(cochlear duct)과 고실계단(scala tympani)을 분리하는 구조물은?
A) 덮개막(tectorial membrane)
B) 바닥막(basilar membrane)
C) 안뜰관(vestibular duct)
D) 나선기관(organ of Corti)
E) 망치뼈(malleus)

112) 소리의 주파수는 ________에 의해 신경계통으로 전달된다.
A) 나선기관에서 털세포진동 주파수
B) 나선기관에서 자극된 털세포 열(row)의 수
C) 자극된 나선기관 바닥막부위(basilar membrane)
D) 달팽이관 속에서 바깥림프의 움직임
E) 나선기관 덮개막(tectorial membrane)의 진동 주파수

113) ________ 난청(deafness)은 고막에서 안뜰창으로 가는 정상적인 진동전달이 막히는 가운데 귀 문제로 생긴다.
A) 신경(nerve)
B) 코르티(Corti)
C) 전도(conduction)
D) 터널(tunnel)
E) 달팽이(cochlear)

정답: 109) C 110) B 111) B 112) C 113) C

114) 안뜰창(oval window)에서 등자뼈(stapes)의 움직임은 ________에 압력파동을 일으킨다.
A) 안뜰계단의 속림프
B) 반고리관팽대
C) 고실계단의 바깥림프
D) 달팽이관의 속림프
E) 안뜰계단의 바깥림프

115) 당신의 할머니가 요양원에서 항상 음식이 나쁘다고 불평하며 살고 있다. 당신이 요양원에서 할머니와 가끔 식사를 같이 했는데, 음식은 잘 조리되어 있었고 맛도 있었다. 이런 문제에 대해 가장 가능성이 있는 설명은?
A) 할머니는 자신이 직접 조리한 음식만 좋아한다.
B) 할머니는 일차미각겉질에 관여하는 부위에 뇌졸중이 있다.
C) 할머니는 맛봉오리 수용기에서 미각세포수가 줄었다.
D) 할머니는 더 이상 기능을 하는 후각수용기가 없고, 후각은 맛감각의 주된 부분이다.
E) 오랜 기간 동안 혀를 과다하게 사용해서 할머니의 맛봉오리가 없다.

116) 당신의 아버지는 예전보다 그의 얼굴에서 더 멀리 책을 두고 보고 있다. 당신이 해부학과 생리학 과정을 보고 있다면, 이런 것은 무엇 때문인가?
A) 아버지의 광수용기는 빛에 덜 민감하게 되었다.
B) 아버지는 백내장이 있다.
C) 아버지의 시각신경에 종양이 있다.
D) 아버지의 안구뒤쪽 공간에 유리체가 부족하다.
E) 아버지의 렌즈가 가까운 물체를 보도록 조절작용을 못한다.

9.2 서술형 문제

1) Tom은 최근에 코곁굴(sinus)에서 몇 개의 폴립을 외과적으로 제거했다 수술로부터 회복된 후에 Tom은 후각이 수술 전보다 떨어진 것을 느꼈다. 이 부작용에 대한 이유는?

2) 당신의 5살 먹은 딸의 선생님은 아이가 교실 칠판글씨를 보는 데 문제가 있다고 하였다. 의사는 아이가 근시(myopia)라고 진단하였다. 이 문제는 렌즈혼탁, 압력문제, 안구의 길이 중 어떤 문제에 속하는가? 이들 중에 하나를 골라 문제를 설명하고 치료를 설명하시오.

정답: 114) E 115) C 116) E

1) 폴립을 제거하면서 후각상피의 일부분이 손상되었거나 파괴되었을 수 있다. 이로 인해 후각수용기가 있는 표면적이 줄어들 수 있다. 따라서 냄새분자와 상호 작용할 수 있는 면적감소는 후각자극의 강도를 줄이게 된다. 따라서 수술 후에는 더 큰 자극을 가해야 같은 수준의 냄새감각을 느끼게 되었다.

2) 아이의 안구가 너무 길다 안구의 깊이 때문에 빛은 각막과 렌즈에서 굴절되었을 때 망막의 앞쪽에 초점이 맺힌다. 이것은 이미지가 번져보이게 한다. 광선이 모이는 이미지의 초점은 망막쪽을 향해 더 뒤쪽으로 가야 한다. 아이가 너무 어려서 콘택트렌즈를 사용할 수 없다면 해결방안은 아이가 빛이 퍼지는 렌즈(divergent lens) 안경을 사용해서 초점을 더 뒤쪽으로 이동시키는 것이다.

10장 내분비계통

10.1 선택형 문제

1) 호르몬의 존재에 예민한 말초구조는?
   A) 외분비세포(exocrine cells)
   B) 첫째전령물질(first messengers)
   C) 표적세포(target cells)
   D) 둘째전령물질(second messengers)
   E) G단백질(G−proteins)

2) 신경계통(nervous system)은
   A) 위기관리에 이상적이다.
   B) 호르몬 분비로 주로 소통한다.
   C) 아주 긴 기간 영향을 준다.
   D) 주로 양성되먹임에 의해 조절된다.
   E) 표적세포에 있는 수용체의 결합에 의존하지 않는다.

3) 내분비계통은
   A) 혈액으로 신경전달물질을 내보내서 전신으로 보낸다.
   B) 주로 양성되먹임에 의해 조절된다.
   C) 몇 초 또는 몇 분 동안 지속되는 효과를 나타낸다.
   D) 항상성에 관여하지 않는다.
   E) 표적세포에 결합할 화학물질 분비에 의존한다.

4) 일반적으로 호르몬의 작용은
   A) 신경계통의 활동보다 덜 넓게 작용한다.
   B) 몸구조와 생리변화에 복잡한 변화를 만들어 낸다.
   C) 신경계통보다 더 빠르게 작용한다.
   D) 신경계통의 작용보다 더 짧게 지속된다.
   E) 항상성에 영향을 주지 않는다.

정답: 1) C 2) A 3) E 4) B

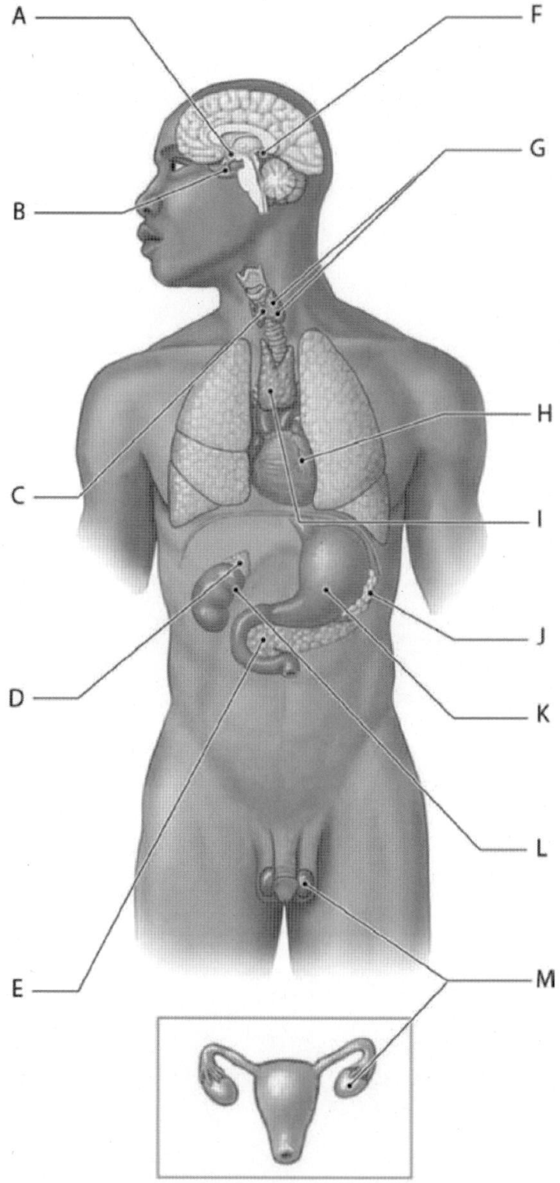

그림 10-1 내분비계통의 기관과 조직

그림 10-1을 이용해서 표시된 부분을 나타내시오.

5) 구조 A는
   A) 뇌하수체(pituitary gland)
   B) 시상하부(hypothalamus)
   C) 솔방울샘(pineal gland)
   D) 가슴샘(thymus)
   E) 갑상샘(thyroid gland)

정답: 5) B

6) 구조 B는
   A) 뇌하수체(pituitary gland)
   B) 시상하부(hypothalamus)
   C) 솔방울샘(pineal gland)
   D) 가슴샘(thymus)
   E) 갑상샘(thyroid gland)

7) 구조 C는
   A) 뇌하수체(pituitary gland)
   B) 시상하부(hypothalamus)
   C) 솔방울샘(pineal gland)
   D) 가슴샘(thymus)
   E) 갑상샘(thyroid gland)

8) 구조 D는
   A) 부신(adrenal gland)
   B) 부갑상샘(parathyroid gland)
   C) 난소(ovary)
   D) 가슴샘(thymus)
   E) 갑상샘(thyroid gland)

9) 구조 E는
   A) 부신(adrenal gland)
   B) 부갑상샘(parathyroid gland)
   C) 난소(ovary)
   D) 위(stomach)
   E) 이자(pancreas)

10) 구조 F는
   A) 뇌하수체(pituitary gland)
   B) 시상하부(hypothalamus)
   C) 솔방울샘(pineal gland)
   D) 가슴샘(thymus)
   E) 갑상샘(thyroid gland)

정답: 6) A 7) E 8) A 9) E 10) C

11) 구조 G는
   A) 뇌하수체(pituitary gland)
   B) 부갑상샘(parathyroid gland)
   C) 솔방울샘(pineal gland)
   D) 가슴샘(thymus)
   E) 갑상샘(thyroid gland)

12) 구조 H에 관해 사실로 설명한 것은?
   A) 이 기관은 단지 한 호르몬을 생성한다.
   B) 이 기관은 많은 호르몬을 생성한다.
   C) 이 기관은 중요한 내분비샘이다.
   D) 이 기관은 갑상샘(thyroid gland)이다.
   E) 이 기관은 이자(pancreas)이다.

13) 구조 I는
   A) 부갑상샘(parathyroid gland)
   B) 지방조직(adipose tissue)
   C) 이자(pancreas)
   D) 부신(adrenal gland)
   E) 가슴샘(thymus)

14) 구조 J는
   A) 지방조직(adipose tissue)
   B) 갑상샘(thyroid gland)
   C) 이자(pancreas)
   D) 부갑상샘(parathyroid gland)
   E) 부신(adrenal gland)

15) 기관 K에 관한 설명으로 진실인 것은 또는 기관 K가 속한 기관계통은?
   A) 이 기관은 주요 내분비샘이다.
   B) 이 기관은 이자이다.
   C) 이 기관계통은 단지 한 호르몬을 만든다.
   D) 이 기관은 소화계통에 포함된다.
   E) 이 기관계통은 소화계통과 내분비계통을 모두 갖고 있다.

정답: 11) B 12) A 13) E 14) A 15) E

16) 구조 L에 대한 설명으로 맞는 것은?
A) 이 기관은 부신이다.
B) 이 기관은 주요 내분비샘이다.
C) 이 기관은 호르몬을 만들지 않는다.
D) 이 기관은 부신이 그 위에 있기 때문에 표시되었다.
E) 이 기관은 이차 내분비기능을 한다.

17) M으로 표시된 기관들은 ________에 관여하는 호르몬을 생성한다.
A) 소화(digestion)
B) 호흡(respiration)
C) 생식(reproduction)
D) 근수축(muscle contraction)
E) 혈액에서 칼슘흡수

18) 내분비활동은 ________ 자극(stimuli)으로 불리는 세포외액체 조성 변화에 의해 조절될 수도 있다.
A) 호르몬
B) 세포
C) 신경
D) 막
E) 체액

19) 렙틴(leptin) 호르몬을 분비하는 것은?
A) 이자(pancreas)
B) 콩팥(kidneys)
C) 지방조직(adipose tissue)
D) 시상하부(hypothalamus)
E) 앞뇌하수체(anterior pituitary)

20) 펩티드호르몬(peptide hormones)은
A) 아미노산 사슬로 구성된다.
B) 생식기관에 의해 분비된다.
C) 아라키돈산(arachidonic acid)에서 기원한다.
D) 지방(lipids)이다.
E) 콜레스테롤과 화학적으로 관련되어 있다.

정답: 16) E 17) C 18) E 19) C 20) A

21) 스테로이드호르몬은
A) 단백질이다.
B) 구조적으로 콜레스테롤과 유사하다.
C) 호르몬 분류 중에서 가장 큰 분야이다.
D) 이자호르몬을 포함한다.
E) 시상하부와 뇌하수체에 의해 분비된다.

22) 다음 호르몬 중에서 아미노산유도체(amino acid derivative)인 것은?
A) 항이뇨호르몬(ADH)
B) 멜라토닌(melatonin)
C) 옥시토신(oxytocin)
D) 성장호르몬(growth hormone)
E) 프로락틴(prolactin)

23) 뇌하수체 앞엽에서 하나 또는 그 이상의 호르몬분비와 합성을 자극하는 시상하부호르몬은?
A) 증식허용호르몬(permissive hormones)
B) 협동호르몬(synergistic hormones)
C) 조절호르몬(regulating hormones)
D) 자극호르몬(stimulating hormones)
E) 분비호르몬(releasing hormones)

24) 다음 중 어떤 호르몬이 막수용체(membrane receptors)에 결합해서 G단백질을 활성화하는가?
A) 펩티드호르몬(peptide hormones)
B) 스테로이드호르몬(steroid hormones)
C) 에스트로겐(estrogen)
D) 갑상샘호르몬(thyroid hormones)
E) 코티솔(cortisol)

25) 내분비계통 조절에서 가장 높은 레벨에 있는 것은?
A) 갑상샘(thyroid gland)
B) 이자(pancreas)
C) 부신(suprarenal glands)
D) 시상하부(hypothalamus)
E) 가슴샘(thymus)

정답: 21) B 22) B 23) E 24) A 25) D

26) 모든 호르몬은______ 이다.
   A) 스테로이드(steroids)
   B) 콜레스테롤 기반(cholesterol based)
   C) 단백질(proteins)
   D) 무기화합물(inorganic compounds)
   E) 화학전령(chemical messengers)

27) 단백질이나 펩티드호르몬이 세포 표면에 있는 수용체(receptor)에 결합하면
   A) 호르몬수용체복합체는 세포질로 이동한다.
   B) 형질막은 탈분극된다.
   C) 둘째전령물질이 세포질에 나타난다
   D) 세포는 비활성된다.
   E) 호르몬이 핵으로 이동하고, 핵에서 호르몬은 DNA의 활성을 변화시킨다.

28) 스테로이드호르몬은
   A) 세포표면에 있는 수용체에 결합한다.
   B) 둘째전령물질 시스템에 의해 기능을 나타낸다.
   C) 형질막을 통해 확산할 수 없다.
   D) 세포속 수용체에 결합한다.
   E) cAMP를 활성화시켜 기능을 나타낸다.

29) 호르몬 농도 수준은 ______에 의해 가장 일반적으로 조절된다.
   A) 양성되먹임
   B) 순환하는 호르몬의 양
   C) 음성되먹임
   D) 세포요구
   E) 체온

30) 호르몬이 작용하는데 중요한 둘째전령물질은?
   A) 고리형 AMP(cAMP)
   B) 칼시트리올(calcitriol)
   C) 인슐린(insulin)
   D) 칼슘(calcium)
   E) 글루카곤(glucagon)

정답: 26) E 27) C 28) D 29) C 30) A

31) 고리형 AMP(cyclic AMP)는 종종 _______의 활성을 일으킨다.
   A) 칼슘이온통로(calcium ion channels)
   B) 미오신키나아제(myosin kinase)
   C) 인산디에스테라아제(phosphodiesterase)
   D) 키나아제효소(kinase enzymes)
   E) 스테로이드(steroids)

32) 시상하부(hypothalamus)는 _________에 의해 뒤뇌하수체(posterior pituitary)로 호르몬을 전달한다.
   A) 직접 축삭
   B) 직접 기계적 조절
   C) 분비촉진과 억제호르몬
   D) 앞뇌하수체에서 이온농도를 변화시킴
   E) 틈새이음

33) 다음 중 어느 호르몬이 확산(diffusion)에 의해 세포 속으로 들어가는가?
   A) 스테로이드호르몬(steroid hormones)
   B) 에피네프린(epinephrine)과 노르에피네프린(norepinephrine)
   C) 아미노산유도체(amino acid derivatives)
   D) 펩티드호르몬(peptide hormones)
   E) 옥시토신(oxytocin)

34) 스테로이드호르몬에 대한 설명으로 옳은 것은?
   A) 이 호르몬은 탄수화물이다.
   B) 이 호르몬은 형질막을 통해 확산할 수 없다.
   C) 이 호르몬은 세포질이나 핵에 있는 수용체에 결합하지 않는다.
   D) 이 호르몬은 세포질에 있는 효소의 수나 성질을 변화시키지 않는다.
   E) 이 호르몬은 mRNA 전사속도를 변화시킬 수 있다.

35) _________(으)로부터 온 호르몬은 뇌하수체문맥혈관을 통해 이동해서 앞뇌하수체의 활성을 변화시킨다.
   A) 뇌줄기(brain stem)
   B) 시상하부(hypothalamus)
   C) 소뇌(cerebellum)
   D) 갑상샘(thyroid)
   E) 시상(thalamus)

정답: 31) D 32) A 33) A 34) E 35) B

36) 일차적으로 생식기관(난소, 고환)을 표적으로 하는 호르몬은?
A) 성장호르몬(growth hormone)
B) 난포자극호르몬(follicle-stimulating hormone)
C) 프로락틴(prolactin)
D) 인슐린(insulin)
E) 티록신(thyroxine)

37) 뒤뇌하수체에 들어오는 호르몬은?
A) 난포자극호르몬(follicle-stimulating hormone, FSH)
B) 갑상샘자극호르몬(thyroid-stimulating hormone, TSH)
C) 부신겉질자극호르몬(adrenocorticotropic hormone, ACTH)
D) 옥시토신(oxytocin, OT)
E) 멜라닌세포자극호르몬(melanocyte-stimulating hormone, MSH)

38) 시상하부의 분비호르몬과 억제호르몬의 표적세포가 위치하는 곳은?
A) 가슴샘(thymus)
B) 부신(suprarenal gland)
C) 앞뇌하수체(anterior pituitary)
D) 뒤뇌하수체(posterior pituitary)
E) 고환(testes)

39) 글루코코르티코이드(glucocorticoids)의 분비를 조절하는 뇌하수체호르몬은?
A) TSH
B) ACTH
C) FSH
D) LH
E) MSH

40) 남자에게서 테스토스테론(testosterone) 분비, 여자에게서 배란을 촉진시키는 뇌하수체호르몬은?
A) TSH
B) ACTH
C) FSH
D) LH
E) GH

정답: 36) B 37) D 38) C 39) B 40) D

41) 다음의 어떤 호르몬이 임신한 여성과 아주 어린 어린이의 뇌하수체에서 분비되고, 어른에서는 보통 발견되지 않는 것은?
A) MSH
B) TSH
C) ACTH
D) LH
E) PRL

42) 항이뇨호르몬(antidiuretic hormone)의 다른 이름은?
A) 코티솔(cortisol)
B) 부갑상샘호르몬(parathyroid hormone)
C) 티모신(thymosin)
D) 성장호르몬(growth hormone)
E) 바소프레신(vasopressin)

43) 뒤뇌하수체에서 분비되는 호르몬이 만들어지는 곳은?
A) 갑상샘(thyroid)
B) 앞뇌하수체(anterior pituitary)
C) 시상하부(hypothalamus)
D) 뒤뇌하수체(posterior pituitary)
E) 부신(suprarenal gland)

44) 두 호르몬을 함께 생식샘자극호르몬(gonadotropins)이라고 한다. 어떤 호르몬들인가?
A) GH, TSH
B) FSH, LH
C) ADH, ACTH
D) PRL, OT
E) ADH, OT

45) 과도한 소변생성은 당뇨병의 특징 중 하나인데, 이것을 무엇이라고 하는가?
A) 다식증(polyphagia)
B) 다음증(polydipsia)
C) 다뇨증(polyuria)
D) 뭇근육염(polymyositis)
E) 당뇨병(diabetes mellitus)

정답: 41) A 42) E 43) C 44) B 45) C

46) 뒤뇌하수체에서 분비되는 호르몬은?

A) 부신겉질자극호르몬(adrenocorticotropic hormone, ACTH)
B) 갑상샘자극호르몬(thyroid–stimulating hormone, TSH)
C) 성장호르몬(growth hormone, GH)
D) 항이뇨호르몬(antidiuretic hormone, ADH)
E) 멜라닌세포자극호르몬(melanocyte–stimulating hormone, MSH)

47) 시상하부 신호는 __________를(을) 통해 앞뇌하수체까지 도달한다.

A) 깔때기(infundibulum)
B) 뇌하수체문맥계통(hypophyseal portal system)
C) 시상하부축삭(hypothalamic axons)
D) 뇌하수체(hypophysis)
E) 가슴샘(thymus)

48) 옥시토신(oxytocin)은

A) 자궁수축을 낮춘다.
B) 젖배출반사에 관여한다.
C) 혈압을 조절한다.
D) 난소주기를 조절한다.
E) 피부에서 멜라닌세포를 자극한다.

49) 프로락틴(prolactin)의 효과는 ______호르몬과 밀접하게 상호작용한다.

A) 옥시토신(oxytocin)
B) 레닌(renin)
C) 항이뇨호르몬(ADH)
D) 멜라토닌(melatonin)
E) 칼시토닌(calcitonin)

50) 저장된 지방분해와 지방산을 혈액으로 배출하는 것을 자극하는 뇌하수체호르몬은?

A) TSH
B) ACTH
C) MSH
D) LH
E) GH

정답: 46) D 47) B 48) B 49) A 50) E

51) 요붕증(diabetes insipidus)이 생기는 이유는?
   A) 인슐린 농도의 감소
   B) 인슐린 수용체의 수가 감소
   C) 콩팥에 ADH에 반응하지 않음
   D) ADH 수용체의 수가 증가
   E) ADH의 농도가 높아짐

52) 뒤뇌하수체가 더 이상 적절한 양의 항이뇨호르몬(ADH)을 분비하지 않을 때 생기는 상황을 무엇이라고 하는가?
   A) 당뇨병(diabetes mellitus)
   B) 요붕증(diabetes insipidus)
   C) 뇌하수체난쟁이증(pituitary dwarfism)
   D) 눈알돌출(exophthalmos)
   E) 거인증(gigantism)

53) 뇌하수체에 대한 설명으로 옳은 것은?
   A) 앞뇌하수체는 뒤뇌하수체를 조절한다.
   B) 뇌하수체의 다른 이름은 깔때기(infundibulum)라고 한다.
   C) 시상하부는 앞뇌하수체하고만 소통한다.
   D) 뇌하수체호르몬은 세포속 G단백질 활성화와 cAMP를 유발시켜 작동한다.
   E) 뇌하수체는 앞과 뒤엽이 모두 다른 내분비샘을 조절한다.

54) 성장호르몬(GH)에 대한 설명으로 옳은 것은?
   A) GH는 저당된 단백질분해와 지방산을 혈액으로 분비시키는 것을 자극한다.
   B) 간세포는 GH에 반응해서 프로스타글란딘(prostaglandin)을 분비한다.
   C) 뼈대근육세포와 연골세포는 GH에 아주 반응성이 낮다.
   D) GH 생성은 갑상샘에서 나오는 분비호르몬과 억제호르몬에 의해 조절된다.
   E) 상피세포에서 GH는 줄기세포 분열을 억제한다.

55) 다음 내분비샘에서 나오는 호르몬은 열생산 효과(calorigenic effect)에 작용한다.
   A) 뇌하수체(pituitary gland)
   B) 부신(suprarenal gland)
   C) 부갑상샘(parathyroid gland)
   D) 갑상샘(thyroid gland)
   E) 가슴샘(thymus)

정답: 51) C 52) B 53) D 54) A 55) D

56) 갑상샘호르몬(thyroid hormones)은 _______아미노산에서 유래한다.
A) 라이신(lysine)
B) 류신(leucine)
C) 글라이신(glycine)
D) 티로신(tyrosine)
E) 티로닌(thyronine)

57) 삼요오드티로닌(triiodothyronine)은 어디에서 분비되는가?
A) 갑상샘(thyroid gland)
B) 이자(pancreas)
C) 부갑상샘(parathyroid glands)
D) 시상하부(hypothalamus)
E) 앞뇌하수체(anterior pituitary)

58) 어떤 내분비샘이 호르몬을 소포(follicle) 속 공간에 저장하는가?
A) 앞뇌하수체(anterior pituitary)
B) 이자(pancreas)
C) 가슴샘(thymus)
D) 갑상샘(thyroid)
E) 뒤뇌하수체(posterior pituitary)

59) 다른 호르몬과 달리 T_3와 T_4 호르몬은 만드는데 ________를(을) 필요로 한다.
A) 철(iron)
B) 탄소(carbon)
C) 인(phosphorus)
D) 요오드(iodine)
E) 불소(fluorine)

60) 과다한 갑상샘호르몬과 관련된 질환의 증상은?
A) 체중 감소
B) 체중 증가
C) 당뇨
D) 심장박동수 느려짐
E) 피부의 색소침착이 증가함

정답: 56) D 57) A 58) D 59) D 60) A

61) 어떤 호르몬의 농도가 증가하면 혈액에서 칼슘이온 농도가 감소하게 된다.

A) 티모신(thymosin)
B) 부갑상샘호르몬(parathyroid hormone)
C) 칼시토닌(calcitonin)
D) 알도스테론(aldosterone)
E) 코티솔(cortisol)

62) 뼈파괴세포(osteoclast)의 활성을 일으키는 호르몬은?

A) 부갑상샘호르몬(parathyroid hormone)
B) 갑상샘호르몬(thyroid hormone)
C) 칼시토닌(calcitonin)
D) 글루카곤(glucagon)
E) 옥시토신(oxytocin)

63) 부갑상샘호르몬(parathyroid hormone)의 분비를 조절하는 것은?

A) 갑상샘호르몬
B) 갑상샘자극호르몬
C) 시상하부
D) 혈액 칼슘이온 농도
E) 세포내 산소소모

64) 부갑상샘호르몬과 칼시토닌의 표적기관은?

A) 뼈
B) 콩팥
C) 소화기계통
D) 콩팥, 뼈, 소화기계통
E) 위의 것 모두 아니다

65) 뼈모세포(osteoblasts)를 억제하는 호르몬은?

A) 인슐린(insulin)
B) 글루카곤(glucagon)
C) 성장호르몬(growth hormone)
D) 부갑상샘호르몬(parathyroid hormone)
E) 갑상샘호르몬(thyroid hormone)

정답: 61) C 62) A 63) D 64) D 65) D

66) 부갑상샘호르몬은 콩팥을 자극해서 ____을 만들도록 한다.
A) 칼시트리올(calcitriol)
B) 레닌(renin)
C) 항이뇨호르몬(ADH)
D) 삼요오드티로닌(triiodothyronine)
E) 칼시토닌(calcitonin)

67) Marissa는 악성종양 때문에 갑상샘을 적출하였다. 그녀는 갑상샘에서 분비되어야 할 티록신(thyroxine)을 대체하기 위해 합성갑상샘호르몬을 먹는다. 그러나 그녀는 혈중 칼슘 때문에 걱정하고 있다. Marissa가 이 문제로 걱정하는 것이 필요한가?
A) 합성갑상샘호르몬이 칼슘도 조절할 것이므로 걱정할 필요 없다.
B) 부갑상샘이 사고로 갑상샘과 함께 제거되었는가에 따라 걱정할 이유는 가능성이 있다.
C) 간과 콩팥에서 나오는 호르몬이 소화관을 통해 칼슘을 조절할 것이므로 걱정할 필요 없다.
D) 칼시토닌이 없으면 혈중칼슘농도가 높아져서 경련을 일으킬 수 있으므로 걱정하는 것이 맞다.
E) 칼시토닌이 없으면 심장기능상실(heart failure)이 생길 수 있으므로 걱정하는 것이 맞다.

68) 부신(adrenal glands)에 대한 설명으로 옳은 것은?
A) 부신겉질은 부신속질을 조절한다.
B) 부신겉질의 호르몬은 자율신경계통에 의한 조절에 의지한다.
C) 부신겉질은 혈중의 나트륨, 칼륨, 포도당농도를 조절하는 데 매우 중요하다.
D) 부신 남성호르몬은 남자에게서만 발견된다.
E) 부신속질의 주된 호르몬은 노르에피네프린(norepinephrine)이다.

69) 부신겉질의 세포가 생산하는 것은?
A) 에피네프린(epinephrine)
B) 항이뇨호르몬(ADH)
C) 코르티코스테로이드(corticosteroids)
D) 부갑상샘호르몬(parathyroid hormone)
E) 인슐린(insulin)

70) 부신속질에서 분비되는 호르몬은?
A) 인슐린(insulin)
B) 알도스테론(aldosterone)
C) 코티솔(cortisol)
D) 안드로겐(androgen)
E) 에피네프린(epinephrine)

정답: 66) A 67) B 68) C 69) C 70) E

71) 알도스테론(aldosterone)은 주요 ______이다.
- A) 광물부신겉질호르몬(mineralocorticoid)
- B) 갑상샘호르몬(thyroid hormone)
- C) 글루코코르티코이드(glucocorticoids)
- D) 이자호르몬(pancreatic hormone)
- E) 안드로겐(androgen)

72) 부신겉질의 바깥구역이 생산하는 것은?
- A) 안드로겐(androgens)
- B) 글루코코르티코이드(glucocorticoids)
- C) 에피네프린(epinephrine)
- D) 광물부신겉질호르몬(mineralocorticoids)
- E) 스테로이드(steroids)

73) 포도당대사에 영향을 주는 부신호르몬은?
- A) 티모신(thymosin)
- B) 코티솔(cortisol)
- C) 알도스테론(aldosterone)
- D) 에피네프린(epinephrine)
- E) 생식샘자극호르몬(gonadotropin)

74) 몸에서 나트륨농도를 증가시킬 수 있는 것은 다음 중 어느 부신호르몬에 의해서인가?
- A) 코티솔(cortisol)
- B) 적혈구형성인자(erythropoietin)
- C) 티모신(thymosin)
- D) 알도스테론(aldosterone)
- E) 레닌(renin)

75) 생리적으로 낮-밤 패턴에 따라 하루변화에 관여하는 호르몬은?
- A) 멜라닌(melanin)
- B) 티록신(thyroxine)
- C) 멜라토닌(melatonin)
- D) 코르티코스테로이드(corticosteroid)
- E) 알도스테론(aldosterone)

정답: 71) A 72) D 73) B 74) D 75) C

76) 멜라토닌(melatonin)을 생성하는 곳은?
- A) 앞뇌하수체(anterior pituitary)
- B) 갑상샘(thyroid)
- C) 솔방울샘(pineal gland)
- D) 가슴샘(thymus)
- E) 뒤뇌하수체(posterior pituitary)

77) 어떤 호르몬이 아주 효과적인 항산화제로 작용해서 중추신경계통 신경세포를 NO나 과산화수소(H_2O_2) 같은 자유라디칼(free radical)로부터 보호할 수 있겠는가?
- A) 인슐린(insulin)
- B) 멜라닌(melanin)
- C) 칼시토닌(calcitonin)
- D) 글루카곤(glucagon)
- E) 멜라토닌(melatonin)

78) 이자의 알파세포(alpha cells)가 만드는 것은?
- A) 인슐린(insulin)
- B) 글루카곤(glucagon)
- C) 레닌(renin)
- D) 항이뇨호르몬(ADH)
- E) 부갑상샘호르몬(parathyroid hormone)

79) 다음 중 혈당(blood glucose)이 높을 때 분비되는 이자호르몬은?
- A) 성장호르몬(growth hormone)
- B) 코티솔(cortisol)
- C) 인슐린(insulin)
- D) 글루카곤(glucagon)
- E) 적혈구형성인자(erythropoietin)

80) 혈당이 떨어지면
- A) 인슐린이 분비된다.
- B) 글루카곤이 분비된다.
- C) 뼈대근육세포가 포도당을 저장을 위해 글리코겐으로 변환시킨다.
- D) 단백질 합성이 증가된다.
- E) 지방세포가 트라이글리세라이드 합성을 증가시킨다.

정답: 76) C 77) E 78) B 79) C 80) B

81) 인슐린은
A) 표적세포로 포도당수송을 감소시킨다.
B) 아미노산흡수를 감소시킨다.
C) 간과 뼈대근육에서 포도당을 글리코겐으로 전환시킨다.
D) 지방조직에서 지방을 지방산으로 분해하는 것을 증가시킨다.
E) 혈당을 높인다.

82) 이자 알파세포에서 분비되는 호르몬은
A) 간과 뼈대근육속 글리코겐을 분해해서 포도당으로 만드는 것을 감소시킨다.
B) 지방조직에서 트라이글리세라이드 합성을 증가시킨다.
C) 포도당 사용 속도를 증가시킨다.
D) ATP 생성 속도를 증가시킨다.
E) 간에서 포도당 합성과 배출을 증가시킨다.

83) 이자호르몬에 관한 설명으로 맞는 것은?
A) 부교감신경자극은 인슐린 분비를 억제하고, 교감신경자극은 인슐린 분비를 촉진한다.
B) 부교감신경과 교감신경자극은 모두 인슐린 분비를 억제한다.
C) 부교감신경과 교감신경자극은 모두 인슐린 분비를 촉진한다.
D) 교감신경자극은 글루카곤 분비를 억제한다.
E) 부교감신경자극은 인슐린 분비를 촉진하고, 교감신경자극은 인슐린 분비를 억제한다.

84) 고환과 난소 양쪽에서 생성되는 호르몬은?
A) 억제호르몬(inhibin)
B) 에스트로겐(estrogens)
C) 황체호르몬(progestins)
D) 안드로겐(androgens)
E) 테스토스테론(testosterone)

85) 고환에 있는 호르몬 생성세포가 만드는 것은?
A) 에스트로겐(estrogen)
B) 프로게스테론(progesterone)
C) 렙틴(leptin)
D) 테스토스테론(testosterone)
E) 레닌(renin)

정답: 81) C 82) E 83) E 84) A 85) D

86) 다음 어떤 호르몬에 의해 자극을 받으면 자궁에서 착상을 준비하게 되는가?
A) 성장호르몬(growth hormone)
B) 갑상샘호르몬(thyroid hormone)
C) 테스토스테론(testosterone)
D) 광물부신겉질호르몬(mineralocorticoids)
E) 프로게스테론(progesterone)

87) 콩팥조직의 산소농도가 낮은 것에 대응해서 콩팥에서 분비되는 호르몬은?
A) 안지오텐신(angiotensin)
B) 코티솔(cortisol)
C) 적혈구형성인자(erythropoietin)
D) 레닌(renin)
E) 에피네프린(epinephrine)

88) 어떤 호르몬 분비가 콩팥에서 나트륨과 물의 배설을 촉진시키고 레닌(renin)분비를 억제시키는가?
A) 적혈구형성인자(erythropoietin)
B) 알도스테론(aldosterone)
C) 티모신(thymosin)
D) 심방나트륨이뇨펩티드(atrial natriuretic peptide)
E) 글루카곤(glucagon)

89) 다음 중 어떤 것이 효과적이 아닌 칼시트리올(calcitril) 합성을 일으킬 수 있는가?
A) 티모신(thymosins) 농도 증가
B) 비타민 D_3 이용성 감소
C) 멜라닌세포자극호르몬(MSH) 농도 증가
D) 생식샘자극호르몬(gonadotropins) 농도 증가
E) 적혈구형성인자(erythropoietin)를 충분히 생산하지 못함

90) 당신은 24세 여성으로 매일 5마일가량 달리는 것을 좋아한다. 당신은 규칙적으로 먹고 장거리를 달리는데 충분한 지구력을 갖고 있다. 그러나 당신은 매우 말랐다. 당신이 경험할 가능성이 있는 문제 중 하나는?
A) 심장마비
B) 혈당농도가 다양하게 변화함
C) 비정상적인 혈중 나트륨농도
D) 시력관련 문제
E) 임신하게 됨

정답: 86) E 87) C 88) D 89) B 90) E

91) 전신순응증후군(general adaptation syndrome, GAS)의 경보기(alarm phase) 동안에 주된 분비호르몬은?

A) 테스토스테론(testosterone)
B) 알도스테론(aldosterone)
C) 코티솔(cortisol)
D) 갑상샘호르몬(thyroid hormone)
E) 에피네프린(epinephrine)

92) 전신순응증후군(general adaptation syndrome, GAS)의 저항기(resistance phase) 동안에 주된 분비호르몬은?

A) 광물부신겉질호르몬(mineralocorticoids)
B) 안드로겐(androgens)
C) 글루코코르티코이드(glucocorticoids)
D) 갑상샘호르몬(thyroid hormones)
E) 생식샘자극호르몬(gonadotropins)

93) 글루코코르티코이드(glucocorticoids)의 과다분비가 일으키는 것은?

A) 쿠싱병(Cushing disease)
B) 크레틴병(cretinism)
C) 말단비대증(acromegaly)
D) 갑상샘종(goiter)
E) 애디슨병(Addison's disease)

94) 전신순응증후군(general adaptation syndrome, GAS)의 경보기(alarm phase) 동안에는

A) 뼈대근육과 피부로 혈액 흐름이 감소함
B) 정신적 각성이 감소함
C) 글리코겐과 지방보존의 동원
D) 소변생성 증가
E) 호흡수 감소

95) 전신순응증후군의 소진기(exhaustion phase) 때 특징적인 것은?

A) 글루코코르티코이드(glucocorticoids)를 생산 못함
B) 글리코겐(glycogen)에서 포도당을 생산하는 능력이 증가함
C) 심장의 박동효율성이 증가함
D) 단백질 합성 증가
E) 땀샘 분비 증가

정답: 91) E 92) C 93) A 94) C 95) A

96) 영아기(infancy) 때 갑상샘호르몬 부족은 다음의 어떤 질환을 유발하는가?
A) 애디슨병(Addison's disease)
B) 갑상샘종(goiter)
C) 쿠싱병(Cushing disease)
D) 말단비대증(acromegaly)
E) 크레틴병(cretinism)

97) 전신순응증후군의 저항기(resistance phase) 동안에 어떤 호르몬이 혈액량을 유지, 염과 물의 보존 작용을 하는가?
A) 광물부신겉질호르몬(mineralocorticoids) (ADH와 함께)
B) 에피네프린(epinephrine)과 노르에피네프린(norepinephrine)
C) 글루코코르티코이드(glucocorticoids)
D) 성장호르몬(growth hormone) (PRL와 함께)
E) 글루카곤(glucagon) (ADH와 함께)

98) '에피네프린은 갑상샘호르몬이 정상농도로 존재하지 않으면 에너지 소모에 뚜렷한 효과가 없다' 는 사실은 _________의 한 예이다.
A) 대항효과(antagonistic effect)
B) 상승효과(synergistic effect)
C) 증식허용효과(permissive effect)
D) 맞섬효과(opposing effect)
E) 통합효과(integrative effect)

정답: 96) E 97) A 98) C

10.2 서술형 문제

1) 당신이 85세 된 할머니를 방문했을 때, 항상 할머니가 아파트의 방온도를 높에 유지하는 것이 이상했다. 당신은 그곳에 있는 동안 땀이 났는데, 할머니는 스웨터를 입고 있었다. 이에 더해서 당신은 할머니가 힘이 없고 당신과 밖으로 나가기를 원하지 않는 것처럼 보이는 것도 안다. 당신은 할머니가 비만인 것처럼 보이기 때문에 충분한 음식을 먹지 않지 않는 것은 아니라는 것을 안다. 할머니의 내분비계 문제로 가장 가능성이 있는 것은? 이 질환과 관련된 호르몬과 연관지어 왜 이런 증상이 나타났는지 설명하시오.

2) 부갑상샘호르몬(parathyroid hormone)과 칼시토닌(calcitonin)의 상호작용을 설명하시오.

정답:

1) 당신의 할머니는 티록신결핍에 의한 갑상샘저하증(hypothyroidism)이 있으며, 아마도 자가면역문제가 있을 것이다. 티록신결핍은 몸의 대사율이 정상보다도 낮아지는 것을 의미한다. 할머니의 세포들은 덜 칼로리를 소모하고 덜 열(대사의 부산물)을 생성하게 될 것이다. 체중증가는 더 적은 칼로리가 세포에서 소모되므로 남은 영양분이 지방형태로 축적되기 때문에 생긴다. 이것은 또한 할머니가 힘이 없는 것과도 관련된다. 세포들이 천천히 대사작용을 하기 때문에 몸을 통해 더 적은 열이 만들어지게 된다. 따라서 체온은 낮아지고 항상 차가운 상태로 있게 된다.
2) 부갑상샘호르몬과 칼시토닌은 대항호르몬(antagonistic hormones)으로 혈액 속의 칼슘농도에 반응해서 분비된다. 다른 말로 부갑상샘호르몬은 칼시토닌과 같은 표적기관에 작용하지만, 반대효과를 나타낸다 부갑상샘호르몬은 부갑상샘에서 분비되고, 칼시토닌은 갑상샘에서 분비된다. 만약 혈액속 칼슘농도가 높으면 칼시토닌이 분비된다. 칼시토닌은 뼈모세포(osteoblast)를 활성화시키고 탈슘이 뼈에 축적되도록 하며, 혈중에서 칼슘을 제거해서 정상 수준으로 되돌린다. 부갑상샘호르몬은 혈중 칼슘농도가 아주 낮아졌을 때 분비된다. 부갑상샘호르몬은 뼈에서 뼈파괴세포(osteoclast)를 활성화시킨다. 이 작용은 뼈에서 칼슘이 빠져나와 혈액 속으로 들어가게 하고, 정상적인 혈액 속 칼슘농도로 되돌린다.

11장 순환계통: 혈액

11.1 선택형 문제

1) _______은 혈장(plasma)과 속에 들어 있는 성분들을 합쳐서 말한다.
   A) 전혈(whole blood)
   B) 적혈구용적률(hematocrit)
   C) 혈소판(thrombocyte)
   D) 조혈(hemopoiesis)
   E) 농축세포용적(packed cell volume)

2) 신선전혈(fresh whole blood)은 보통 다음 ______ 과정을 통해 얻는다.
   A) 침술(acupuncture)
   B) 수혈(transfusion)
   C) 정맥천자(venipuncture)
   D) 동맥천자(arterial puncture)
   E) 혈소판용적률(hematocrit)

3) 혈액응고 과정은 혈액의 작용 중 어떤 예인가?
   A) 체온 안정화
   B) 용해된 가스, 영양분, 호르몬, 대사산물 이동
   C) 독소와 병원체(pathogen)에 대한 방어
   D) 사이질액의 pH와 이온조성 조절
   E) 손상부위에서 액체손실을 제한

4) 혈액펴바른표본(blood smear) 조작에서 혈액은 어떤 맥관에서 얻는가?
   A) 정맥
   B) 말초모세혈관
   C) 동맥
   D) 림프관
   E) 세정맥

정답: 1) A 2) C 3) E 4) B

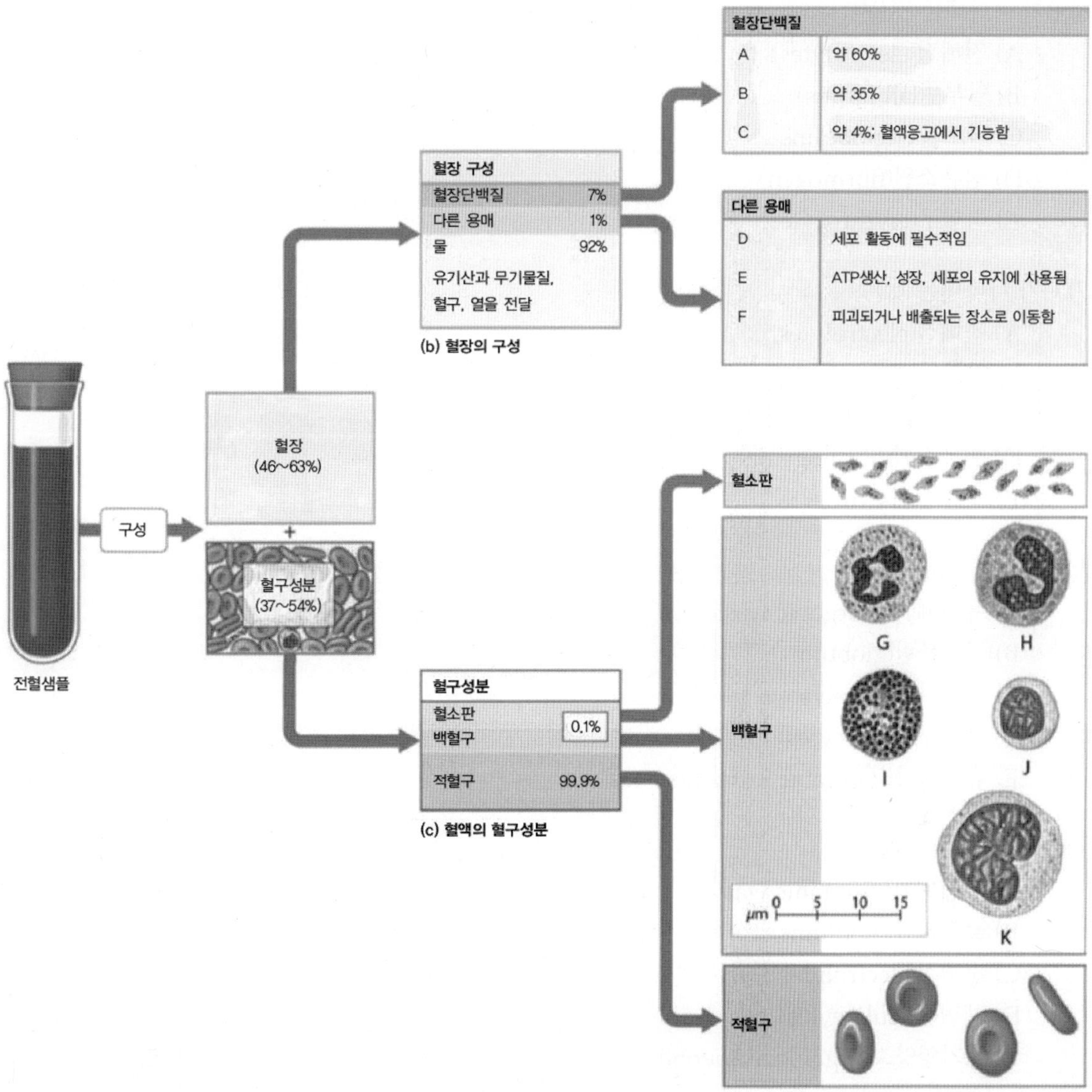

그림 11-1 혈장의 조성과 백혈구의 유형

그림 11-2를 표시된 부분을 구분하는 데 사용하시오.

5) A가 나타내는 것은?
- A) 전해질(electrolytes)
- B) 알부민(albumins)
- C) 글로불린(globulins)
- D) 섬유소원(fibrinogen)
- E) 적혈구(erythrocytes)

정답: 5) B

6) B가 나타내는 것은?
- A) 전해질(electrolytes)
- B) 알부민(albumins)
- C) 글로불린(globulins)
- D) 섬유소원(fibrinogen)
- E) 적혈구(erythrocytes)

7) C가 나타내는 것은?
- A) 전해질(electrolytes)
- B) 알부민(albumins)
- C) 글로불린(globulins)
- D) 섬유소원(fibrinogen)
- E) 적혈구(erythrocytes)

8) D가 나타내는 것은?
- A) 유기폐기물(organic wastes)
- B) 글로불린(globulins)
- C) 전해질(electrolytes)
- D) 백혈구(leukocytes)
- E) 유기영양소(organic nutrients)

9) E가 나타내는 것은?
- A) 유기폐기물(organic wastes)
- B) 글로불린(globulins)
- C) 전해질(electrolytes)
- D) 백혈구(leukocytes)
- E) 유기영양소(organic nutrients)

10) F가 나타내는 것은?
- A) 유기폐기물(organic wastes)
- B) 글로불린(globulins)
- C) 전해질(electrolytes)
- D) 백혈구(leukocytes)
- E) 유기영양소(organic nutrients)

정답: 6) C 7) D 8) C 9) E 10) A

11) G가 나타내는 것은?
   A) 호염기구(basophils)
   B) 중성구(neutrophils)
   C) 단핵구(monocytes)
   D) 호산구(eosinophils)
   E) 림프구(lymphocytes)

12) H가 나타내는 것은?
   A) 호염기구(basophils)
   B) 중성구(neutrophils)
   C) 단핵구(monocytes)
   D) 호산구(eosinophils)
   E) 림프구(lymphocytes)

13) I가 나타내는 것은?
   A) 호염기구(basophils)
   B) 중성구(neutrophils)
   C) 단핵구(monocytes)
   D) 호산구(eosinophils)
   E) 림프구(lymphocytes)

14) J가 나타내는 것은?
   A) 호염기구(basophils)
   B) 중성구(neutrophils)
   C) 단핵구(monocytes)
   D) 호산구(eosinophils)
   E) 림프구(lymphocytes)

15) K가 나타내는 것은?
   A) 호염기구(basophils)
   B) 중성구(neutrophils)
   C) 단핵구(monocytes)
   D) 호산구(eosinophils)
   E) 림프구(lymphocytes)

정답: 11) B 12) D 13) A 14) E 15) C

16) 혈장단백질로 혈액의 삼투압을 유지하는 데 필요한 것은?
   A) 알부민(albumins)
   B) 섬유소원(fibrinogens)
   C) 글로불린(globulins)
   D) 섬유소(fibrin)
   E) 혈소판(platelets)

17) 혈액은 양으로 ______퍼센트가 혈장이다.
   A) 46~63
   B) 37~54
   C) 12~33
   D) 25~39
   E) 99.9

18) 혈장과 사이질액(interstitial fluid)은 사람 몸에 있는 ________의 대부분의 양을 차지한다.
   A) 혈청(serum)
   B) 림프액(lymphatic fluid)
   C) 전혈(whole blood)
   D) 세포바깥액(extracellular fluid)
   E) 농축혈액(packed blood)

19) 혈장단백질의 90퍼센트 이상을 생산하는 기관은?
   A) 콩팥(kidney)
   B) 지라(spleen)
   C) 간(liver)
   D) 골수(bone marrow)
   E) 가슴샘(thymus

20) 혈장과 혈청 사이에서 주된 차이점은?
   A) 물의 양
   B) 전해질의 양
   C) 유기산물의 양
   D) 응고단백질의 존재 유무
   E) 포도당 농도

정답: 16) A 17) A 18) D 19) C 20) D

21) 적혈구는 어떤 세포가 분열해서 만들어지는가?
A) 혈구모세포(hemocytoblasts)
B) 림프모세포(lymphoblasts)
C) 단핵모세포(monoblasts)
D) 골수모세포(myeloblasts)
E) 선조세포(progenitor cells)

22) 어른에서, 적혈구와 백혈구를 생성을 하는 줄기세포는 _________에서 기원한다.
A) 간
B) 가슴샘
C) 지라
D) 적색골수
E) 황색골수

23) 적혈구의 평균 생존기간은 대략 ____이다.
A) 1주
B) 1개월
C) 4개월
D) 6개월
E) 1년

24) 혈색소의 기능은
A) 산소 및 이산화탄소와 결합하고 이동시키는 것이다.
B) 몸을 병소로부터 보호한다.
C) 혈액응고 과정을 도와준다.
D) 창자로부터 영양분을 몸으로 이동시킨다.
E) 활동하고 있는 조직에서 생성된 산을 흡수하고 중화시킨다.

25) _______는(은) 혈액 조성 성분 중에 가장 많은 세포부분을 차지한다.
A) 적혈구(erythrocytes)
B) 혈소판(platelets)
C) 중성구(neutrophils)
D) 림프구(lymphocytes)
E) 단핵구(monocytes)

정답: 21) A 22) D 23) C 24) A 25) A

26) 전혈(whole blood volume)에서 혈구가 차지하는 백분율은?
- A) 정상혈량(normovolemic)
- B) 그물적혈구수(reticulocyte count)
- C) 적혈구용적률(hematocrit)
- D) 혈색소농도(hemoglobin concentration)
- E) 감별계산(differential count)

27) 과도한 양의 트랜스페린(transferrins)은 __________에서 제거된다. 이곳에는 헴(heme)에서 추출된 철분이 특수한 단백질-철화합물로 저장된다.
- A) 간과 가슴샘
- B) 간과 지라
- C) 가슴샘과 골수
- D) 지라와 골수
- E) 가슴샘과 지라

28) 순환하는 혈액에서 많은 양의 적혈구가 파괴되면, 소변은 붉은색 또는 갈색으로 변한다. 이런 상황을 무엇이라고 하는가?
- A) 낫적혈구빈혈(sickle cell anemia)
- B) 혈색소뇨(hemoglobinuria)
- C) 악성빈혈(pernicious anemia)
- D) 백혈구감소(leukopenia)
- E) 패혈증(septicemia)

29) ________는(은) 직접 적혈구 생산을 자극한다.
- A) 내인인자(intrinsic factor)
- B) 티록신(thyroxine)
- C) 적혈구형성인자(EPO)
- D) 비타민 B_{12}
- E) 성장호르몬(GH)

30) 적혈구 형성 동안 적혈구는
- A) 편평해진다.
- B) 사립체가 많아진다.
- C) 핵이 제거된다.
- D) 산소로 포화된다.
- E) 혈색소가 철과 색소분자로 재활용된다.

정답: 26) C 27) B 28) B 29) C 30) C

31) ________ 는(은) 적혈구의 산소운반능력이 감소하는 상태이다.
   A) 적혈구형성(erythropoiesis)
   B) 림프구형성(lymphopoiesis)
   C) 빈혈(anemia)
   D) 백혈구감소(leukopenia)
   E) 백혈병(leukemia)

32) 혈색소 재순환과정 동안 헴분자(heme molecule)에서 철이 떨어지고 색소유기화합물로 변환된 것은?
   A) 우로빌린(urobilin)
   B) 빌리루빈(bilirubin)
   C) 스테르코빌린(stercobilin)
   D) 트랜스페린(transferrin)
   E) 빌리베르딘(biliverdin)

33) 적혈구형성인자(EPO)가 분비되는 때는?
   A) 혈액에서 산소 농도가 증가할 때
   B) 혈액에서 산소 농도가 감소할 때
   C) 혈액에서 이산화탄소 농도가 증가할 때
   D) 혈액에서 이산화탄소 농도가 감소할 때
   E) 혈액에서 단백질 농도가 증가할 때

34) 여자가 남자보다 철결핍 빈혈이 더 잘 생기는 이유는?
   A) 여자가 혈색소당 50% 더 많은 헴(heme)을 필요로 하므로
   B) 혈색소분자 파괴가 여자에서 더 쉽게 일어나므로
   C) 여자는 철저장량이 약 반절 정도이므로
   D) 여자의 적혈구가 더 짧은 수명을 가지므로
   E) 여자는 음식으로부터 철을 적게 흡수하므로

35) 적혈구형성을 무엇이라고 하는가?
   A) 혈소판형성(thrombopoiesis)
   B) 백혈구증가((leukocytosis)
   C) 백혈구형성(leukopoiesis)
   D) 적혈구형성(erythropoiesis)
   E) 적혈구증가(erythrocytosis)

정답: 31) C 32) E 33) B 34) C 35) D

36) 헤모글로빈의 공모양단백질 한 쌍의 아미노산 순서가 돌연변이로 인해 결함이 있는 혈색소가 만들어지고, 결국 단단하고 굽어진 적혈구가 있는 질환은?
A) 낫적혈구빈혈(sickle cell anemia)
B) 지중해빈혈(thalassemia)
C) 혈뇨(hematuria)
D) 황달(jaundice)
E) 재생불량빈혈(aplastic anemia)

37) 빌리루빈이 혈장에서 비정상적으로 높은 상태로 있어서 생기는 상황은?
A) 혈뇨(hematuria)
B) 저산소증(hypoxia)
C) 혈색소뇨(hemoglobinuria)
D) 황달(jaundice)
E) 지중해빈혈(thalassemia

38) 정상적으로 적혈구형성(erythropoiesis)이 진행되기 위해서는 단백질 합성에 비타민 B_{12}와 같은 인자들이 필요하다. 비타민 B_{12}는 다음의 _______ 물질이 존재할 때 음식을 통해 흡수된다.
A) 티록신(thyroxine)
B) 내인인자(intrinsic factor)
C) 제10인자(factor X)
D) 혈소판인자(platelet factor)
E) 적혈구형성인자(EPO)

39) 적혈구 발생과정 중에서 첫 핵이 없는 세포(anucleate cell)를 무엇이라고 하는가?
A) 그물세포(reticulocyte)
B) 적혈구(erythrocyte)
C) 골수줄기세포(myeloid stem cell)
D) 혈구모세포(hemocytoblast)
E) 풋적혈구모세포(proerythroblast)

40) 혈색소는 다음을 포함한다.
A) 3 단백질사슬, 4 헴(heme)그룹, 2 철이온
B) 2 단백질사슬, 2 헴(heme)그룹, 4 철이온
C) 4 단백질사슬, 2 헴(heme)그룹, 2 철이온
D) 4 단백질사슬, 4 헴(heme)그룹, 4 철이온
E) 4 단백질사슬, 6 헴(heme)그룹, 2 철이온

정답: 36) A 37) D 38) B 39) A 40) D

41) 혈색소의 재순환과정 동안에 각 혈색소 구조의 공모양단백질(globular proteins)이 파괴된 산물을 무엇이라고 하는가?

A) 아미노산(amino acids)
B) 스테르코빌린(stercobilins)
C) 빌리루빈(bilirubin)
D) 트랜스페린(transferrin)
E) 우로빌린(urobilins)

42) 어떤 독소가 위에서 내인인자(intrinsic factor)를 분비하는 것을 막는다면 어떤 일이 생기겠는가?

A) 혈우병(hemophilia)
B) 색전증(embolism)
C) 백혈구감소증(leukopenia)
D) 철결핍빈혈(iron deficiency anemia)
E) 악성빈혈(pernicious anemia)

43) 적혈구형성인자(erythropoietin)는 다음의 어떤 상태에서 가장 잘 분비되겠는가?

A) 빈혈 동안
B) 허파의 호흡상피가 최적으로 잘 작용할 때
C) 허파에서 공기 중 이산화탄소 농도가 감소할 때
D) 적혈구증가증(erythrocytosis)일 때
E) 가슴샘으로가는 혈류량이 감소할 때

44) 사립체(mitochondria)가 없는 적혈구는 상대적으로 에너지 생산에서 비효율적이지만, 기능적으로 유리한 점도 있다. 사립체가 없어서 유리한 점은 무엇인가?

A) 적혈구의 철성분이 혈장단백질인 트랜스페린과 상호작용할 것이다.
B) 황색골수가 적색골수로 변환되는 것을 자극할 것이다.
C) 비타민 B_{12}의 흡수를 촉진할 것이다.
D) 적혈구의 철성분은 빌리루빈으로 확실히 전환될 것이다.
E) 적혈구가 흡수한 어떤 산소들도 말초조직까지 확실히 전달될 것이다.

45) 말초조직으로 혈액이 흐르는 동안 적혈구의 혈색소에서 일어나는 일은?

A) 혈색소가 산소와 결합하고 혈색소에 결합된 이산화탄소를 방출한다.
B) 혈색소는 이산화탄소와 산소를 방출한다.
C) 혈색소는 산소 및 이산화탄소와 결합한다.
D) 혈색소는 이산화탄소와 결합하고 혈색소에 결합된 산소를 방출한다.
E) 혈색소는 산소운반능력이 증가된다.

정답: 41) A 42) E 43) A 44) E 45) D

46) 적혈구가 성숙해가는 과정을 옳게 나열한 것은?
A) 줄기세포(stem cell), 적혈모구(erythroblast), 풋적혈구모세포(proerythroblast), 그물세포(reticulocyte), 적혈구(RBC)
B) 혈구모세포(hemocytoblast), 골수모세포(myeloblast), 그물세포(reticulocyte), 거대핵세포(megakaryocyte), 적혈구(RBC)
C) 골수줄기세포, 풋적혈구모세포(proerythroblast), 적혈모구(erythroblast), 그물세포(reticulocyte), 적혈구(RBC)
D) 단핵모세포(monoblast), 풋단핵구(promonocyte), 골수세포(myelocyte), 띠세포(band cell), 적혈구(RBC)
E) 림프모세포(lymphoblast), 풋적혈구모세포(proerythroblast), 그물세포(reticulocyte), 띠세포(band cell), 적혈구(RBC)

47) 사람의 혈액형이 결정되는 요인은?
A) 적혈구의 크기와 모양
B) 혈장에 있는 항체의 수
C) 혈색소의 화학적 특성
D) 형질막에 있는 특이한 표면항원의 존재 유무
E) 혈색소에 있는 산소 및 이산화탄소 결합부위의 유형

48) 여러 혈액형의 응집원(agglutinogens)은 __________의 예이다.
A) 표면항체(surface antibodies)
B) 통로단백질(channel proteins)
C) 백혈구(leukocytes)
D) 표면항원(surface antigens)
E) 무과립구(agranulocytes)

49) 응집소(agglutinins)는
A) 적혈구 표면항원이다.
B) 혈액응고를 막는다.
C) 면역반응으로 불리는 보호작용을 일으키는 물질이다.
D) 다른 혈액형의 적혈구 표면항원에 붙는 항체이다.
E) 충분히 염색된 과립이 있다.

50) AB형 혈액이 포함하는 것은?
A) 적혈구에 있는 응집소 A
B) 응입원 A와 B
C) 적혈구에 있는 응집원 B
D) 혈장에 있는 응집소 B
E) 응집소 A와 B

정답: 46) C 47) D 48) D 49) D 50) B

51) Bill은 혈액형을 알고 싶어서 손가락을 찔어서 얻은 몇 방울의 피를 여러 가지 항혈청과 섞었다. 그의 혈액세포는 anti-A 및 anti-Rh 혈청과 섞었을 때 응집되었으나 anti-B 혈청에 섞었을 때는 응집되지 않았다. 이것이 의미하는 것은?

A) Bill은 수혈할 때 B형 혈액을 받을 수 있다.
B) Bill은 AB형 사람에서 혈액을 줄 수 있다.
C) Bill은 Rh-negative이다.
D) Bill의 혈장은 type O negative 적혈구와 상호반응할 것이다.
E) Bill의 혈장은 anti-B 항체를 갖고 있다.

52) 혈액 속의 요소로 핵이 있으며 아메바운동을 하는 것은?

A) 백혈구(leukocytes)
B) 연골세포(chondrocytes)
C) 혈소판(thrombocytes)
D) 적혈구(erythrocytes)
E) 멜라닌세포(melanocytes)

53) 다음 중 무과립구(agranulocyte)는?

A) 적혈구(erythrocyte)
B) 호중구(basophil)
C) 중성구(neutrophil)
D) 호산구(eosinophil)
E) 단핵구(monocyte)

54) 백혈구의 일차기능은?

A) 이산화탄소를 활성화된 세포에서 제거한다.
B) 모여서 혈관벽에 붙는다.
C) 허파에서 몸의 세포로 산소를 운반한다.
D) 소화기계통에서 몸의 세포로 영양분을 이동시킨다.
E) 병원체(pathogens)로부터 몸을 방어한다.

55) 말초혈액 순환에서 수가 가장 적은 백혈구는?

A) 중성구(neutrophils)
B) 호산구(eosinophils)
C) 호염기구(basophils)
D) 림프구(lymphocytes)
E) 단핵구(monocytes)

정답: 51) E 52) A 53) E 54) E 55) C

56) 정상인의 혈액표본에서 가장 많은 백혈구 유형은?
- A) 호중구(basophil)
- B) 중성구(neutrophil)
- C) 림프구(lymphocyte)
- D) 호산구(eosinophil)
- E) 단핵구(monocyte)

57) ________ 은 백혈구의 특징으로 백혈구를 모세혈관 벽에 있는 상피세포 사이로 짜내듯이 주변 조직으로 들어가는 것을 말한다.
- A) 혈액주성(hemotaxis)
- B) 양성화학주성(positive chemotaxis)
- C) 용혈(hemolysis)
- D) 혈구누출(diapedesis)
- E) 아메바운동(amoeboid movement)

58) 정상인의 백혈구 수는 약 __________ cells/microliter이다.
- A) 1,500~4,000
- B) 1,800~7,300
- C) 5,000~10,000
- D) 150,000~500,000
- E) 4백만~6백만

59) 감염된 상처에 있는 고름(pus)에는 어떤 유형의 백혈구가 들어 있나?
- A) 호염기구(basophils)
- B) 림프구(lymphocytes)
- C) 호산구(eosinophils)
- D) 단핵구(monocytes)
- E) 중성구(neutrophils)

60) 세균이 몸에 침입했을 때 수가 증가할 것으로 가장 잘 예측되는 세포는?
- A) 적혈구(erythrocytes)
- B) 호산구(eosinophils)
- C) 호염기구(basophils)
- D) 림프구(lymphocytes)
- E) 혈소판(thrombocytes)

정답: 56) B 57) D 58) C 59) E 60) D

61) 손상받은 조직의 샘플에서 많은 호산구(eosinophils)가 관찰되었다. 이것은 조직샘플이(에) ________ 을 가리킨다.
A) 고름집이 있다는 것
B) 염증이 있다는 것
C) 거부반응이 있다는 것
D) 바이러스에 감염되었다는 것
E) 기생충에 감염되었다는 것

62) 중성구(neutrophils)는
A) 무과립세포이다.
B) 포식하지 않는다.
C) 많은 핵이 있다.
D) 세균감염에 활동적으로 싸운다.
E) 특수방어에 관여한다.

63) 다음의 어떤 것이 백혈구 중에서 가장 활동적인 유형으로 포식작용을 하며, 가장 먼저 상처부위에 도달하는가?
A) 중성구(neutrophils)
B) 호산구(eosinophils)
C) 호염기구(basophils)
D) 림프구(lymphocytes)
E) 적혈구(erythrocytes)

64) ________ 는 큰 포식 백혈구로 말초조직으로 들어가서 조직 큰포식세포(tissue macrophage)가 되기 전 약 24시간 동안만 혈액순환한다.
A) 중성구(neutrophils)
B) 호산구(eosinophils)
C) 호염기구(basophils)
D) 림프구(lymphocytes)
E) 단핵구(monocytes)

65) 이 백혈구는 혈관을 떠나서 큰 물질을 잡아먹는 포식작용을 하며, 섬유모세포(fibroblast)를 상처부위로 끌어오는 화학물질을 분비한다. 어떤 세포인가?
A) 중성구(neutrophils)
B) 호산구(eosinophils)
C) 호염기구(basophils)
D) 림프구(lymphocytes)
E) 단핵구(monocytes)

정답: 61) E 62) D 63) A 64) E 65) E

66) 백혈구 중에서 어떤 세포가 손상부위로 이주하고 모세혈관벽을 떠나서 손상받은 조직에 축적되는가? 손상받은 조직에서 이 백혈구는 과립을 세포사이액으로 방출한다.

A) 단핵구(monocytes)
B) 호산구(eosinophils)
C) 호염기구(basophils)
D) 림프구(lymphocytes)
E) 중성구(neutrophils)

67) 혈소판감소(thrombocytopenia)는 ____의 결핍으로 정의된다.

A) 항체(antibodies)
B) 적혈구(erythrocytes)
C) 혈소판(platelets)
D) 호산구(eosinophils)
E) 중성구(neutrophils)

68) 혈소판(platelets)은

A) 큰 다핵세포이다.
B) 세포의 조각이다.
C) 미성숙 백혈구이다.
D) 고정된 큰포식세포이다.
E) 표면항원이다.

69) 혈소판(platelets)은

A) 포식작용을 한다.
B) 혈관응고계통의 중요 성분이다.
C) 혈액에서 형태가 없는 요소 중 하나이다.
D) 림프구이다.
E) 많은 엽으로된 핵이 있다.

70) 혈소판은 포식세포에 의해 제거되기 전에 얼마 동안 혈액 속에서 순환하는가?

A) 9~12일
B) 6~18시간
C) 2~3일
D) 4~8주
E) 1~2개월

정답: 66) C 67) C 68) B 69) B 70) A

71) 혈관벽에 부착된 피덩이는 무엇이라고 하는가?
  A) 색전(embolus)
  B) 혈전(thrombus)
  C) 판(plaque)
  D) 혈액응고제(coagulant)
  E) 혈소판마개(platelet plug)

72) 피덩이, 공기방울, 지방방울이 혈액에서 이동되는 것을 무엇이라고 하는가?
  A) 혈전(thrombus)
  B) 판(plaque)
  C) 응고인자(clotting factor)
  D) 색전(embolus)
  E) 지혈요소(hemostatic element)

73) 불충분한 응고인자 생산으로 인해 생기는 유전되는 상황을 무엇이라고 하는가?
  A) 빈혈(anemia)
  B) 지중해빈혈(thalassemia)
  C) 황달(jaundice)
  D) 혈우병(hemophilia)
  E) 백혈구감소(leukopenia)

74) 복구가 진행되며, 피덩이(blood clot)는 __________의 활성화와 함께 점차적으로 녹게 된다.
  A) 제10인자(factor X)
  B) 트롬빈(thrombin)
  C) 섬유소원(fibrinogen)
  D) 프로트롬빈(prothrombin)
  E) 플라스미노겐(plasminogen)

75) 플라스미노겐(plasminogen)의 활성화와 함께 시작되는 것은?
  A) 혈전증(thrombosis)
  B) 섬유소용해(fibrinolysis)
  C) 응집(agglutination)
  D) 내인성경로(intrinsic pathway)
  E) 외인성경로(extrinsic pathway)

정답: 71) B 72) D 73) D 74) E 75) B

76) 외인성경로와 내인성경로는 간에서 생성되는 응고인자의 활성화를 통해 합쳐져 공통경로 (common pathway)가 된다.
A) 알부민(albumin)
B) 섬유소원(fibrinogen)
C) 제10인자(factor X)
D) 칼슘(calcium)
E) 비타민 K

77) 지혈(hemostasis)이 시작될 때 혈관연축(vascular spasm)의 이점은 무엇인가?
A) 혈액 소실 감소
B) 말초혈액 흐름의 증가
C) 아교섬유 형성
D) 호중성구가 상처부위로 쉽게 접근함
E) 칼슘의 이용 증가

78) 혈액응고의 내인성경로는 _________에 의해 활성화된다.
A) 혈소판이 손상조직에 붙음
B) 아교질에 노출된 풋효소(proenzymes)의 활성화
C) 손상된 내피에 의해 조직인자의 방출
D) 간에서 헤파린의 분비
E) 프로트롬빈에서 트롬빈으로 전환

79) 응고의 공통경로는 ______과 함께 끝난다.
A) 손상받은 조직에 혈소판이 붙음
B) 아교질에 노출된 풋효소의 활성
C) 손상받은 내피에 의한 조직인자의 방출
D) 프로트롬빈을 트롬빈으로 전환시키는 응고인자의 활성
E) 섬유소원(fibrinogen)을 섬유소(fibrin)로 전환시키는 응고인자의 활성

80) 응고의 외인성경로는 ____에 의해 활성화된다.
A) 손상받은 조직에 혈소판이 붙음
B) 아교질에 노출된 풋효소의 활성
C) 손상받은 내피에서 조직인자 방출
D) 간에서 헤파린 방출
E) 프로트롬빈에서 트롬빈으로 전환

정답: 76) C 77) A 78) B 79) E 80) C

81) 칼슘이온과 ________는(은) 응고과정의 거의 모든 면에 영향을 끼친다.

A) 비타민 K
B) 비타민 A
C) 비타민 D
D) 비타민 E
E) 티아민(thiamin)

82) 섬유소용해(fibrinolysis) 동안 어떤 효소가 섬유소 가닥을 소화하기 시작하고 피덩이를 파괴하는가?

A) 제10인자(Factor X)
B) 제7응고인자(clotting Factor VII)
C) 트롬빈(thrombin)
D) 섬유소원(fibrinogen)
E) 플라스민(plasmin)

83) 지혈과 피덩이 제거의 과정에 관여하는 단계의 목록은 다음과 같다.

1. 응고기(coagulation phase)
2. 섬유소용해fibrinolysis
3. 혈관기(vascular phase)
4. 수축(retraction)
5. 혈소판기(platelet phase)

이 단계의 옳은 순서는?

A) 5, 1, 4, 2, 3
B) 3, 5, 1, 4, 2
C) 2, 3, 5, 1, 4
D) 3, 4, 5, 2, 1
E) 4, 3, 5, 2, 1

11.2 서술형 문제

1) 단핵구증(mononucleosis)에서 지라(spleen)는 증가된 포식세포 활성에 의해 커진다. 이 질환의 흔한 증상은 안색이 창백하고, 일찍 근육피로가 생기고, 약해지며, 활력이 없고, 때때로 침대에서 나오지 못하기도 한다. 무엇이 이러한 증상을 일으키는가?

정답: 81) A 82) E 83) B

1) 지라의 주된 기능은 오래되고, 손상이 있는 적혈구를 파괴하는 것이다. 지라는 단핵구증이 있으면 크기가 커지는데, 적혈구를 제거하는 능력이 증가하면 빈혈이 온다. 감소된 순환 적혈구 수는 조직으로 산소를 보내는 능력을 감소시키고, 따라서 대사작용도 늦어진다. 이것은 근육피로, 약함, 활력감소와 같은 증상을 설명한다. 정상보다도 적은 수의 적혈구가 혈액 속에 순환하기 때문에 피부색이 붉지 않고, 창백해 보인다.

12장 순환계통: 심장

12.1 선택형 문제

1) 심장은 _____에 의해 둘러싸여 있다.
   A) 가슴막안(pleural cavity)
   B) 복막안(peritoneal cavity)
   C) 심장뼈대(cardiac skeleton)
   D) 심장막안(pericardial cavity)
   E) 관상정맥동(coronary sinus)

2) 심방(atrium) 사이의 벽을 무엇이라고 하는가?
   A) 심실(ventricle)
   B) 심장정맥굴(coronary sinus)
   C) 방실사이고랑(coronary sulcus)
   D) 심방귀(auricle)
   E) 심방사이막(interatrial septum)

3) 심장주위를 둘러싸고 있는 주머니 안쪽을 구성하는 것은?
   A) 벽쪽심장막(parietal pericardium)
   B) 심장바깥막(epicardium)
   C) 심장속막(endocardium)
   D) 벽쪽심장근육층(parietal myocardium)
   E) 벽쪽심장속막(parietal endocardium)

4) 심장의 가장 안쪽층은?
   A) 가슴세로칸(mediastinum)
   B) 벽쪽심장막(parietal pericardium)
   C) 심장바깥막(epicardium)
   D) 심장근육층(myocardium)
   E) 심장속막(endocardium)

5) 심장의 뼈대를 구성하는 것은?
   A) 심장근육층 안에 있는 그물결합조직
   B) 심방사이막에 있는 뼈
   C) 심실사이벽에 있는 뼈
   D) 튼튼하고 탄력있는 결합조직의 치밀띠
   E) 심방귀에 있는 섬유결합조직

정답: 1) D 2) E 3) A 4) E 5) D

6) 온몸순환(systemic circulation)에서 돌아온 혈액이 직접 들어가는 곳은?
   A) 오른심방(right atrium)
   B) 오른심실(right ventricle)
   C) 왼심방(left atrium)
   D) 왼심실(left ventricle)
   E) 허파동맥(pulmonary trunk)

7) 삼첨판(tricuspid valve)이 위치한 곳은?
   A) 대동맥의 구멍
   B) 허파동맥의 구멍
   C) 대정맥이 오른심방에 들어가는 곳
   D) 오른심방과 오름심실 사이
   E) 왼심방과 왼심실 사이

8) 심실사이벽(interventricular septum)이 혈액을 받는 곳은?
   A) 모서리동맥(marginal artery)
   B) 오른관상동맥(right coronary artery)
   C) 관상정맥동(coronary sinus)
   D) 왼관상동맥(left coronary artery)
   E) 휘돌이동맥(circumflex artery)

9) 큰심장정맥(great cardiac vein)과 중간심장정맥(middle cardiac vein)이 직접 혈액을 이동시키는 곳은?
   A) 위대정맥(superior vena cava)
   B) 아래대정맥(inferior vena cava)
   C) 관상정맥동(coronary sinus)
   D) 방실사이고랑(coronary sulcus)
   E) 대동맥(aorta)

10) 반달판막(semilunar valves)은 혈액이 ___(으)로 역류하는 것을 막는다.
   A) 심방(atria)
   B) 대동맥(aorta)
   C) 심실(ventricle)
   D) 허파동맥(pulmonary trunk)
   E) 대정맥(venae cavae)

정답: 6) A 7) D 8) D 9) C 10) C

11) 왼심방에서 왼심실로 흐르는 혈액은 _____ 판막을 지나 흘러간다.
 A) 대동맥(aortic)
 B) 삼첨판(tricuspid)
 C) 허파동맥(pulmonary)
 D) 이첨판(bicuspid)
 E) 유두(papillary)

12) 온몸순환(systemic circulation)에서 심장으로 들어오는 혈액이 거치는 혈관은?
 A) 심장정맥굴(coronary sinus)
 B) 허파정맥(pulmonary veins)
 C) 대정맥(venae cavae)
 D) 대동맥(aorta)
 E) 허파동맥(pulmonary arteries)

13) 심장의 구조 중에 심방과 심실 사이를 구분하는 깊은 고랑은?
 A) 뒤심실사이고랑(posterior interventricular sulcus)
 B) 방실사이고랑(coronary sulcus)
 C) 앞심실사이고랑(anterior interventricular sulcus)
 D) 심장정맥굴(coronary sinus)
 E) 심실사이벽(interventricular septum)

14) 오른심방은 온몸순환으로부터 혈액을 받고, 혈액을 ____(으)로 펌프질해서 보낸다.
 A) 대동맥(aorta)
 B) 왼심방(left atrium)
 C) 오른심실(right ventricle)
 D) 허파동맥(pulmonary trunk)
 E) 심장벽의 근육조직(muscle tissue of the heart wall)

15) 힘줄끈(chordae tendineae)의 기능불량으로 생기는 것은?
 A) 대동맥과 허파동맥으로 혈액이 역류해 흐른다.
 B) 반달판막의 폐쇄를 억제한다.
 C) 심방으로 혈액이 역류한다.
 D) 방실판막의 판막이 심실쪽으로 움직인다.
 E) 관상동맥으로 혈액 흐르는 것을 막는다.

정답: 11) D 12) C 13) B 14) C 15) C

16) 심실의 안쪽 표면에 있는 근육능선(muscular ridges)을 종합적으로 무엇이라고 하는가?
A) 심장뼈대(cardiac skeleton)
B) 힘줄끈(chordae tendineae)
C) 유두(papilla)
D) 근육기둥(trabeculae carneae)
E) 심방귀(auricle)

17) 각각의 심장근육세포가 주변심장근육세포들에 붙는 자리를 무엇이라고 하는가?
A) 사이원반(intercalated discs)
B) 근원섬유(myofibrils)
C) 근육원섬유마디(sarcomeres)
D) 기둥(trabeculae)
E) 타원오목(fossa ovalis)

18) ________순환은 혈액이 허파를 제외한 몸 전체를 통해 이동되는 것을 말한다.
A) 허파(pulmonary)
B) 심장(coronary)
C) 온몸(systemic)
D) 수축기(systolic)
E) 확장기(diastolic)

19) 심장의 근육층은?
A) 심장바깥막(epicardium)
B) 심장근육층(myocardium)
C) 심장속막(endocardium)
D) 내장심장막(visceral pericardium)
E) 내피(endothelium)

20) ________를(을) 통해 혈액과 주변 조직 사이에 영양분, 녹아 있는 가스, 노폐물이 교환된다.
A) 정맥(veins)
B) 동맥(arteries)
C) 동맥줄기(arterial trunks)
D) 모세혈관(capillaries)
E) 대정맥(vena cavae)

정답: 16) D 17) A 18) C 19) B 20) D

21) 오른심실이 펌프질해서 혈액을 보내는 곳은?
   A) 왼심방(left atrium)
   B) 왼심실(left ventricle)
   C) 허파(lungs)
   D) 온몸순환(systemic circuit)
   E) 오른심방(right atrium)

22) 관상동맥의 가지에서 갈라져 나온 작은 가지들끼리 서로 상호연결을 하는 것을 무엇이라고 하는가?
   A) 경색(infarcts)
   B) 심방귀(auricles)
   C) 역류(regurgitations)
   D) 근육기둥(trabeculae carneae)
   E) 연결(anastomoses)

23) 심장과 관련된 층들이 표면에서 깊은 곳으로 순서대로 나열된 것은?
   A) 벽심장막(parietal pericardium), 내장심장막(visceral pericardium), 심장속막(endocardium), 심장근육층(myocardium)
   B) 심장속막(endocardium), 심장근육층(myocardium), 내장심장막(visceral pericardium), 벽심장막(parietal pericardium)
   C) 내장심장막(visceral pericardium), 벽심장막(parietal pericardium), 심장근육층(myocardium), 심장속막(endocardium)
   D) 벽심장막(parietal pericardium), 내장심장막(visceral pericardium), 심장근육층(myocardium), 심장속막(endocardium)
   E) 심장근육층(myocardium), 내장심장막(visceral pericardium), 심장속막(endocardium), 벽심장막(parietal pericardium)

24) 허파동맥(pulmonary trunk)에서 처음 갈라져 나온 혈관은?
   A) 허파동맥(pulmonary arteries)
   B) 위대정맥(superior vena cavae)
   C) 휘돌이동맥(circumflex arteries)
   D) 심장동맥(coronary arteries)
   E) 허파정맥(pulmonary veins)

25) 대정맥의 일차적인 기능은 다음의 내용을 포함한다. 어느 것인가?
   A) 오른심방으로 혈액을 돌려보냄
   B) 산소가 많은 혈액을 순환계로 펌프질함
   C) 심방과 심실에서 과도한 액체를 제거함
   D) 심장을 주변 구조에 고정시킴
   E) 심장의 팽창을 막음

정답: 21) C 22) E 23) D 24) A 25) A

26) 심장의 왼쪽에 있는 방실판막은 다른 말로 무엇이라고 하는가?
A) 삼첨판막(tricuspid valve)
B) 첨판막(cuspid valve)
C) 승모판막(mitral valve)
D) 허파동맥판막(pulmonary valve)
E) 대동맥판막(aortic valve)

27) 다음의 어느 구조에서 온몸순환이 시작하는가?
A) 허파동맥(pulmonary trunk)
B) 허파동맥(pulmonary arteries)
C) 대정맥(vena cavae)
D) 오름대동맥(descending aorta)
E) 심장정맥(cardiac veins)

28) 심장의 왼쪽에 있는 반달판막(semilunar valve)은 어떤 구조로부터 혈액역류를 막는가?
A) 대동맥(aorta)
B) 허파동맥(pulmonary trunk)
C) 허파정맥(pulmonary veins)
D) 오른심실(right ventricle)
E) 왼심실(left ventricle)

29) 오른심실의 평균압력은 왼심실의 압력 ______.
A) 과 똑같다.
B) 보다 매우 낮다.
C) 보다 약간 낮다.
D) 보다 약간 높다.
E) 보다 매우 높다.

30) 심방의 기능은
A) 심장으로 되돌아오는 혈액을 모은다.
B) 혈액을 허파로 펌프질해서 보낸다.
C) 온몸순환으로 혈액을 펌프질해서 보낸다.
D) 혈액이 심실로 역류하는 것을 막는다.
E) 심장판막의 위치를 안정화한다.

정답: 26) C 27) D 28) A 29) B 30) A

31) 허파동맥(pulmonary arteries)은 혈액을 __________(으)로 나른다.
A) 심장
B) 허파
C) 뇌
D) 콩팥
E) 이자

32) 심장근육세포의 어떤 구조 때문에 활동전위가 세포에서 세포로 빨리 이동되는가?
A) 사립체(mitochondria)
B) 데스모솜(desmosomes)
C) 틈새이음(gap junctions)
D) 근원섬유(myofibrils)
E) 미오글로빈(myoglobin)

33) 심장뼈대(cardiac skeleton)의 기능은?
A) 혈액을 심장에서 밖으로 보낸다.
B) 심장의 근육조직에 혈액을 공급한다.
C) 마주하는 심장막안 표면 사이의 마찰을 줄여준다.
D) 심장판막의 위치를 안정화시킨다.
E) 이온과 작은 분자의 움직임을 도와준다.

34) 방실판막은 혈액이 ________(으)로 역류하는 것을 막는다.
A) 심실(ventricles)
B) 심방(atria)
C) 대정맥(venae cavae)
D) 대동맥(aorta)
E) 허파동맥(pulmonary trunk)

35) 모서리동맥(marginal artery)은 어떤 혈관의 가지인가?
A) 대동맥(aorta)
B) 왼심장동맥(left coronary artery)
C) 심실사이동맥(interventricular artery)
D) 심장정맥굴(coronary sinus)
E) 오른심장동맥(right coronary artery)

정답: 31) B 32) C 33) D 34) B 35) E

36) 내장과 다리에서 온 혈액은 다음의 어떤 혈관을 거쳐 심장으로 전달되는가?
A) 심장정맥굴(coronary sinus)
B) 아래대정맥(inferior vena cava)
C) 허파정맥(pulmonary veins)
D) 위대정맥(superior vena cava)
E) 심장정맥(cardiac vein)

37) 혈액을 심장으로 돌려보내는 정맥은 또한 ___________혈관(vessels)이라고도 한다.
A) 들(afferent)
B) 승모판(mitral)
C) 판막(valvular)
D) 날(efferent)
E) 허파(pulmonary)

38) 심장근육세포는 많은 _________ 기능에 관여하는 많은 미오글로빈(myoglobin)을 저장하고 있다.
A) 노폐물 제거
B) 철 저장
C) 이산화탄소 제거
D) 산소 저장
E) 개별 근육원섬유마디(sarcomere) 수축

39) 오른관상동맥과 왼관상동맥이 시작되는 곳은?
A) 대동맥굴(aortic sinuses)
B) 심장정맥굴(coronary sinus)
C) 허파동맥(pulmonary trunk)
D) 모서리동맥(marginal artery)
E) 타원오목(fossa ovalis)

40) 만약 심장에서 판막기능이 비정상적이어서 심장이 적절한 혈액순환을 유지하지 못하게 되면 __________의 증상이 나타난다.
A) 승모판탈출증(mitral valve prolapse)
B) 심장염(carditis)
C) 심장동맥질환(coronary artery disease)
D) 류마티스열(rheumatic fever)
E) 판막심장병(valvular heart disease)

정답: 36) B 37) A 38) D 39) A 40) E

41) 관상동맥에 지방이 축적되어 생기는 질환은?
- A) 판막심장병(valvular heart disease)
- B) 류마티스심장질환(rheumatic heart disease)
- C) 심장동맥혈전증(coronary thrombosis)
- D) 심장동맥질환(coronary artery disease)
- E) 심장차단(heart block)

42) 오른심실에서 탈산소화된 혈액(deoxygenated blood)이 나가는 혈관은?
- A) 허파동맥(pulmonary arteries)
- B) 허파정맥(pulmonary veins)
- C) 대동맥(aorta)
- D) 아래대정맥(inferior vena cava)
- E) 허파동맥(pulmonary trunk)

43) 왼심방은 산소가 많은 혈액을 ________혈관으로부터 받는다.
- A) 허파동맥(pulmonary trunk)
- B) 허파정맥(pulmonary veins)
- C) 대동맥(aorta)
- D) 아래대정맥(inferior vena cava)
- E) 허파동맥(pulmonary arteries)

44) 어떤 경우에 이첨판(bicuspid valve)의 첨판(cusp)이 제대로 폐쇄되지 않겠는가?
- A) 승모판탈출증(mitral valve prolapse)
- B) 판막심장병(valvular heart disease)
- C) 심실협착(ventricular stenosis)
- D) 심근경색증(myocardial infarctions)
- E) 대동맥굴(aortic sinuses)

45) 심실이 이완할 때, __________가(이) 느슨해지고 심방에서 심실로 혈액이 흐르는데 저항이 없어진다.
- A) 심방귀(auricles)
- B) 힘줄끈(chordae tendineae)
- C) 유두근육(papillary muscles)
- D) 근육기둥(trabeculae carneae)
- E) 대동맥굴(aortic sinuses)

정답: 41) D 42) E 43) B 44) A 45) B

46) 다음은 심장과 연관된 혈관 및 구조들이다.

1. 오른심방(right atrium)
2. 왼심방(left atrium)
3. 오른심실(right ventricle)
4. 왼심실(left ventricle)
5. 대정맥(vena cavae)
6. 대동맥(aorta)
7. 허파동맥(pulmonary trunk)
8. 허파정맥(pulmonary veins)

혈액이 온몸순환에서 들어오고 흘러가는 올바른 순서는?

A) 1, 2, 7, 8, 3, 4, 6, 5
B) 1, 7, 3, 8, 2, 4, 6, 5
C) 5, 1, 3, 7, 8, 2, 4, 6
D) 5, 3, 1, 7, 8, 4, 2, 6
E) 5, 1, 3, 8, 7, 2, 4, 6

47) 심장벽에 대해 올바르게 설명한 것은?

A) 내피(endothelium)는 심장근육조직, 혈관, 신경으로 구성된다.
B) 심장근육층(myocardium)은 단순편평상피와 아래의 성근조직(areolar tissue)으로 구성된다.
C) 심장속막(endocardium)은 내장쪽 심장막(visceral pericardium)이다.
D) 심장근육조직은 띠모양으로 심실을 둘러싸고 심방벽에 나선모양으로 부착된다.
E) 심장바깥막(epicardium)은 장막으로 노출된 상피세포와 아래층인 성근조직으로 구성된다.

정답: 46) C 47) E

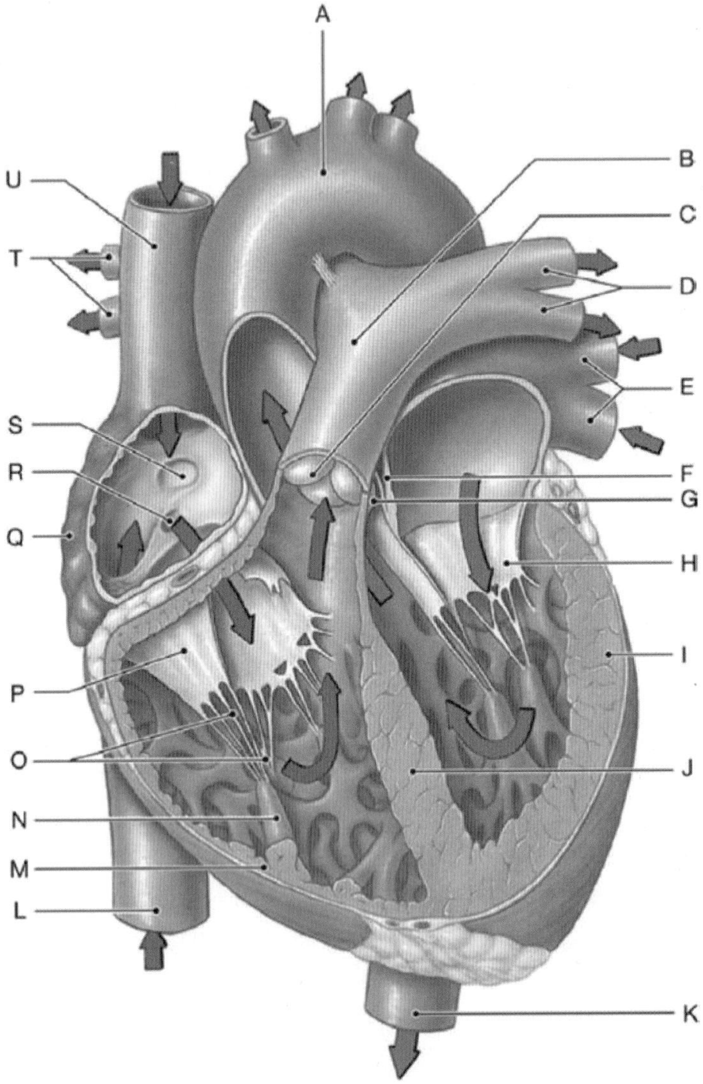

그림 12-1 심장의 주요 내부 구조

그림 12-1을 이용하여 표시된 부분을 구별하시오.

48) A가 가리키는 구조는?
- A) 대동맥활(aortic arch)
- B) 허파동맥(pulmonary trunk)
- C) 허파동맥(pulmonary arteries)
- D) 위대정맥(superior vena cava)
- E) 아래대정맥(inferior vena cava)

정답: 48) A

49) B가 가리키는 구조는?
A) 허파정맥(pulmonary veins)
B) 허파동맥(pulmonary trunk)
C) 허파동맥(pulmonary arteries)
D) 위대정맥(superior vena cava)
E) 아래대정맥(inferior vena cava)

50) C가 가리키는 구조는?
A) 삼첨판
B) 허파동맥(반월)판막
C) 대동맥(반월)판막
D) 이첨판
E) 왼방실판막

51) D가 가리키는 구조는?
A) 허파정맥(pulmonary veins)
B) 허파동맥(pulmonary trunk)
C) 허파동맥(pulmonary arteries)
D) 위대정맥(superior vena cava)
E) 아래대정맥(inferior vena cava)

52) E가 가리키는 구조는?
A) 허파정맥(pulmonary veins)
B) 허파동맥(pulmonary trunk)
C) 허파동맥(pulmonary arteries)
D) 위대정맥(superior vena cava)
E) 아래대정맥(inferior vena cava)

53) F가 가리키는 구조는?
A) 심실사이벽(interventricular septum)
B) 심장끝(apex)
C) 심장정맥굴구멍(opening of the coronary sinus)
D) 타원오목(fossa ovalis)
E) 심방사이막(interatrial septum)

정답: 49) B 50) B 51) C 52) A 53) E

54) G가 가리키는 구조는?
- A) 삼첨판
- B) 허파동맥(반월)판막
- C) 대동맥(반월)판막
- D) 이첨판
- E) 왼방실판막

55) H가 가리키는 구조는?
- A) 삼첨판의 첨판
- B) 허파동맥(반월)판막
- C) 대동맥(반월)판막
- D) 이첨판의 첨판
- E) 오른방실판막의 첨판

56) I가 가리키는 구조는?
- A) 심방귀(auricle)
- B) 왼심방(left atrium)
- C) 오른심실(right ventricle)
- D) 왼심실(left ventricle)
- E) 심실사이벽(interventricular septum)

57) J가 가리키는 구조는?
- A) 심방귀(auricle)
- B) 왼심방(left atrium)
- C) 오른심실(right ventricle)
- D) 왼심실(left ventricle)
- E) 심실사이벽(interventricular septum)

58) K가 가리키는 구조는?
- A) 대동맥활(aortic arch)
- B) 허파동맥(pulmonary trunk)
- C) 내림대동맥(descending aorta)
- D) 위대정맥(superior vena cava)
- E) 아래대정맥(inferior vena cava)

정답: 54) C 55) D 56) D 57) E 58) C

59) L이 가리키는 구조는?
A) 대동맥활(aortic arch)
B) 허파동맥(pulmonary trunk)
C) 내림대동맥(descending aorta)
D) 위대정맥(superior vena cava)
E) 아래대정맥(inferior vena cava)

60) M이 가리키는 구조는?
A) 심방귀(auricle)
B) 왼심방(left atrium)
C) 오른심실(right ventricle)
D) 왼심실(left ventricle)
E) 심실사이벽(interventricular septum)

61) N이 가리키는 구조는?
A) 근육기둥(trabeculae carneae)
B) 힘줄끈(chordae tendineae)
C) 심방귀(auricle)
D) 유두근(papillary muscle)
E) 빗살근(pectinate muscle)

62) O가 가리키는 구조는?
A) 근육기둥(trabeculae carneae)
B) 힘줄끈(chordae tendineae)
C) 심방귀(auricle)
D) 유두근(papillary muscle)
E) 빗살근(pectinate muscle)

63) P가 가리키는 구조는?
A) 삼첨판의 첨판
B) 허파동맥(반월)판막
C) 대동맥(반월)판막
D) 이첨판의 첨판
E) 왼방실판막의 첨판

정답: 59) E 60) C 61) D 62) B 63) A

64) Q가 가리키는 구조는?
- A) 오른심방(right atrium)
- B) 왼심방(left atrium)
- C) 오른심실(right ventricle)
- D) 왼심실(left ventricle)
- E) 심실사이벽(interventricular septum)

65) R이 가리키는 구조는?
- A) 심실사이벽(interventricular septum)
- B) 심장끝(apex)
- C) 심장정맥굴구멍(opening of the coronary sinus)
- D) 타원오목(fossa ovalis)
- E) 심방사이막(interatrial septum)

66) S가 가리키는 구조는?
- A) 심실사이벽(interventricular septum)
- B) 심장끝(apex)
- C) 심장정맥굴구멍(opening of the coronary sinus)
- D) 타원오목(fossa ovalis)
- E) 심방사이막(interatrial septum)

67) T가 가리키는 구조는?
- A) 오른허파정맥(right pulmonary veins)
- B) 허파동맥(pulmonary trunk)
- C) 오른허파동맥(right pulmonary arteries)
- D) 위대정맥(superior vena cava)
- E) 아래대정맥(inferior vena cava)

68) U가 가리키는 구조는?
- A) 오른허파정맥(right pulmonary veins)
- B) 허파동맥(pulmonary trunk)
- C) 오른허파동맥(right pulmonary arteries)
- D) 위대정맥(superior vena cava)
- E) 아래대정맥(inferior vena cava)

정답: 64) A 65) C 66) D 67) C 68) D

69) 심장박동조율기세포(cardiac pacemaker cells)는 어디에 위치하고 있는가?
A) 푸르킨예섬유(Purkinje fibers)
B) 굴심방결절(SA node)
C) 방실결절(AV node)
D) 다발가지(bundle branches)
E) 히스다발(bundle of His)

70) 심방의 탈분극(depolarization)은 심전도에서 어떻게 나타나는가?
A) P파
B) T파
C) S파
D) QRS 복합
E) PR 복합

71) ________은(는) 심장박동수가 정상보다 느려지는 상태이다.
A) 심장부정맥(cardiac arrhythmia)
B) 느린맥(bradycardia)
C) 파상풍(tetanus)
D) 가중(summation)
E) 빠른맥(tachycardia)

72) 심전도에서 QRS 복합이 나타내는 것은?
A) 심방탈분극
B) 심방재분극
C) 심실탈분극
D) 심실재분극
E) 심실수축

73) 심전도에서 T파는 다음의 어떤 것에 대응해서 생기는가?
A) 심방탈분극
B) 심방확장기
C) 심실수축기
D) 심실재분극
E) 심방재분극

정답: 69) B 70) A 71) B 72) C 73) D

74) 신경이나 호르몬 자극없이 수축하는 심장근육의 특성을 무엇이라고 하는가?
- A) 눌림증(tamponade)
- B) 혈전증(thrombosis)
- C) 자가리듬(autorhythmicity)
- D) 부정맥(arrhythmias)
- E) 파상풍(tetanus)

75) 정상 심장박동수보다 빠른 것을 무엇이라고 하는가?
- A) 느린맥(bradycardia)
- B) 빠른맥(tachycardia)
- C) 파상풍(tetanus)
- D) 심근경색(myocardial infarct)
- E) 부정맥(arrhythmia)

76) 심장박동이 비정상적인 양상을 보이는 것을 무엇이라고 하는가?
- A) 자발성(automaticity)
- B) 허혈(ischemias)
- C) 세동제거(defibrillations)
- D) 부정맥(arrhythmias)
- E) 수축력(contractility)

77) 정상 심장근육섬유에서 수축의 최대 횟수는 분당 몇 번인가?
- A) 80
- B) 140
- C) 200
- D) 250
- E) 300+

78) 방실결절(AV node)이 굴심방결절(SA node)에 의해 생성된 활동전위를 받아들이지 못하면,
- A) 심실은 더 빨리 박동할 것이다.
- B) 심실 수축횟수는 영향을 받지 않을 것이다.
- C) 일회박출량(stroke volume)이 증가할 것이다.
- D) 빠른맥(tachycardia)이 생길 것이다.
- E) 심장박동수는 40~60 bpm이 될 것이다.

정답: 74) C 75) B 76) D 77) C 78) E

79) 심실 수축세포의 빠른 탈분극 동안, 전압작동나트륨통로(voltage-gated sodium channels)는 막전위가 약 ____정도일 때 닫힌다.

A) −90 mV
B) −30 mV
C) 0 mV
D) +30 mV
E) +90 mV

80) 재분극(repolarization) 동안에 ________이온은 많은 양이 심실수축세포 밖으로 빠져나온다.

A) 나트륨(sodium)
B) 칼슘(calcium)
C) 마그네슘(magnesium)
D) 셀레늄(selenium)
E) 칼륨(potassium)

81) 왜 심방재분극(atrial repolarization)은 ECG에 표시되지 않는가?

A) 단지 심실만 재분극된다.
B) T파에 의해 덮여 감추어진다.
C) 심실재분극이 같은 때 일어나고 더 강하기 때문이다.
D) QRS 복합(QRS complex)이 심방재분극을 덮기 때문이다.
E) P파로 표시된다.

82) 다음은 심장 전도계통의 여러 요소이다.

1) 푸르킨예세포(Purkinje cells)
2) 방실다발(AV bundle)
3) 방실결절(AV node)
4) 굴심방결절(SA node)
5) 다발가지(bundle branches)

활동전위가 이 전도계통을 따라 움직이는 순서는?

A) 1, 4, 3, 2, 5
B) 3, 2, 4, 5, 1
C) 3, 5, 4, 2, 1
D) 4, 3, 2, 5, 1
E) 4, 2, 3, 5, 1

정답: 79) D 80) E 81) D 82) D

83) 정상 심장근육에 대해 올바르게 설명한 것은?
A) 가중(summation)이나 테타니(tetany)가 일어나지 않을 것이다.
B) 가중이나 테타니가 일어날 것이다.
C) 가중은 일어나지만, 테타니는 일어나지 않을 것이다.
D) 테타니는 일어나지만 가중은 일어나지 않을 것이다.
E) 가중 후에 항상 테타니가 일어난다.

84) 정상심장근육은 정상뼈대근육과 ____________이 비슷하다.
A) 활동전위 기간이 250~300 msec 지속되는 것
B) 결과적인 수축 시간
C) 불응기는 이완하는 동안 지속되는 것
D) 근원섬유에 칼슘이 나타나는 것
E) 단일수축의 가중이 나타나는 것

85) ECG 기록 동안 P–R 간격이 200 msec 이상인 경우 다음 중 어느 것을 나타내는가?
A) 관상동맥허혈 또는 심근손상
B) 선천심장 결손
C) 전해질 장애
D) 전도경로 손상
E) 부적절한 심장 혈류공급

86) 심장의 심방과 심실이 이완하는 것을 ________(이)라고 한다.
A) 확장기(diastole)
B) 수축기(systole)
C) 탈분극(depolarization)
D) 과다분극(hyperpolarization)
E) 재분극(repolarization)

87) 두 번째 심장음은 언제 들리는가?
A) AV 판막이 열릴 때
B) AV 판막이 닫힐 때
C) 반달판막이 닫힐 때
D) 심방이 수축할 때
E) 혈액이 대동맥으로 들어갈 때

정답: 83) A 84) D 85) D 86) A 87) C

88) 심장주기의 시작을 나타내는 사건은?
A) 심실수축기
B) 심방이완기
C) 심방부정맥
D) 심실이완기
E) 심방수축기

89) 심방이나 심실이 혈액으로 가득차고 다음 심장주기 시작을 준비하고 있다. 이 심방이나 심실은 _____이다.
A) 수축기
B) 부정맥
C) 수축하는 중
D) 탈분극하는 중
E) 확장기

90) 심실수축기 동안에
A) 심실은 이완한다.
B) 혈액이 심실로 들어온다.
C) 반월판막은 닫힌 상태를 유지한다.
D) 심실 압력이 감소한다.
E) 심실이 수축하고 있다.

91) 왼심실 수축기 동안에 다음 중 가장 높은 것은?
A) 왼심실 압력
B) 대동맥 압력
C) 왼심방 압력
D) 동맥 압력
E) 오른심방 압력

92) 첫 심장음("lubb")은 방실판막이 _____, 반월판막이 _____ 생긴다.
A) 열리고; 닫힐 때
B) 닫히고; 열릴 때
C) 열리고; 열릴 때
D) 닫히고; 닫힐 때
E) 판막의 움직임은 심장음에 상관이 없다.

정답: 89) E 89) E 90) E 91) A 92) B

93) 다음은 심장주기 동안에 일어나는 일들이다.

1. 심실압력이 증가하고 동맥에서 압력이 높아진다.
2. 심실이 수동적으로 피로 차게 된다.
3. 심방이완이 시작한다.
4. 심방수축은 적은 양의 추가 혈액을 이완된 심실로 가게 한다.
5. 심실압력이 떨어지고, 혈액이 반월판막의 첨판에 대해 뒤로 흐르면 반월판막이 닫히게 된다.
6. 심실수축은 AV 판막을 닫히게 한다.

심장주기 때 일어나는 일이 순서대로 나열된 것은?

A) 4, 6, 3, 1, 2, 5
B) 2, 6, 1, 4, 3, 5
C) 3, 6, 1, 5, 4, 2
D) 2, 5, 1, 6, 3, 4
E) 4, 3, 6, 1, 5, 2

94) 올바르게 연결된 것은?

A) 수축기(systole) = 심실의 이완
B) 확장기(diastole) = 심실의 수축
C) 심장박출량(cardiac output) = 1분 동안 오른심방에서 나가는 혈액의 양
D) 일회박출량(stroke volume) = 한 번의 박동으로 심방에서 나가는 혈액의 양
E) 굴심방결절(SA node) = 오른심방 뒤벽에 묻혀 있는 조직덩어리

95) 왼심실이 1분 동안 혈액을 내보내는 양을 무엇이라고 하는가?

A) 확장기말용적(end diastolic volume)
B) 수축기말용적(end systolic volume)
C) 일회박출량(stroke volume)
D) 심장박출량(cardiac output)
E) 심방예비력(cardiac reserve)

96) 한 번의 박동 동안 심실에 의해 배출되는 혈액량을 무엇이라고 하는가?

A) 심장박동수(heart rate)
B) 일회박출량(stroke volume)
C) 심장박출량(cardiac output)
D) 확장기말용적(end diastolic volume)
E) 수축기말용적(end systolic volume)

정답: 93) E 94) E 95) D 96) B

97) 혈액량 반사(blood volume reflexes)에 관한 내용 중 충만시간(filling time)은 어떤 것인가?
A) 한 번의 박동에 의해 심실에서 배출되는 혈액량
B) 오른심방으로 들어가는 정맥피의 흐름
C) 1분 동안 왼심실에 의해 배출되는 혈액량
D) 심방 수축기의 기간
E) 심실 이완기의 기간

98) 심장억제중추(cardioinhibitory center)는 ___________운동신경세포의 활성을 조절한다.
A) 신경절(ganglionic)
B) 부교감신경(parasympathetic)
C) 신경절이후(postganglionic)
D) 신경절이전(preganglionic)
E) 교감신경(sympathetic)

99) 저칼슘혈증(hypocalcemia) 상태 동안
A) 심장근육세포는 아주 힘이 넘치게 된다.
B) 심장근육 수축은 아주 약해진다.
C) 심장근육은 매우 흥분적이게 된다.
D) 심장근육세포는 같은 상태를 유지한다.
E) 심장근육 수축이 길어진다.

100) 다음의 어떤 상태에서 충만시간(filling time)(심실이완 기간)이 가장 길겠는가?
A) 심장박동이 느릴 때
B) 심장박동이 빠를 때
C) 수축력이 감소되었을 때
D) 확장기말용적과 수축기말용적 사이의 차이가 작을 때
E) 칼슘통로차단제가 있을 때

101) 어떤 사람들은 흡연을 하면 사람을 진정시키는 효과가 있다고 하여, 흡연을 정당화한다. 이런 정당화가 생리학적으로 옳은가?
A) 예, 카페인과 비슷한 효과로 니코틴은 심장박동수를 감소시킨다.
B) 예, 니코틴은 노르아드레날린과 아주 유사한 작용을 한다.
C) 아니오, 니코틴은 심장박동수를 자극하는 효과가 있다.
D) 아니오, 니코틴은 아세틸콜린과 아주 유사한 작용을 한다.
E) 아니오, 일반적으로 흡연은 생리학적인 효과가 없다.

정답: 97) E 98) B 99) B 100) A 101) C

102) 심방반사(atrial reflex)에 대해 올바르게 설명한 것은?
A) 심방반사는 증가된 부교감신경활성을 통해 심장박동수가 반사적으로 감소하게 한다.
B) 심방반사는 혈액이 오른심방으로 들어갈 때 오른심방벽에 있는 통증수용기를 자극한다.
C) 심방반사는 복귀정맥혈 양이 증가할 때 심장박동수를 조절하는 것을 포함한다.
D) 심방반사는 심장박동수 증가를 일으키는 교감신경자극을 포함한다.
E) 심방반사는 심장박동수 증가를 일으키는 부교감신경자극을 포함한다.

103) Frank−Starling 원리에 따르면 더 강력한 수축에 의해 ________.
A) 일회박출량이 감소한다.
B) 일회박출량이 증가한다.
C) 일회박출량이 변화가 없다.
D) 심장박출량이 감소한다.
E) 심장박동수가 느려진다.

104) ________ 분비는 심이 수축하는 힘을 감소시킨다.
A) 노르에피네프린(norepinephrine)
B) 에피네프린(epinephrine)
C) 아세틸콜린(acetylcholine)
D) 디기탈리스(digitalis)
E) 글루카곤(glucagon)

105) 고칼륨혈증(hyperkalemia) 상태일 때 가장 잘 일어날 수 있는 것은?
A) 심장박동수 감소
B) 굴심방결절(SA node)에서 탈분극빈도가 증가
C) 불규칙한 심장 수축
D) 심장막안에 액체가 고임
E) 칼슘 농도 증가

106) 심장으로 들어오는 정맥피의 양을 무엇이라고 하는가?
A) 심장박출량(cardiac output)
B) 복귀정맥혈(venous return)
C) 일회박출량(stroke volume)
D) P−R 간격(P−R interval)
E) Q−T 간격(Q−T interval)

정답: 102) C 103) B 104) C 105) C 106 B

107) 심장근육층에 있는 연접에서 노르에피네프린의 분비는
- A) 심장의 수축하는 힘을 감소시킨다.
- B) 심장근육대사를 억제한다.
- C) 일회박출량을 증가시킨다.
- D) 심장박동수를 감소시킨다.
- E) 심장박출량을 감소시킨다.

108) Frank−Starling 원리에 따르면, 심장박출량(cardiac output)은 __________과(와) 직접 관련된다.
- A) 심실의 크기
- B) 심장박동수
- C) 복귀정맥혈
- D) 심장근육 두께
- E) 심혈관계에 있는 전체 혈액량

109) 심장역학(cardiodynamics)에 따르면 다음 공식 중 옳은 것은?
- A) HR = CO × SV
- B) SV = CO × HR
- C) CO = HR/SV
- D) SV = HR/CO
- E) CO = HR × SV

110) 정상심장에서 심장박동수와 일회박출량이 함께 증가할 때, 심장박출량은 _________%까지 증가할 수 있다.
- A) 50~70
- B) 100~350
- C) 150~250
- D) 250~500
- E) 500~700

111) 심장의 자율신경분포에 대한 설명으로 옳은 것은?
- A) 부신속질에서 분비되는 노르에피네프린과 에피네프린은 심장이 수축하는 정도와 힘을 감소시킨다.
- B) 교감신경세포에 의해 분비되는 노르에피네프린은 심장박동수를 증가시킨다.
- C) 부교감신경세포에 의해 분비되는 아세틸콜린은 심장박동수를 증가시킨다.
- D) 부교감신경세포에 의해 심장근육의 연접에서 분비되는 노르에피네프린은 일회박출량을 증가시킨다.
- E) 교감신경세포에 의해 분비되는 아세틸콜린은 심장이 수축하는 힘을 증가시킨다.

정답: 107) C 108) C 109) E 110) E 111) B

112) 혈압과 혈액의 산소포화도가 감소하면, 심장조절중추는 ________.
A) 심장박출량을 감소시킨다.
B) 교감운동신경세포 활성을 감소시킨다.
C) 일회박출량을 감소시킨다.
D) 부교감운동신경세포 활성을 증가시킨다.
E) 심장박출량을 증가시킨다.

113) 두 심장반사는 ____ 변화에 직접적으로 반응한다.
A) 혈액량
B) 호르몬 분비
C) 혈액의 산소농도
D) 칼슘농도
E) 혈액의 pH

12.2 서술형 문제

1) 왼심실벽 두께의 의미를 설명하시오.

2) Verne는 심장부정맥(cardiac arrhythmias)이 생겨 병원 응급실로 갔다. Verne는 빠른맥(tachycardia)을 보였고 의식을 잃었다. Verne의 부인은 왜 그가 의식을 잃었는지 물었다. 담당의사는 Verne의 부인에게 무엇을 말했겠는가?

정답: 112) E 113) A

1) 왼심실벽이 더 두꺼우면 더 강하게 수축할 수 있어 혈액을 온몸순환계로 큰 압력으로 내보낼 수 있다. 오른 심실벽은 상대적으로 더 얇기 때문에 짧은 거리에서 허파로 가는 혈액을 낮은 압력으로 이동시킨다.

2) 빠른맥 동안 심장박동은 비정상적으로 빠르다. 빠른 심장박동은 심실이 수축하고 혈액으로 채워지는 시간을 줄이게 한다. 따라서 심장에 적은 양의 피가 차게 되고 적은 양이 박출되어 나가게 된다. 일회박출량이 감소하면 심장박출량도 감소하게 된다. 심장박출량이 감소하면 중추신경계에 충분한 혈액이 가지 못하게 되어 의식을 잃게 된다.

13장 순환계통: 혈관과 순환

13.1 선택형 문제

1) 혈관의 근육층은?
   - A) 속막(tunica intima)
   - B) 바깥막(tunica externa)
   - C) 중간막(tunica media)
   - D) 내막(tunica interna)
   - E) 외막(tunica adventitia)

2) 두꺼운 벽을 가진 혈관으로 크고 아주 탄성이 좋다. 이러한 혈관은 ________동맥이다.
   - A) 심장(coronary)
   - B) 허파(pulmonary)
   - C) 탄력(elastic)
   - D) 근육(muscular)
   - E) 세동맥(arteriolar)

3) 두꺼운 중간막(tunica media)을 가진 동맥은 ______동맥이다.
   - A) 연결(anastomotic)
   - B) 탄력(elastic)
   - C) 전도(conducting)
   - D) 큰(large)
   - E) 근육(muscular)

4) 동맥벽의 가장 바깥쪽에 있는 층은?
   - A) 내피(endothelium)
   - B) 속막(tunica intima)
   - C) 바깥막(tunica externa)
   - D) 중간막(tunica media)
   - E) 장막(serosa)

5) 혈액과 주변 사이질액(interstitial fluid) 사이에 물질 교환이 일어나는 혈관은?
   - A) 모세혈관(capillaries)
   - B) 세동맥(arterioles)
   - C) 동맥(arteries)
   - D) 세정맥(venules)

정답: 1) C 2) C 3) E 4) C 5) A

E) 정맥(veins)

6) 어떤 혈관유형이 혈관속 직경이 약 30 μm이며 중간막(tunica media)은 민무늬근육세포의 1~2층이 구성되어 있는가?
   A) 모세혈관(capillaries)
   B) 근육동맥(muscular arteries)
   C) 세동맥(arterioles)
   D) 세정맥(venules)
   E) 탄력동맥(elastic arteries)

7) 혈관내피 손상과 연관되어 중간막(tunica media)에 지방축적이 일어나는 상황은?
   A) 죽경화증(atherosclerosis)
   B) 정맥염(phlebitis)
   C) 혈전(thrombus)
   D) 동맥류(aneurysm)
   E) 폐색전증(pulmonary embolism)

8) 모세혈관계(capillary bed)에서 나온 혈액이 처음으로 들어가는 구조는?
   A) 동맥연결(arterial anastomoses)
   B) 정맥판막(venous valves)
   C) 동정맥연결(arteriovenous anastomoses)
   D) 모세혈관이전조임근(precapillary sphincters)
   E) 세정맥(venules)

9) 필요할 때 혈액은 모세혈관계를 ______________을 통해 우회(bypass)한다.
   A) 동맥연결(arterial anastomoses)
   B) 정맥판막(venous valves)
   C) 동정맥연결(arteriovenous anastomoses)
   D) 모세혈관이전조임근(precapillary sphincters)
   E) 세정맥(venules)

10) 일반적으로 동맥은 정맥에 비해 ________________.
   A) 더 탄력이 있다.
   B) 중간층에 민무늬근이 적다.
   C) 내피가 없다.
   D) 벽이 더 얇다.
   E) 더 직경이 크다.

정답: 6) C 7) A 8) E 9) C 10) A

11) 어떤 혈관이 심장주기 동안 압력변화를 흡수할 수 있는가?
   A) 탄력동맥(elastic arteries)
   B) 세동맥(arterioles)
   C) 근육동맥(muscular arteries)
   D) 동맥연결(arterial anastomoses)
   E) 모세혈관(capillaries)

12) 혈관벽 구조 중에서 단지 속막(tunica intima)만 가지고 있는 혈관은?
   A) 동맥(arteries)
   B) 세동맥(arterioles)
   C) 정맥(veins)
   D) 세정맥(venules)
   E) 모세혈관(capillaries)

13) 혈관과 대응하는 특징이 연결된 것 중 옳은 것은?
   A) 동맥/직경이 가장 큼
   B) 세동맥/혈압을 조절함
   C) 모세혈관/판막이 있음
   D) 세정맥/투과성이 가장 좋음
   E) 정맥/탄력이 있거나 근육이 많음

14) 정맥은 왜 상대적으로 얇은 벽을 가지고 있는가?
   A) 전형적인 정맥은 혈관 속 직경이 변화한다.
   B) 전형적인 정맥은 심실수축기 동안 늘어나서 직경이 커진다.
   C) 전형적인 정맥벽은 내피세포를 통해 빠른 교환이 일어날 수 있다.
   D) 전형적인 정맥은 높은 압력을 견딜 필요가 없다.
   E) 정맥벽에는 조임근이 있어 혈관운동이 일어날 수 있게 한다.

15) 모세혈관의 직경이 작은 것은 어떤 이점이 있는가?
   A) 심실수축기 동안 압력의 증가를 완화한다.
   B) 혈액 흐름을 느리게 하고, 모세혈관을 통한 교환이 일어날 충분한 시간을 준다.
   C) 심장주기 동안에 일어나는 압력변화를 흡수한다.
   D) 혈관이 판막없이 중력을 이길 수 있게 한다.
   E) 혈액의 역류를 막아서 복귀정맥혈(venous return)을 도와준다.

정답: 11) A 12) E 13) B 14) D 15) B

16) 전형적인 중간 크기 정맥에 대해 올바르게 설명한 것은?
A) 이들 혈관에서 중간막은 대부분 아교섬유로 구성된 두꺼운 바깥막으로 둘러싸여 있다.
B) 직경이 2 mm~9 mm이고, 중간막은 하나 또는 둘의 민무늬근육세포층으로 구성되어 있다.
C) 직경이 약 0.4 cm이고, 많은 민무늬근육세포와 적은 탄력섬유가 있다.
D) 직경이 2 mm~9 mm이고, 상대적으로 두꺼운 바깥막은 탄력섬유와 아교섬유의 세로다발이 있다.
E) 직경이 2.5 cm이고, 중간막은 주로 탄력섬유가 많고 민무늬근육세포는 적다.

17) 혈관의 한쪽 끝과 다른 쪽 끝이 압력이 다른 것을 ________(이)라고 하며, 이것을 통해 혈류 속도가 결정된다.
A) 삼투압(osmotic pressure)
B) 맥박압(pulse pressure)
C) 압력기울기(pressure gradient)
D) 압력점(pressure point)
E) 맥박점(pulse point)

18) 모세혈관을 통해 재흡수되지 않는 물과 용질(solute)은 결국 ________을 통해 혈액흐름으로 돌아온다.
A) 세정맥(venules)
B) 림프관(lymphatic vessels)
C) 분포동맥(distributing arteries)
D) 동맥연결(arterial anastomoses)
E) 동정맥연결(arteriovenous anastomoses)

19) 수축기와 이완기압력 사이의 차이는?
A) 모세혈관압(capillary pressure)
B) 맥박압(pulse pressure)
C) 동맥압(arterial pressure)
D) 정맥압(venous pressure)
E) 정수압(hydrostatic pressure)

20) 모세혈관으로 물을 재흡수 또는 당기는 힘을 ________ 압(pressure)이라고 한다.
A) 모세혈관정수(capillary hydrostatic)
B) 혈액삼투(blood osmotic)
C) 동맥(arterial)
D) 정맥(venous)
E) 맥박(pulse)

정답: 16) D 17) C 18) B 19) B 20) B

21) ____________는(은) 이들 각각의 농도기울기에 의해 이끌려서 모세혈관벽을 가로질러 확산한다.

A) 혈장단백질(plasma proteins)
B) 적혈구(red blood cells)
C) 백혈구(white blood cells)
D) 혈소판(platelets)
E) 용질분자(solute molecules)

22) 모세혈관 밖으로 액체를 밀어내는 힘은?

A) 모세혈관정수압(capillary hydrostatic pressure)
B) 삼투압(osmotic pressure)
C) 수축기압(systolic pressure)
D) 확장기압(diastolic pressure)
E) 압력기울기(pressure gradient)

23) 혈압이라는 용어는 심장혈관계통의 ______ 압력을 말한다.

A) 정맥
B) 모세혈관
C) 모든 혈관
D) 동맥
E) 동정맥

24) ________는(은) 전체 심장혈관계통에서 혈액흐름에 대항(oppose)하는 요소를 말한다.

A) 난류(turbulence)
B) 혈관저항(vascular resistance)
C) 총말초저항(total peripheral resistance)
D) 점도(viscosity)
E) 탄력반동(elastic rebound)

25) 혈압을 측정하는 기구는?

A) 청진기(stethoscope)
B) 온도계(thermometer)
C) 내시경(endoscope)
D) 혈압계(sphygmomanometer)
E) 정수압측정띠(hydrostatic pressure cuff)

정답: 21) E 22) A 23) D 24) C 25) D

26) 혈액은 정맥계통을 거쳐 심장으로 흐른다. 왜 정맥은 직경이 더 커지게 되는가?
A) 이동하는데 더 저항을 높이게 하고, 따라서 혈류는 증가하게 된다.
B) 이동하는데 더 저항을 낮추게 하고, 따라서 혈류는 증가하게 된다.
C) 이동하는데 더 저항을 낮추게 하고, 따라서 혈류는 감소하게 된다.
D) 이동하는데 더 저항을 높이게 하고, 따라서 혈류는 감소하게 된다.
E) 이동하는데 저항은 변화가 없으나, 혈류는 증가하게 된다.

27) 물과 작은 용질(solute)이 혈액 밖으로 나가려는 경향은 _______에서 가장 크다.
A) 모세혈관의 정맥끝
B) 근육동맥과 세동맥 사이 변이부
C) 탄력동맥과 근육동맥 사이 변이부
D) 모세혈관의 세정맥 끝
E) 세정맥과 중간크기정맥 사이 변이부

28) 혈압이 120/80이었다. 120은 어떤 압력인가?
A) 확장기혈압
B) 수축기혈압
C) 맥박압력
D) 평균동맥혈압
E) 혈액삼투압

29) 다음 중 어느 것이 조직으로 가는 혈액흐름에 가장 큰 영향을 주는가?
A) 혈관벽을 통한 확산거리
B) 정맥판막
C) 말초저항
D) 혈액 pH 수준
E) 바깥막의 아교섬유량

30) 다음 중 어느 것이 신경계통이나 내분비계통이 혈류를 조절하는 데 이용되는 중요 요소(들)인가?
A) 혈관저항(vascular resistance)
B) 난류(turbulence)
C) 점도(viscosity)
D) 혈관저항과 점도
E) 난류와 점도

정답: 26) B 27) D 28) B 29) C 30) A

31) 셋째와 넷째 심음은 어떤 것에 의해 생성되는가?
A) 혈관저항(vascular resistance)
B) 판막열림(opening valves)
C) 판막닫힘(closing valves)
D) 점도(viscosity)
E) 난류(turbulence)

32) 어떤 것이 숨쉬기와 복귀정맥혈 사이의 관계인가?
A) 들숨은 가슴막안 압력을 감소시키고, 따라서 더 많은 혈액이 아래대정맥으로 흐른다.
B) 들숨은 가슴막안 압력을 증가시키고, 따라서 더 많은 혈액이 아래대정맥으로 흐른다.
C) 날숨은 가슴막안 압력을 감소시키고, 따라서 더 많은 혈액이 아래대정맥으로 흐른다.
D) 들숨과 날숨은 모두 가슴막안 압력을 증가시키고, 따라서 더 적은 혈액이 아래대정맥으로 흐른다.
E) 들숨과 날숨은 모두 가슴막안 압력을 감소시키고, 따라서 더 적은 혈액이 아래대정맥으로 흐른다.

33) 처음 들리는 맥박소리는 __________압력에 일치해서 들린다.
A) 수축기 최고점(peak systolic)
B) 확장기 최고점(peak diastolic)
C) 평균동맥(mean arterial)
D) 평균맥박(average pulse)
E) 모세혈관 정수압(capillary hydrostatic)

34) 혈류에 영향을 주는 요소로 올바른 관계인 것은?
A) 정상 상황에서 혈류는 심장박출량과 같다.
B) 혈압이 올라가면 혈류는 감소한다.
C) 저항이 증가하면 혈류는 증가한다.
D) 저항과 혈류는 직접 연관되어 있다.
E) 혈관길이와 혈류는 직접 연관되어 있다.

35) 만약 혈액이 낮은 점도를 갖고 있다면, 정상 상태에서 어떤 일이 일어날 수 있는가?
A) 높은 압력에서 혈액이 흐른다.
B) 혈액이 높은 저항에 대항해서 흐른다.
C) 혈류가 나타날 수 없다.
D) 낮은 압력에서 혈액이 흐른다.
E) 혈액은 증가된 수의 혈액세포와 혈장을 갖는다.

정답: 31) E 32) A 33) A 34) A 35) D

36) 세정맥에서 정맥압이 17~21 mm Hg 이고 대정맥에서는 2~4 mm Hg였다면, 정맥계통을 통해 혈액을 밀어주는 압력의 범위는?
A) 2~4 mm Hg
B) 13~19 mm Hg
C) 15~17 mm Hg
D) 19~25 mm Hg
E) 21~23 mm Hg

37) 다음 중 어느 혈관에서 혈관저항이 가장 낮을 것인가?
A) 혈관 지름 < 30 μm
B) 혈관 지름 10 microns
C) 혈관 지름 8 μm
D) 혈관 지름 1 mm
E) 혈관 지름 1 cm

38) 혈액의 삼투압이 주변 사이질액보다 높은 이유는?
A) 사이질액은 혈액보다 더 많이 녹아 있는 단백질이 있다.
B) 혈액이 용질농도가 더 낮다.
C) 사이질액이 용질농도가 더 높다.
D) 혈액과 사이질액은 녹아 있는 단백질이 같은 농도이다.
E) 혈액은 사이질액보다 더 많이 녹아 있는 단백질이 있다.

39) 혈액은 대동맥에서 모세혈관을 향해 흐르며,
A) 심장혈관압력은 감소한다.
B) 혈관저항은 감소한다.
C) 혈류는 증가한다.
D) 점도가 감소한다.
E) 심장혈관압력과 혈류는 증가한다.

40) 자동조절(autoregulation)로 불리는 과정에서, 조직에서 녹아 있는 산소농도가 낮아지는데 대응해 __________.
A) 조직으로 가는 혈류가 감소한다.
B) 모세혈관이전조임근이 이완한다.
C) 혈관운동은 요소가 아니다.
D) 모세혈관 입구의 직경이 가늘어진다.
E) 세정맥에 도달하는 혈액량이 감소한다.

정답: 36) C 37) E 38) E 39) A 40) B

41) 혈액량이 감소하는 것에 대응해 분비되는 것은?
A) 레닌(renin)
B) 적혈구형성인자(erythropoietin)
C) 항이뇨호르몬(ADH)
D) 부신겉질자극호르몬(ACTH)
E) 안지오텐신(angiotensin)

42) 국소적으로 높은 산소농도에 대응해 모세혈관계에서 혈류량이 감소하는 것은 __________에 의해서이다.
A) 세포사이화학물질(intercellular chemicals)
B) 안지오텐신(angiotensin)
C) 자동조절(autoregulation)
D) 신경과정(neural processes)
E) 내분비과정(endocrine processes)

43) 온몸순환의 끝에서 혈압을 감지하는 것은?
A) 대동맥압력수용기(aortic baroreceptors)
B) 목동맥팽대압력수용기(carotid sinus baroreceptors)
C) 대동맥토리화학수용체(aortic body chemoreceptors)
D) 목동맥토리화학수용체(carotid body chemoreceptors)
E) 심방압력수용기(atrial baroreceptors)

44) 말초정맥지름이 감소하는 것을 무엇이라고 하는가?
A) 혈관수축(vasoconstriction)
B) 정맥수축(venoconstriction)
C) 혈관확장(vasodilation)
D) 점도(viscosity)
E) 말초저항(peripheral resistance)

45) 혈압이 떨어지거나 혈액내 산소농도가 비정상적으로 낮아졌을 때 콩팥(kidney)에서 분비되는 호르몬은?
A) 항이뇨호르몬(ADH)
B) 심방나트륨이뇨펩티드(ANP)
C) 안지오텐신 II(angiotensin II)
D) 적혈구형성인자(erythropoietin)
E) 레닌(renin)

정답: 41) C 42) C 43) E 44) B 45) D

46) 다음 중 모세혈관이전조임근에 직접 작용해서 말초저항의 변화를 일으키는 것은?
A) 심방나트륨이뇨펩티드(ANP) 분비
B) 자동조절(autoregulation)
C) 화학수용체반사(chemoreceptor reflex)
D) 레닌(renin) 분비
E) 압력수용기반사(baroreceptor reflex)

47) 다음 중 어느 때 혈압을 떨어뜨리는 일이 생기겠는가?
A) 알도스테론 농도가 증가
B) 안지오텐신 II 농도가 증가
C) 혈액량 증가
D) 심방나트륨이뇨펩티드(ANP) 농도가 증가
E) 항이뇨호르몬(ADH) 농도가 증가

48) 다음 중 어떤 변화가 염증이 있을 때 상처부위에 혈류 증가를 일으키겠는가?
A) 혈액량 증가
B) 혈관 직경 증가
C) 혈압 증가
D) 말초저항 감소
E) 모세혈관이전조임근 이완

49) 뇌로가는 혈류를 적절하게 유지시켜주는 기능을 하는 압력수용기가 있는 곳은?
A) 목동맥팽대(carotid sinus)
B) 뇌줄기(brain stem)
C) 왼심실(left ventricle)
D) 온엉덩동맥(common iliac artery)
E) 대동맥토리(aortic bodies)

50) 숨뇌 혈관조절중추의 일차기능은?
A) 교감신경분포를 통한 심장박출량 증가
B) 부교감신경분포를 통한 심장박출량 감소
C) 혈액의 화학조성 감시
D) 확장기관 벽의 늘어남 정도 감시
E) 교감신경분포를 통한 세동맥지름 조절

정답: 46) B 47) D 48) E 49) A 50) E

51) 안지오텐신 II(angiotensin II)가 온몸 혈압을 증가시키는 기전은?
A) 세동맥 수축을 일으켜서
B) 심방나트륨이뇨펩티드(ANP) 분비를 촉진시켜서
C) 알도스테론을 억제해서
D) 나트륨 배출을 촉진시켜서
E) 항이뇨호르몬(ADH)을 억제해서

52) 뇌척수액의 조성을 감시하는 것은 어느것인가?
A) 숨뇌 표면에 있는 감각신경세포
B) 목동맥토리에 있는 감각신경세포
C) 대동맥토리에 있는 감각신경세포
D) 오른심방의 벽에 있는 감각신경세포
E) 목동맥팽대 벽에 있는 감각신경세포

53) 히스타민과 산화질소(nitric oxide, NO)의 분비는
A) 압력수용기 반사를 일으킨다.
B) 심장촉진센터를 자극한다.
C) 말초저항 증가를 증진시킨다.
D) 적혈구형성인자(EPO) 분비를 일으킨다.
E) 국소 혈관확장을 일으킨다.

54) 혈압이 증가되었을 때, 압력수용기에서 나온 신호는 _____ 중추를 자극한다.
A) 심장촉진(cardioacceleratory)
B) 혈관운동(vasomotor)
C) 호흡(respiratory)
D) 심장억제(cardioinhibitory)
E) 허파(pulmonary)

55) 심장혈관조절에 대한 내분비기전에 관해 장기간 조정은
A) 혈압과 조직에 대한 혈류량을 안정화시키기 위한 심장박출량 및 말초저항 조정에 대한 교감신경반응을 포함한다.
B) 활성화된 조직으로 들어가고 나오는 산소 및 이산화탄소의 이동과 심장박출량에 영향을 주는 혈액량의 변화를 포함한다.
C) 즉각적이고 국소적인 항상성 조절을 일으킨다.
D) 생명중추기관에 대한 혈류와 혈압을 심하게 변화시킨다.
E) 심장박출량과 말초혈관수축을 자극하는 에피네프린과 노르에피네프린을 부신속질에서 분비하는 것을 포함한다.

정답: 51) A 52) A 53) E 54) D 55) B

56) 쇼크(shock)는 급성순환계 위기(acute circulatory crisis)로 ______가 나타난다.
A) 낮은 혈압과 증가된 혈액량
B) 저혈압과 증가된 조직순환
C) 높은 혈압과 불충분한 말초혈류량
D) 높은 혈압과 감소된 조직순환
E) 저혈압과 불충분한 말초혈류량

57) 출혈에 대한 장기간의 반응 동안 콩팥에 작용해서 물을 재흡수하고 물 보유량을 늘리는 호르몬은?
A) 항이뇨호르몬(ADH)과 알도스테론(aldosterone)
B) 안지오텐시노겐 II(angiotensinogen II)
C) 적혈구형성인자(EPO)
D) 에피네프린(epinephrine)과 노르에피네프린(norepinephrine)
E) 레닌(renin)

58) 최고수준으로 운동을 할 때 혈액공급이 영향을 받지 않는 것은?
A) 폐
B) 간
C) 뇌
D) 피부
E) 골격근육

59) 운동을 시작할 때 골격근육에서 산소소모량이 증가함에 따라 나타나는 것은?
A) 혈액분포 양상의 광범위한 변화
B) 혈관운동 활성화
C) 감소된 심장박출량
D) 감소된 복귀정맥혈
E) 광범위한 혈관확장

60) 출혈에 대한 단기간 반응에서 나타나는 것은?
A) 감소된 혈관운동 활성화
B) 증가된 심장의 부교감신경 자극
C) 정맥수축을 통한 증가된 복귀정맥혈
D) 즉각적인 에리스로포이에틴 활성화
E) 사이질공간으로부터 액체가 소환됨

정답: 56) E 57) A 58) C 59) E 60) C

61) 한 혈관이 일시적 또는 영구적으로 막혔을 때의 충격은 어떻게 감소시킬 수 있는가?
A) 혈류를 증가시켜서
B) 존재하는 혈관연결(anastomoses)을 통해
C) 혈관길이를 증가시켜서
D) 혈액점도를 증가시켜서
E) 체온을 떨어뜨려서

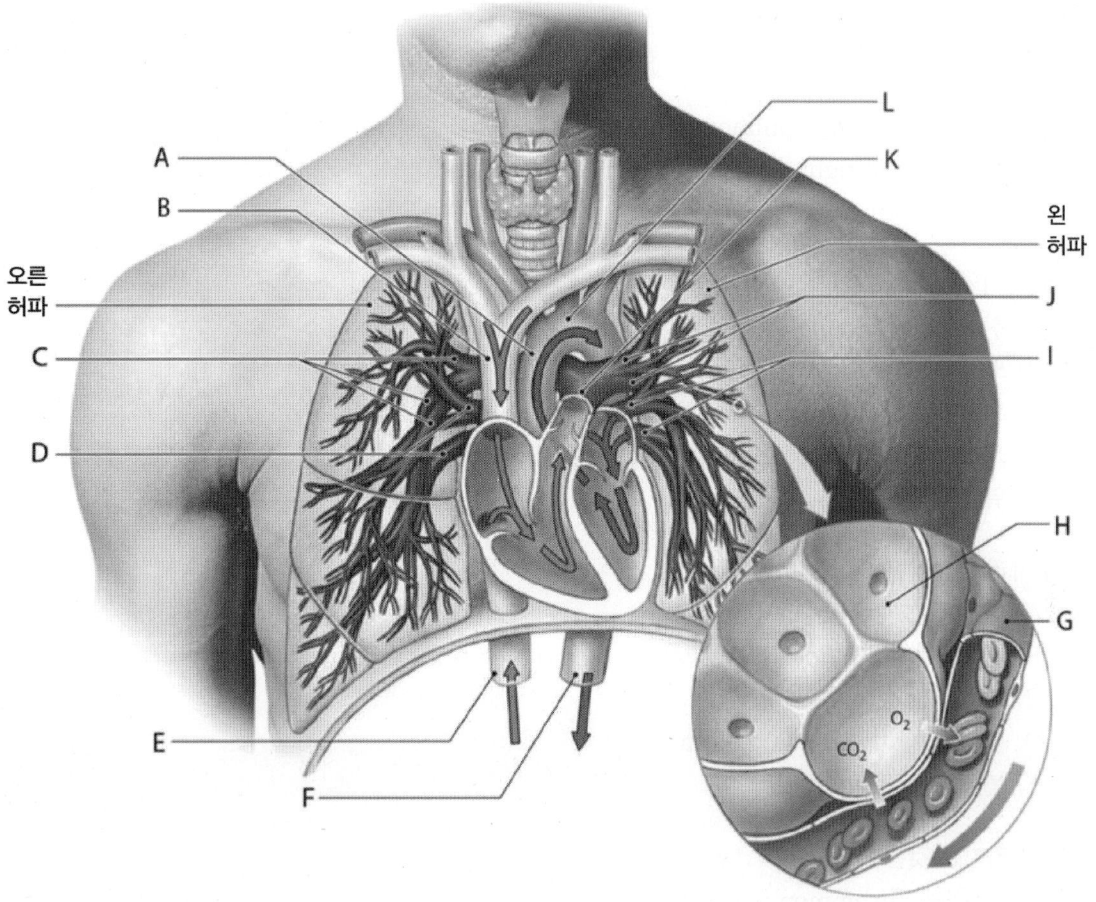

그림 13-1 폐순환의 심장혈관 요소

그림 13-1을 이용해서 표시된 부분을 구분하시오.

62) A가 가리키는 것은?
A) 허파동맥(pulmonary trunk)
B) 오름대동맥(descending aorta)
C) 오른허파동맥(right pulmonary arteries)
D) 오른허파정맥(right pulmonary veins)
E) 위대정맥(superior vena cava)

정답: 61) B 62) B

63) B가 가리키는 것은?
A) 허파동맥(pulmonary trunk)
B) 오름대동맥(descending aorta)
C) 오른허파동맥(right pulmonary arteries)
D) 오른허파정맥(right pulmonary veins)
E) 위대정맥(superior vena cava)

64) C가 가리키는 것은?
A) 허파동맥(pulmonary trunk)
B) 오름대동맥(descending aorta)
C) 오른허파동맥(right pulmonary arteries)
D) 오른허파정맥(right pulmonary veins)
E) 위대정맥(superior vena cava)

65) D가 가리키는 것은?
A) 허파동맥(pulmonary trunk)
B) 오름대동맥(descending aorta)
C) 오른허파동맥(right pulmonary arteries)
D) 오른허파정맥(right pulmonary veins)
E) 위대정맥(superior vena cava)

66) E가 가리키는 것은?
A) 온엉덩정맥(common iliac vein)
B) 아래대정맥(inferior vena cava)
C) 홀정맥(azygous vein)
D) 내림대동맥(descending aorta)
E) 복강동맥(celiac trunk)

67) F가 가리키는 것은?
A) 온엉덩정맥(common iliac vein)
B) 아래대정맥(inferior vena cava)
C) 홀정맥(azygous vein)
D) 내림대동맥(descending aorta)
E) 복강동맥(celiac trunk)

정답: 63) E 64) C 65) D 66) B 67) D

68) G가 가리키는 것은?

A) 허파꽈리(alveolus)
B) 허파꽈리모세혈관(alveolar capillary)
C) 허파꽈리정맥(alveolar vein)
D) 허파꽈리동맥(alveolar artery)
E) 허파꽈리세정맥(alveolar venule)

69) H가 가리키는 것은?

A) 허파꽈리(alveolus)
B) 허파꽈리모세혈관(alveolar capillary)
C) 허파꽈리정맥(alveolar vein)
D) 허파꽈리동맥(alveolar artery)
E) 허파꽈리세정맥(alveolar venule)

70) I가 가리키는 것은?

A) 팔머리동맥(brachiocephalic trunk)
B) 대동맥활(aortic arch)
C) 왼허파동맥(left pulmonary arteries)
D) 왼허파정맥(left pulmonary veins)
E) 허파동맥(pulmonary trunk)

71) J가 가리키는 것은?

A) 팔머리동맥(brachiocephalic trunk)
B) 대동맥활(aortic arch)
C) 왼허파동맥(left pulmonary arteries)
D) 왼허파정맥(left pulmonary veins)
E) 허파동맥(pulmonary trunk)

72) K가 가리키는 것은?

A) 팔머리동맥(brachiocephalic trunk)
B) 대동맥활(aortic arch)
C) 왼허파동맥(left pulmonary arteries)
D) 왼허파정맥(left pulmonary veins)
E) 허파동맥(pulmonary trunk)

정답: 68) B 69) A 70) D 71) C 72) E

73) L이 가리키는 것은?
A) 팔머리동맥(brachiocephalic trunk)
B) 대동맥활(aortic arch)
C) 왼허파동맥(left pulmonary arteries)
D) 왼허파정맥(left pulmonary veins)
E) 허파동맥(pulmonary trunk)

74) 복강동맥(celiac trunk)이 혈액을 보내는 곳은?
A) 뇌
B) 가로막
C) 간과 지라
D) 큰창자
E) 부신

75) 머리와 목의 표면구조에서 오는 혈액이 모이는 곳은?
A) 척추정맥(vertebral vein)
B) 겨드랑정맥(axillary vein)
C) 팔머리정맥(brachiocephalic vein)
D) 속목정맥(internal jugular vein)
E) 바깥목정맥(external jugular vein)

76) 겨드랑(axilla)을 가로지른 후에 겨드랑동맥(axillary artery)은 _____이 된다.
A) 노동맥(radial artery)
B) 자동맥(ulnar artery)
C) 위팔동맥(brachial artery)
D) 빗장밑동맥(subclavian artery)
E) 손가락동맥(digital artery)

77) 다음 중 연결(anastomosis)인 것은?
A) 손바닥동맥활(palmar arch)
B) 손가락동맥(digital arteries)
C) 대동맥활(aortic arch)
D) 갈비사이동맥(intercostal arteries)
E) 경막정맥굴(dural sinus)

정답: 73) B 74) C 75) E 76) C 77) A

78) 여자에서 생식샘동맥(gonadal arteries)은?
A) 고환동맥(testicular arteries)
B) 자궁동맥(uterine arteries)
C) 태반동맥(placental arteries)
D) 난소동맥(ovarian arteries)
E) 배꼽동맥(umbilical arteries)

79) 대동맥을 위쪽의 가슴대동맥과 아래쪽의 배대동맥으로 나누는 것은?
A) 심장막(pericardium)
B) 가슴세로칸(mediastinum)
C) 가로막(diaphragm)
D) 배막(peritoneum)
E) 가슴막(pleura)

80) 척추 L4 높이에서 배대동맥은 갈라져서 어떤 혈관이 되는가?
A) 온목동맥(common carotid arteries)
B) 온엉덩동맥(common iliac arteries)
C) 넙다리동맥(femoral arteries)
D) 오금동맥(popliteal arteries)
E) 정강동맥(tibial arteries)

81) 가로막 아래쪽에 있는 기관으로부터 대부분의 혈액을 받아들이는 혈관은?
A) 속엉덩정맥(internal iliac vein)
B) 바깥엉덩정맥(external iliac vein)
C) 위대정맥(superior vena cava)
D) 아래대정맥(inferior vena cava)
E) 온엉덩정맥(common iliac vein)

82) 뇌의 신경조직에 있는 작은 정맥들은 혈액을 직접 _____(으)로 보낸다.
A) 심장정맥굴(coronary sinuses)
B) 경막정맥굴(dural sinuses)
C) 대뇌동맥고리(cerebral arterial circle)
D) 바깥목정맥(external jugular vein)
E) 척추정맥(vertebral veins)

정답: 78) D 79) C 80) B 81) D 82) B

83) 바깥목정맥 및 속목정맥과 합쳐진 후에, 빗장밑정맥(subclavian vein)은 _____이 된다.
  A) 노쪽피부정맥(cephalic vein)
  B) 대정맥(vena cava)
  C) 겨드랑정맥(axillary vein)
  D) 팔머리정맥(brachiocephalic vein)
  E) 팔오금중간정맥(median cubital vein)

84) 두 개의 팔머리정맥(brachiocephalic veins)이 합쳐져 ______이 된다.
  A) 아래대정맥(inferior vena cava)
  B) 위대정맥(superior vena cava)
  C) 가로막정맥(phrenic vein)
  D) 홀정맥(azygos vein)
  E) 맨위갈비사이정맥(highest intercostal vein)

85) 두 개의 온엉덩정맥(common iliac veins)이 합쳐져 _____이 된다.
  A) 넙다리정맥(femoral vein)
  B) 오금(popliteal vein)
  C) 아래대정맥(inferior vena cava)
  D) 허리정맥(lumbar vein)
  E) 큰두렁정맥(great saphenous vein)

86) 다음 순서대로 나열된 정맥에서 빠진 정맥을 적으시오.
  A) 가로막정맥(phrenic vein)
  B) 간문맥(hepatic portal vein)
  C) 부신정맥(adrenal vein)
  D) 콩팥정맥(renal vein)
  E) 홀정맥(azygos vein)

87) 위팔, 어깨, 가슴벽, 등, 척수에 혈액공급을 하는 혈관은?
  A) 속가슴동맥(internal thoracic artery)
  B) 척추동맥(vertebral artery)
  C) 갑상목동맥(thyrocervical trunk)
  D) 빗장밑동맥(subclavian artery)
  E) 위팔동맥(brachial artery)

정답: 83) D 84) B 85) C 86) B 87) D

88) 얼굴에 혈액공급을 하는 혈관은?
   A) 속목동맥(internal carotid artery)
   B) 바깥목동맥(external carotid artery)
   C) 뇌바닥동맥(basilar artery)
   D) 앞대뇌동맥(anterior cerebral artery)
   E) 중간대뇌동맥(middle cerebral artery)

89) 어떤 동맥이 목, 어깨, 위쪽등부분의 근육과 조직들에 혈액공급을 하는가?
   A) 척추동맥(vertebral artery)
   B) 속가슴동맥(internal thoracic artery)
   C) 겨드랑동맥(axillary artery)
   D) 위팔동맥(brachial artery)
   E) 갑상목동맥(thyrocervical trunk)

90) 이 혈관이 막히면 심장막(pericardium)과 가슴 앞쪽벽으로 가는 혈액공급이 크게 장애를 받는다. 어떤 혈관인가?
   A) 겨드랑동맥(axillary artery)
   B) 척추동맥(vertebral artery)
   C) 갑상목동맥(thyrocervical trunk)
   D) 속가슴동맥(internal thoracic artery)
   E) 바깥목동맥(external carotid artery)

91) 머리뼈 안쪽에서 척추동맥은 합쳐져서 _____ 가(이) 되고, 이것은 뇌의 배쪽면을 따라 주행한다.
   A) 뒤통수동맥(occipital artery)
   B) 뒤대뇌동맥(posterior cerebral artery)
   C) 대뇌동맥고리(cerebral arterial circle)
   D) 바깥목동맥(external carotid artery)
   E) 중간대뇌동맥(middle cerebral artery)

92) 위팔의 근육에 혈액공급을 하는 혈관인 ________동맥에서 아래팔(forearm)에 혈액공급을 하는 동맥이 갈라져 나온다.
   A) 노(radial)
   B) 겨드랑(axillary)
   C) 위팔(brachial)
   D) 자(ulnar)
   E) 아래팔중간(median antebrachial)

정답: 88) B 89) E 90) D 91) D 92) C

93) 큰창자의 마지막 세 번째 부분은 곧창자(rectum)를 포함하는데, 어떤 동맥에서 혈액공급을 받는가?

A) 아래창자간막동맥(inferior mesenteric artery)
B) 위창자간막동맥(superior mesenteric artery)
C) 복강동맥(celiac trunk)
D) 왼위동맥(left gastric artery)
E) 허리동맥(lumbar artery)

94) 복강동맥(celiac trunk), 위창자간막동맥(superior mesenteric), 아래창자간막동맥에서 혈액공급을 받는 모세혈관을 지난 혈액은 ________을 통해 간으로 들어간다.

A) 아래대정맥(inferior vena cava)
B) 경막정맥굴(dural sinuses)
C) 간문맥(hepatic portal) system
D) 이중정맥배출(dual venous drainage)
E) 발등정맥활(dorsal venous arch)

95) 다리(lower limb)로 들어가는 혈관은 ______동맥이다.

A) 바깥엉덩(external iliac)
B) 넙다리(femoral)
C) 정강(tibial)
D) 종아리(fibular)
E) 발등(dorsalis pedis)

96) 발바닥에 있는 모세혈관을 떠난 혈액은 ______정맥의 그물에서 모인다.

A) 발등(dorsal)
B) 종아리(fibular)
C) 정강(tibial)
D) 두렁(saphenous)
E) 발바닥(plantar)

97) 두 가지 경로를 통해 혈액은 뇌에 도달하는데, ________과(와) ______ 동맥을 통한다.

A) 속목; 바깥목
B) 속목 척추
C) 바깥목; 척추
D) 뒤대뇌; 앞대뇌
E) 앞교통; 뒤교통

정답: 93) A 94) C 95) A 96) E 97) B

98) 동맥과 공급받는 부위가 잘 맞게 배열된 것은?
A) 속목동맥/위창자관
B) 허리동맥/가로막
C) 복강동맥/뇌
D) 콩팥동맥/콩팥
E) 가로막동맥/뒤배벽

99) 소화관과 이자(pancreas)의 주요 부분으로 혈액공급을 하는 혈관은?
A) 가로막동맥(phrenic arteries)
B) 위창자간막동맥(superior mesenteric artery)
C) 허리동맥(lumbar artery)
D) 가쪽엉치동맥(lateral sacral artery)
E) 복강동맥(celiac artery)

100) 허리동맥(lumbar arteries)은?
A) 쌍을 이루고 갈비사이공간으로 주행한다.
B) 쌍을 이루고 대동맥활에서 발견된다.
C) 쌍을 이루고 대동맥 뒤쪽면에서 발견된다.
D) 앞쪽 배대동맥에서 하나의 가지로 나온다.
E) 엉덩뼈 속면을 따라 주행하는 한 쌍의 근육동맥이다.

101) 기관(trachea)의 양쪽면을 따라 부드럽게 누르면 느껴지는 강한 맥박은 보통 어떤 동맥의 위치를 나타내는가?
A) 속목동맥(internal carotid artery)
B) 척추동맥(vertebral artery)
C) 바깥목동맥(external carotid artery)
D) 척추정맥(vertebral vein)
E) 노쪽피부정맥(cephalic vein)

102) 아래 순서대로 쓰여진 정맥 중 빠진 정맥은?
겨드랑정맥(axillary vein), 빗장밑정맥(subclavian vein), ___________.
A) 노쪽피부정맥(cephalic vein)
B) 자쪽피부정맥(basilic vein)
C) 반홀정맥(hemiazygos vein)
D) 식도정맥(esophageal vein)
E) 팔머리정맥(brachiocephalic vein)

정답: 98) D 99) B 100) C 101) C 102) E

103) 가로막동맥(phrenic arteries)은
A) 뇌의 배쪽면을 따라 주행한다.
B) 가로막(diaphragm)에 혈액공급을 한다.
C) 가슴세로칸 속에서 주행해서 가슴안의 조직에 혈액공급을 한다.
D) 가스교환을 하지 않는 폐조직, 식도, 심장막, 다른 가슴세로칸 구조들에 혈액공급을 하는 혈관들이 나온다.
E) 큰창자의 마지막부분과 곧창자에 혈액공급을 한다.

104) 내림가슴대동맥(descending thoracic aorta)에서 나오는 혈관으로 척주와 몸통벽에 혈액공급을 하는 것은?
A) 위창자간막동맥(superior mesenteric arteries)
B) 뇌바닥동맥(basilar arteries)
C) 갈비사이동맥(intercostal arteries)
D) 아래창자간막동맥(inferior mesenteric arteries)
E) 척추동맥(vertebral arteries)

105) 발목에서 앞정강동맥(anterior tibial artery)은 _______동맥이 된다.
A) 발등(dorsalis pedis)
B) 오금(popliteal)
C) 등쪽활(dorsal arch)
D) 종아리(fibular)
E) 발바닥활(plantar arch)

106) 속엉덩동맥(internal iliac artery)이 혈액공급을 하는 곳은?
A) 다리
B) 골반의 작은동맥
C) 척수와 배벽
D) 부신
E) 콩팥

107) 외과의사는 이 동맥의 일부분을 관상동맥우회로(coronary bypass) 수술 동안 우회로로 사용한다. 어떤 혈관인가?
A) 넙다리정맥(femoral vein)
B) 속엉덩정맥(internal iliac vein)
C) 뒤정강정맥(posterior tibial vein)
D) 오금정맥(popliteal vein)
E) 큰두렁정맥(great saphenous vein)

정답: 103) B 104) C 105) A 106) B 107) E

108) 이 혈관은 정맥피를 뽑을 때 가장 많이 사용되는 것이다. 어떤 정맥인가?
A) 자쪽피부정맥(basilic vein)
B) 팔오금중간정맥(median cubital vein)
C) 위팔정맥(brachial vein)
D) 노정맥(radial vein)
E) 자정맥(ulnar vein)

109) 뇌에서 나가는 혈액의 대부분은 경막정맥굴 중 하나를 거친 후 _________을 통해 머리뼈를 떠나며 이 혈관은 목에 있는 온목동맥(common carotid artery)과 나란히 주행한다.
A) 바깥목정맥(external jugular veins)
B) 위시상정맥굴(superior sagittal sinuses)
C) 척추정맥(vertebral veins)
D) 속목정맥(internal jugular veins)
E) 노쪽피부정맥(cephalic veins)

110) 지라, 위의 가쪽모서리, 이자에서 오는 정맥은 간으로 가는 동안 아래창자간막정맥과 합쳐져서 ____________이 된다.
A) 위정맥(gastric vein)
B) 지라정맥(splenic vein)
C) 위창자간막정맥(superior mesenteric vein)
D) 쓸개정맥(cystic vein)
E) 간정맥(hepatic vein)

111) 몸의 오른쪽과 왼쪽 동맥과 정맥 분포는 보통 같다. 하나의 뚜렷한 예외는 ____________정맥이다.
A) 부신(adrenal)
B) 콩팥(renal)
C) 척추(vertebral)
D) 홑(azygous)
E) 목(jugular)

112) 뇌로 가는 동맥혈액 공급을 보면, 뇌바닥동맥(basilar artery)은 즉시 _______동맥을 낸다.
A) 척추(vertebral)
B) 앞대뇌(anterior cerebral)
C) 바깥목(external carotid)
D) 속목(internal carotid)
E) 뒤대뇌(posterior cerebral)

정답: 108) B 109) D 110) B 111) D 112) E

113) 손바닥정맥활(palmar venous arches)은 _________으로 혈액을 보내는데, 이 혈관은 표면쪽에 있고 안쪽위팔을 따라 주행한다.

A) 손가락정맥(digital vein)
B) 노쪽피부정맥(cephalic vein)
C) 겨드랑정맥(axillary vein)
D) 위팔정맥(brachial vein)
E) 자쪽피부정맥(basilic vein)

114) 척추정맥(vertebral veins)은

A) 대뇌반구 사이에 놓여 있는 경막 주름 안에 있다.
B) 노정맥 및 자정맥과 합쳐진다.
C) 가슴안에서 짧은 거리를 가서 바깥목정맥 및 속목정맥과 합쳐져서 무명정맥(innominate vein)이 된다.
D) 합쳐져서 위대뇌정맥이 된다.
E) 머리뼈 뒷면의 혈액을 받아들여 목뼈의 가로구멍을 통해 내려간다.

115) 다음 중 어느 것이 태아에 있는 짧은 근육혈관의 잔유물(remnant)인가?

A) 간문맥(hepatic portal)
B) 동맥관인대(ligamentum arteriosum)
C) 동맥관(ductus arteriosus)
D) 배꼽동맥(umbilical artery)
E) 타원오목(fossa ovalis)

116) 태아에서 허파동맥과 대동맥활 사이를 연결시켜 주는 혈관은?

A) 동맥관(ductus arteriosus)
B) 동맥관인대(ligamentum arteriosum)
C) 타원구멍(foramen ovale)
D) 타원오목(fossa ovalis)
E) 정맥관(ductus venosus)

117) 태아에서 오른심방의 혈액은 _____를(을) 거쳐 왼심방으로 자유롭게 흘러서 폐순환계를 우회한다.

A) 타원구멍(foramen ovale)
B) 동맥관(ductus arteriosus)
C) 타원오목(fossa ovalis)
D) 정맥관(ductus venosus)
E) 동맥관인대(ligamentum arteriosum)

정답: 113) E 114) E 115) B 116) A 117) A

118) 태반 혈액공급에 대해 알아보면, 간의 모세혈관을 우회한 혈액은 __________을 통해 아래대정맥에 도달한다.
   A) 배꼽정맥(umbilical vein)
   B) 동맥관(ductus arteriosus)
   C) 허파동맥(pulmonary trunk)
   D) 타원구멍(foramen ovale)
   E) 정맥관(ductus venosus)

119) 피덩이(blood clot) 형성으로 정의되는 나이와 연관된 변화는?
   A) 동맥류(aneurysm)
   B) 폐색전증(pulmonary embolism)
   C) 죽경화판(atherosclerotic plaque)
   D) 혈전(thrombus)
   E) 심근경색(myocardial infarction)

13.2 서술형 문제

1) 영양이 나쁜 어린이가 튀어나온 배를 가지고 있는 것은 배 안에 부종이 있어서이다. 영양상태가 나쁜 것과 부종 사이의 관계를 설명하시오.

2) Tom은 뜨거운 욕조에 몸을 담그는 것을 좋아한다. 친구의 집에서 하루 머무는 동안 Tom은 뜨거운 욕조 온도를 견딜 수 있는 한 온도를 높이려고 결심하였다. 아주 뜨거운 물속에서 몇 분이 지난 후 Tom은 의식을 잃고 거의 물에 빠져 죽을 뻔하였다. 다행히도 친구들이 구해주었다. 생리학적으로 무슨 일이 일어났는지 설명하시오.

정답: 118) E 119) D

1) 충분한 단백질이 부족하게 되면 정상적으로 간에서 생성되는 혈장단백질이 감소된다. 혈장단백질 감소는 혈액의 삼투압을 낮추게 한다. 모세혈관 물질교환 동안 재흡수되는 양보다 빠져나가는 양이 많게 되고, 남는 액체는 세포 사이에 축적된다.

2) 높은 물 온도에 대한 반응으로 Tom의 몸은 더 많은 체온을 낮추기 위해 더 많은 혈액을 얕은정맥으로 우회해서 보냈다. 표면정맥의 확장은 혈류를 팔과 다리로 더 많이 보내게 하였고, 복귀정맥혈은 감소시켰다. 따라서 감소된 복귀정맥혈 때문에 심장박출량이 감소하고, 산소가 들어 있는 혈액이 뇌로 더 적게 보내지게 되었다. 이것이 Tom이 의식을 잃고 거의 죽을 위험에 처했던 이유이다.

14장 림프계통과 면역

14.1 선택형 문제

1) 림프계통의 일차세포는?
   A) 발열원(pyrogens)
   B) 림프구(lymphocytes)
   C) 비만세포(mast cells)
   D) 림프절(lymph nodes)
   E) 포식세포(phagocytes)

2) 사람에게 질병을 일으킬 수 있는 외부 미생물을 무엇이라고 하는가?
   A) 병원체(pathogen)
   B) 항원(antigen)
   C) 항체(antibody)
   D) 병리학(pathology)
   E) 플라크(plaque)

3) 마지막으로 림프관이 배출되는 두 개의 집합관은?
   A) 가슴림프관(thoracic duct)과 오른림프관(right lymphatic duct)
   B) 허리관(lumbar duct)과 왼림프관(left lymphatic duct)
   C) 창자관(intestinal duct)과 왼복강동맥(left celiac trunk)
   D) 기관세로칸관(bronchomediastinal duct)과 빗장밑관(subclavian duct)
   E) 갑상목동맥(thyrocervical trunk)과 기관세로칸관(bronchomediastinal duct)

4) 사이질액(interstitial fluids)이 배출이 막힌 부위에 축적되는 상태를 무엇이라고 하는가?
   A) 림프절병증(lymphadenopathy)
   B) 전신홍반루푸스(systemic lupus erythematosus)
   C) 림프종(lymphoma)
   D) 단핵구증(mononucleosis)
   E) 림프부종(lymphedema)

정답: 1) B 2) A 3) A 4) E

5) 림프줄기세포는 가슴샘(thymus)으로 이주해서 반복적으로 분열하며 특정 유형의 림프구를 생성한다. 어떤 유형의 림프구가 생성되는가?
   A) B세포
   B) T세포
   C) 자연살해세포(NK cells)
   D) T세포와 B세포
   E) B세포와 자연살해세포(NK cells)

6) 인두의 벽에 위치한 큰 림프소절(lymphoid nodules)은?
   A) 편도(tonsils)
   B) 페이어반(Peyer patches)
   C) 림프절(lymph nodes)
   D) 보체(complements)
   E) 가슴샘(thymus)

7) 지라의 적색속질(red pulp)은 많은 양의 ____________를(을) 가진다.
   A) 림프구(lymphocytes)
   B) 중성구(neutrophils)
   C) 적혈구(red blood cells)
   D) 혈소판(platelets)
   E) 섬유결합조직(fibrous connective tissue)

8) 림프절을 떠난 림프관은 림프를 정맥계로 운반하는데 이 관 이름은?
   A) 암죽관(lacteals)
   B) 들림프관(afferent lymphatic vessels)
   C) 날림프관efferent lymphatic vessels)
   D) 림프줄기(lymphatic trunks)
   E) 림프관(lymphatic ducts)

9) 막창자꼬리(appendix) 같은 림프소절(lymphoid nodules)은 성긴결합조직과 치밀하게 모여 있는 ____________(으)로 구성된다.
   A) 암죽관(lacteals)
   B) 들림프관(afferent lymphatic vessels)
   C) 날림프관efferent lymphatic vessels)
   D) 림프줄기(lymphatic trunks)
   E) 림프관(lymphatic ducts)

정답: 5) B 6) A 7) C 8) C 9) E

10) 가슴샘이 위치한 곳은?
   A) 갑상샘 뒤
   B) 복장뼈 뒤
   C) 심장 아래
   D) 기관 뒤
   E) 고샅부위

11) 지라의 혈관과 림프관은 지라와 __________에서 연결되어 있다.
   A) 굴(sinus)
   B) 속질(medulla)
   C) 문(hilum)
   D) 겉질(cortex)
   E) 피막(capsule)

12) 창자의 상피세포 아래에 위치한 림프소절 무리를 무엇이라고 하는가?
   A) 아데노이드(adenoids)
   B) 혀편도(lingual tonsils)
   C) 목구멍편도(palatine tonsils)
   D) 막창자꼬리(vermiform appendices)
   E) 페이어반(Peyer patches)

13) 림프관의 벽 구조와 이 관을 통한 림프의 흐름은 다음 중 어떤 것과 비슷하게 비교되는가?
   A) 탄력동맥(elastic arteries)
   B) 세동맥(arterioles)
   C) 대정맥(vena cava)
   D) 정맥(veins)
   E) 근육동맥(muscular arteries)

14) 림프절 속에서 고정큰포식세포(fixed macrophages)와 가지세포(dendritic cells)는 림프를 통해 들어온 항원의 약 ______________%를 제거한다.
   A) 10
   B) 25
   C) 50
   D) 80
   E) 99

정답: 10) B 11) C 12) E 13) D 14) D

15) 림프계통의 일차기능은?
A) 영양물질 순환
B) 호르몬 순환
C) 림프구의 생산, 유지, 분포
D) 혈장단백질의 생산, 유지, 분포
E) 히스타민 기능의 차단

16) 림프는 ________(으)로 들어가서 정맥순환계로 되돌아온다.
A) 오른림프관(right lymphatic duct)
B) 빗장밑정맥(subclavian veins)
C) 아래대정맥(inferior vena cava)
D) 위대정맥(superior vena cava)
E) 경막정맥굴(dural sinus)

17) 림프절은
A) 몸에서 림프조직의 가장 큰 모임이다.
B) T세포가 성숙하는 자리이다.
C) 림프구 줄기세포 분열을 자극한다.
D) 림프가 정맥에 도달하기 전에 깨끗하게 한다.
E) 비정상적인 혈액세포와 성분을 제거한다.

18) 지라의 백색속질(white pulp)은 많은 수의 __________를(을) 포함한다.
A) 적혈구와 혈소판, 철의 많은 저장
B) 면역반응을 시작하는 림프구
C) 면역감시(immune surveillance)에 관여하는 호산구
D) 고정포식세포로 활동하는 림프구
E) 다음 항원만남에 대해 예비상태인 항체

19) 면역감시(mmunological surveillance)에서 기능을 하는 것은?
A) 자연살해세포(NK cells)
B) 도움T세포
C) 형질세포
D) B세포
E) 조절T세포

정답: 15) C 16) B 17) D 18) B 19) A

20) 지라의 역할은 다름 림프기관과 조금 다르다. 어떤 면인가?
   A) 항체를 만든다.
   B) 기억세포를 만든다.
   C) 혈액을 여과한다.
   D) 림프를 여과한다.
   E) 림프구를 포함한다.

21) 림프절이 만성적으로 또는 과도하게 커져 있는 상태를 _____(이)라고 하며, 이 상태는 세균 또는 바이러스 감염, 내분비질환, 암 등에서 생길 수 있다.
   A) 림프절병증(lymphadenopathy)
   B) 지라절제(splenectomy)
   C) 편도염(tonsillitis)
   D) 림프종(lymphoma)
   E) 막창자꼬리염(appendicitis)

22) 주변조직과 섬유결합조직 피막에 의해 구분되는 것은?
   A) 목구멍편도(palatine tonsils)
   B) 막창자꼬리(appendix)
   C) 림프절(lymph nodes)
   D) 페이어반(Peyer patches)
   E) 인두편도(pharyngeal tonsils)

23) 림프와 혈장이 다른 것은
   A) 림프는 혈장보다 더 많은 단백질이 있다.
   B) 림프는 백혈구를 포함하며, 혈장은 백혈구가 없다.
   C) 혈장은 림프보다 더 많은 단백질이 있다.
   D) 림프는 전해질이 있으며 혈장은 전해질이 없다.
   E) 림프와 혈장은 같아서 차이가 없다.

24) 발의 세균감염은 다음 어느 부위에 있는 림프절에 가장 잘 영향을 주겠는가?
   A) 겨드랑(axillary)
   B) 목(cervical)
   C) 유방(mammary)
   D) 고샅(inguinal)
   E) 위팔(brachial)

정답: 20) C 21) A 22) C 23) C 24) D

25) B세포의 가장 정확한 특징을 고르시오.

A) B세포는 면역반응의 민감도를 조절하고 유지하는 것을 돕는다.

B) B세포는 T세포의 활성화를 자극한다.

C) B세포는 외부세포, 바이러스에 감염된 정상세포, 정상조직 속에 있는 암세포를 공격한다.

D) B세포는 지속적으로 말초조직을 감시한다.

E) B세포는 형질세포(plasma cells)로 분화해서 항체를 분비한다.

26) 지라는

A) 점막관련 림프조직 속에 파묻혀 있다.

B) 이자, 왼쪽 콩팥, 가로막 사이에 끼어 있다.

C) 위 안쪽, 가로막 바로 아래쪽에 있다.

D) 위의 가쪽 모서리에 붙어 있다.

E) 간의 뒤가쪽에 있다.

27) 적응방어(adaptive defenses)는

A) 면역감시를 포함한다.

B) 특정한 위협에 대항해서 방어한다.

C) 하나의 위협과 다른 위협을 구분하지 않는다.

D) 림프구 활성화에 의존하지 않는다.

E) 태어날 때 존재한다.

28) 염증에 의해 생기는 주요 증상은?

A) 빨갛게 됨, 부기(swelling), 열, 통증

B) 빨갛게 됨, 고름, 열, 빠른 심장박동

C) 눈물, 부기, 통증, 열

D) 부기, 빨갛게 됨, 조직손상, pH 이상

E) 열, 통증, 열, 보체계(complement system)의 활성화

29) 다음 중 어떤 면역세포 무리가 항체로 덮여 있는 병원체나 외부복합체를 표적으로 삼는가?

A) 쿠퍼세포(Kupffer cells)

B) 중성구(neutrophils)

C) 단핵구(monocytes)

D) 미세아교세포(microglia)

E) 호산구(eosinophils)

정답: 25) E 26) D 27) B 28) A 29) E

30) 자연살해세포(NK cells)가 분비하는 __________은 형질막에 큰 구멍을 만들어서 비정상세포를 죽인다.
   A) 히스타민(histamine)
   B) 고름(pus)
   C) 퍼포린(perforin)
   D) 헤파린(heparin)
   E) 발열원(pyrogens)

31) 선천방어기전(innate defense mechanism)인 신체장벽의 한 예는 어느 것인가?
   A) 기름샘의 분비
   B) 고정큰포식세포
   C) 퍼포린(perforins)
   D) 시토카인(cytokines)
   E) 히스타민과 헤파린

32) 외부복합물이나 병원체에 대항하는 "세포방어의 첫 번째 방어선"은 다음 중 어느 것인가?
   A) T세포
   B) B세포
   C) 자연살해세포(NK cells)
   D) 포식세포(phagocytes)
   E) 형질세포(plasma cells)

33) 어떤 세포가 염증의 과정에서 중심 역할을 하는가?
   A) 단핵구(monocytes)
   B) 자연살해세포(NK cells)
   C) 시토카인(cytokines)
   D) 보체단백질(complement proteins)
   E) 비만세포(mast cells)

34) 특정 포식세포가 모세혈관벽을 통과해서 이동하는 것을 무엇이라고 하는가?
   A) 염증(inflammation)
   B) 혈구누출(diapedesis)
   C) 화학주성(chemotaxis)
   D) 괴사(necrosis)
   E) 면역이탈(immunological escape)

정답: 30) C 31) A 32) D 33) E 34) B

35) 특정세포가 주변환경에 있는 화학물질에 반응하는 것을 무엇이라고 하는가?
A) 화학주성(chemotaxis)
B) 보체(complement)
C) 괴사(necrosis)
D) 포식(phagocytosis)
E) 재생(regeneration)

36) 간에 있는 혈액통로 속 및 주변에서 발견되는 큰포식세포는?
A) 비만세포(mast cells)
B) 단핵구(monocytes)
C) 미세아교세포(microglia)
D) 쿠퍼세포(Kupffer cells)
E) 중성구(neutrophils)

37) 바이러스에 감염된 세포가 분비하는 것은?
A) 보체(complement)
B) 헤파린(heparin)
C) 인터페론(interferon)
D) 발열원(pyrogens)
E) 퍼포린(perforins)

38) 인터페론(nterferons)에 대해 올바르게 설명한 것은?
A) 인터페론은 보체계의 부분이다.
B) 인터페론은 바이러스감염에 저항 작용을 한다.
C) 인터페론은 세포자멸사를 유도하는 시토카인을 분비한다.
D) 인터페론은 응집에 관여하고 항체와 유사한 작용을 한다.
E) 인터페론은 CD 4 세포에 대한 항원인식을 방해한다

39) 염증 동안 손상부위에서 응고작용은 나타나지 않는데, _____ 때문이다.
A) 고름(pus)
B) 발열원(pyrogens)
C) 히스타민(histamine)
D) 헤파린(heparin)
E) 퍼포린(perforins)

정답: 35) A 36) D 37) C 38) B 39) D

40) 히스타민의 작용은?
A) 손상된 세포를 파괴하는 소화효소를 방출하고 따라서 주변 조직을 공격한다.
B) 대사율을 증가시킨다.
C) 세포 속에서 바이러스 복제를 억제한다.
D) 모세혈관의 투과성을 증가시켜 혈류가 손상받은 부위로 빨리 흐르게 한다.
E) 포식작용을 증가시킨다.

41) 발열원(pyrogens)에 대한 설명으로 옳은 것은?
A) 발열원은 시상하부에서 온도조절중추를 다시 맞추어 체온을 증가시킨다.
B) 발열원은 자가용해에 의해 조직을 파괴시키고, 소화효소를 방출해서 손상받은 조직을 파괴하고 다음으로 주변 조직을 공격한다.
C) 발열원은 한 조직 내에서만 활동한다.
D) 발열원은 다른 몸세포나 병원체에 의해 방출되는 화학물질에 특히 예민하다.
E) 발열원은 모세혈관의 투과성을 증가시켜 혈류가 손상받은 부위로 빨리 흐르게 한다.

42) 세포매개면역(cell-mediated immunity)의 일차 기능을 하는 세포는?
A) B세포
B) T세포
C) 자연살해세포(NK cells)
D) 항원(antigens)
E) 형질세포(plasma cells)

43) ________ 은 면역계통이 정상조직 및 정상조직의 항원에 반응하지 않을 때 존재한다.
A) 융통성(versatility)
B) 허용(tolerance)
C) 기억(memory)
D) 특이성(specificity)
E) 능동면역(active immunity)

44) 항원이 면역반응을 유발할 때, 보통 항원은 처음에 __________를 활성화한다.
A) 비만세포(mast cells)
B) 형질세포(plasma cells)
C) B세포
D) T세포
E) 자연살해세포(NK cells)

정답: 40) D 41) A 42) B 43) B 44) D

45) 전형적인 면역반응 동안 활성화된 B세포는 외부침입자에 붙고 공격하는 ________를(을) 만드는 세포로 성숙된다.
A) 항원(antigens)
B) 퍼포린(perforins)
C) 항체(antibodies)
D) 헤파린(heparin)
E) 보체단백질(complement proteins)

46) 어떤 세포가 면역계통이 이전에 겪었던 항원에 대해 더 빠르고 강한 반응을 시작할 수 있도록 해주는가?
A) 형질세포(plasma cells)
B) 기억(memory cells)
C) 도움T세포
D) 자연살해세포(NK cells)
E) 발병세포(pathogenic cells)

47) 엄마젖으로부터 섭취된 항체로 인해 얻어지는 면역은 어떤 면역유형인가?
A) 자연획득능동면역(naturally acquired active immunity)
B) 자연획득수동면역(naturally acquired passive immunity)
C) 인공유도능동면역(artificially induced active immunity)
D) 인공유도수동면역(artificially induced passive immunity)
E) 선천면역(innate immunity)

48) 각 T세포와 B세포의 형질막에는 다른 유형의 항원은 무시하고 특정한 항원에만 결합할 수 있는 수용체가 있다. 어떤 면역 특성인가?
A) 특이성(specificity)
B) 기억(memory)
C) 융통성(versatility)
D) 허용(tolerance)
E) 선천면역(innate immunity)

49) 다음 중 면역계통이 다양성(versatility)을 가졌다는 것을 나타내는 것은?
A) 충분한 면역감시를 위해 수백만의 자연살해세포(NK cells)가 만들어진다.
B) 항원에 예민한 림프구가 반복된 세포분열을 한다.
C) 많은 정상 B세포와 T세포의 생산은 '자가항원(self antigen)'을 공격할 수 있다.
D) 림프구는 두 세포유형으로 분류되며: 한 그룹은 특별한 항원을 공격할 수 있고, 다른 그룹은 이후에 같은 항원에 노출될 때까지 비활성화된 상태로 있다.
E) 수백만의 다른 림프구가 만들어지고, 이들은 각각 다른 항원수용체를 갖고 있다.

정답: 45) C 46) B 47) B 48) A 49) E

50) 어린아이가 수두(chicken pox) 증상이 나타나고, 수두 특이항원에 대한 항체가 생성되어 병으로부터 회복되었다. 어른이 된 후에 이 사람은 수두바이러스에 노출되었을 때 면역기능이 작동되었다. 이것은 어떤 면역 유형인가?
A) 인공유도능동면역(artificially induced active immunity)
B) 자연획득수동면역(naturally acquired passive immunity)
C) 인공유도수동면역(artificially induced passive immunity)
D) 선천면역(innate immunity)
E) 자연획득능동면역(naturally acquired active immunity)

51) 인공유도능동면역(artificially induced active immunity)에서
A) 환경에 있는 항원에 노출되는 것이 자연스럽게 일어난다.
B) 조절된 환경 아래 항체생산이 자극된다.
C) 몸은 다른 사람에 의해 생산된 항체를 받는다.
D) 병원체에 노출된 후에 병을 막기위해 항체가 투여된다.
E) 항체유전자가 몸에 투여된다.

52) 바이러스를 토끼에게 주사하면 토끼는 바이러스항원에 대한 항체를 만든다. 이 항체를 토기의 혈장에서 얻은 후 같은 바이러스에 감염된 사람에게 주사한다. 이것은 다음 중 어떤 것의 한 예인가?
A) 선천면역(innate immunity)
B) 인공유도수동면역(artificially induced passive immunity)
C) 인공유도능동면역(artificially induced active immunity)
D) 자연획득수동면역(naturally acquired passive immunity)
E) 자연획득능동면역(naturally acquired active immunity)

53) 림프구의 표면에 있는 항원수용체를 막는 것은 ___________를(을) 방해하기 위한 것이다.
A) 항원의 포식작용
B) 항체를 생성하는 림프구의 능력
C) 항원인식
D) 항원을 제시하는 림프구의 능력
E) 항원의 응고

54) 어린이를 어느 정도 더러운 환경에 노출시키는 것은 다음의 어떤 것을 얻기를 바라는 것인가?
A) 자연획득능동면역(naturally acquired active immunity)
B) 인공유도능동면역(artificially induced active immunity)
C) 선천면역(innate immunity)
D) 자연획득수동면역(naturally acquired passive immunity)
E) 인공유도수동면역(artificially induced passive immunity)

정답: 50) E 51) B 52) B 53) C 54) A

55) 주조직적합복합체(major histocompatibility complex, MHC)는
  A) 대사작용을 붕괴시켜 표적세포를 죽인다.
  B) 림프샘에서 항체를 생산한다.
  C) CD4 표지자를 코딩하는 유전자그룹이다.
  D) 외부항원을 나타낼 수 있는 막단백질이다.
  E) 면역반응을 자극하는 세균에 있는 항원이다.

56) 특이 및 비특이방어를 조절하는 시토카인(cytokines) 분비 세포는?
  A) B세포
  B) 형질세포(plasma cells)
  C) 도움T세포
  D) 비만세포(mast cells)
  E) 자연살해세포(NK cells)

57) 세포독성T세포(cytotoxic T cells)는 표적세포를 ___________시키는(하는) 물질을 분비해서 파괴한다.
  A) 단백질 생산을 증가
  B) 리보솜 활성을 증진
  C) 항원인식기전을 억제
  D) 세포막을 파괴
  E) 기억T세포를 생성

58) T세포 활성화가 일어나는 과정과 관련된 내용으로 맞게 짝지어진 것은?
  A) CD8 T세포; Class I MHC 단백질
  B) CD4 T세포; Class I MHC 단백질
  C) CD8 T세포; Class II MHC 단백질
  D) CD6 T세포; Class I MHC 단백질
  E) CD6 T세포; Class II MHC 단백질

59) Class II MHC 단백질의 특징을 가장 잘 설명한 것은?
  A) 이 단백질은 다른 T세포와 B세포의 반응을 완충시킨다.
  B) 이 단백질은 나뉘어져 기억세포와 더 많은 활성 도움T세포를 생성한다.
  C) 이 단백질은 모든 핵이 있는 세포에 형질막에 존재한다.
  D) 이 단백질은 병원체의 파괴에서 항체를 돕는 순환단백질이다.
  E) 이 단백질은 림프구와 항원제시세포의 세포막에서 발견된다.

정답: 55) D 56) C 57) D 58) A 59) E

60) 다음 중 어떤 세포가 민감화B세포(sensitized B cells) 표면에 있는 항체와 같이, 같은 표적을 갖는 항체를 생성하는가?
A) 기억세포
B) 형질세포
C) 도움T세포
D) 세포독성T세포
E) 억제T세포

61) B세포 민감화(B cell sensitization)와 활성화 동안 항원은 B세포로 _________를(을) 통해 들어간다.
A) 확산(diffusion)
B) 삼투(osmosis)
C) 세포내섭취(endocytosis)
D) 단백질통로(protein channels)
E) 항원통로(antigen channels)

62) 면역글로불린과 그들의 특징에 대해 바르게 모아놓은 것은?
A) IgA/내분비 분비액 속에 있다.
B) IgD/가장 크고 가장 다양하다.
C) IgE/염증을 촉진한다.
D) IgG/눈물과 침에 있다.
E) IgM/히스타민 분비를 자극한다.

63) 항원에 결합할 수 있고, 호염기백혈구, 비만세포(mast cell)를 자극하는 면역글로불린은?
A) IgD
B) IgE
C) IgM
D) IgA
E) IgG

64) 항원에 처음 노출된 이후에 만들어지고 분비되는 첫 항체인 면역글로불린은?
A) IgE
B) IgG
C) IgM
D) IgD
E) IgA

정답: 60) B 61) C 62) C 63) B 64) C

65) 수혈을 받은 후에 환자가 부적합한 혈액형 사이의 교차반응을 나타내고 있다. 어떤 면역글로불린이 이러한 징후와 관련이 있는가?
A) IgA
B) IgM
C) IgE
D) IgD
E) IgG

66) 억제T세포 이외에, 일부 __________는(은) 또한 면역기능을 억제하는 것을 돕고, 면역반응 기간을 짧게 한다.
A) 인터루킨(interleukins)
B) 종양괴사인자(TNFs)
C) 포식조절인자(phagocytic regulators)
D) 집락자극인자(CSFs)
E) 인터페론(interferons)

67) 항원의 노출된 표면의 부분으로 이것에 특이적인 항체가 부착하는 부분은?
A) 옵소닌(opsonins)
B) 가벼운사슬과 무거운사슬의 불변구역(constant segments of light and heavy chains)
C) 항원결정인자 부위(antigenic-determinant sites)
D) 보체결합부위(complement-binding sites)
E) 항원결합부위(antigen-binding sites)

68) 포액작용(pinocytosis), 포식작용, 항원처리와 Class II MHC 단백질에 결합하는 항원제시기능을 하는 세포는?
A) 쿠퍼세포(Kupffer cells)
B) 자연살해세포(NK cells)
C) 미세아교세포(microglia)
D) 포식세포(macrophages)
E) 가지세포(dendritic cells)

69) 호중성구, 호산구, 호염기구의 생성을 자극하는 화학매개체는 열나게 하고 T세포 민감도를 증가시킨다. 이 물질은?
A) 인터루킨(interleukins)
B) 인터페론(interferons)
C) 종양괴사인자(tumor necrosis factors)
D) 포식조절인자(phagocytic regulators)
E) 집락자극인자(colony-stimulating factors)

정답: 65) B 66) A 67) C 68) E 69) C

70) 항체의 특이성은 다음의 어떤 구조에 의존한다.
A) 가벼운사슬과 무거운사슬의 불변구역
B) 가벼운사슬과 무거운사슬의 불변구역과 가변구역
C) 가벼운사슬과 무거운사슬의 가변구역
D) 가벼운사슬의 가변구역만
E) 무거운사슬의 불변구역만

71) 옵소닌화(opsonization)는 병원체가 항체 및 보체단백질로 덮인 것으로, 다음의 어떤 항체기능을 나타나게 하는가?
A) 보체활성
B) 응집
C) 중화
D) 포식작용 촉진
E) 염증자극

72) IgG 항체의 기능은?
A) B세포의 활성화에 역할을 한다.
B) 병원체가 몸조직으로 들어가기 전에 병원체를 공격한다.
C) 많은 바이러스, 세균, 세균독소에 대한 방어에 관여한다.
D) 항원에 노출된 후 염증을 증가시킨다.
E) 부적합혈액형 사이의 교차반응에 관여한다.

73) 다음 중 어떤 것이 외분비 분비액에 있고 병원체가 몸조직으로 들어오기 전에 공격하는 작용을 하는가?
A) IgA
B) IgD
C) IgE
D) IgF
E) IgM

74) 적색골수에서 혈액세포의 생성을 자극하고, 림프조직과 림프기관에서 림프구의 생성을 자극하는 것은?
A) Il-1
B) 종양괴사인자(TNFs)
C) T세포
D) B세포
E) 집락자극인자(CSFs)

정답: 70) C 71) D 72) C 73) A 74) E

75) 전형적인 항체의 바닥부분을 형성하는 것은?
A) 무거운사슬의 가변구역
B) 가벼운사슬의 불변구역
C) 가벼운사슬의 가변구역
D) 무거운사슬의 불변구역
E) 가벼운사슬과 무거운사슬의 불변구역과 가변구역

76) 적혈구의 응괴(clumping)는 부적합혈액형이 섞였을 때 생기는데 어떤 것의 예인가?
A) 응집(agglutination)
B) 옵소닌화(opsonization)
C) 민감화(sensitization)
D) 침전(precipitation)
E) 면역감시(immunological surveillance)

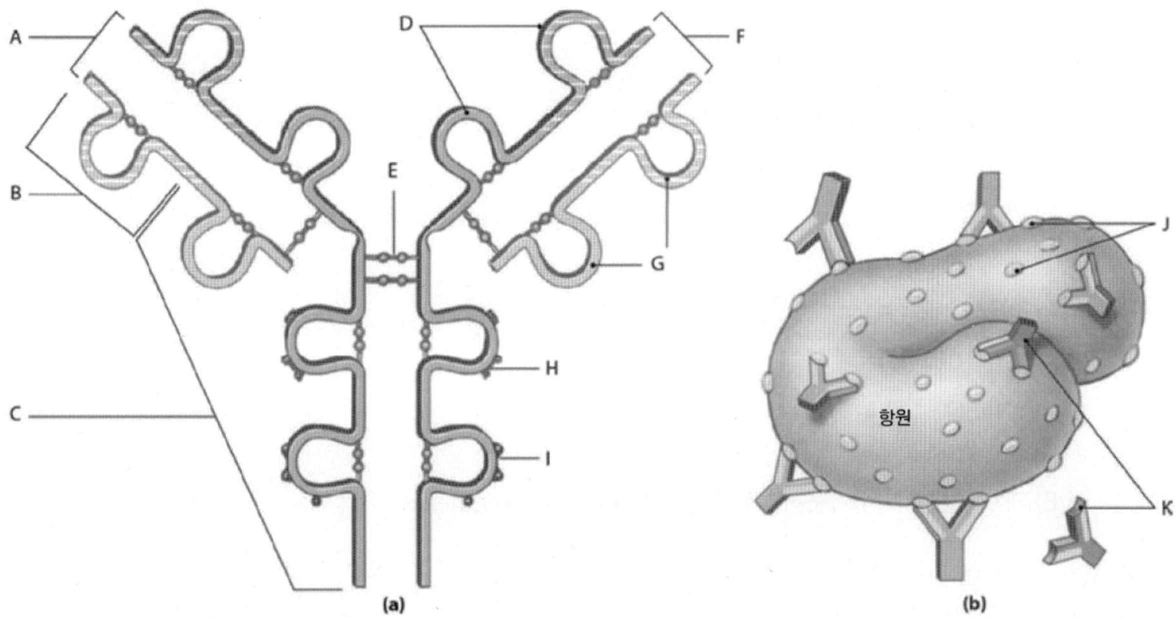

그림 14-1 전형적인 항체와 전형적인 항원

그림 14-1을 이용해서 표시된 부분을 구분하시오.

77) A가 가리키는 것은?
A) 보체결합부위(complement binding site)
B) 항원결합부위(antigen binding site)
C) 항원결정부위(antigenic determinant sites)
D) 포식세포결합부위(macrophage binding site)
E) 항체(antibodies)

정답: 75) D 76) A 77) B

78) B가 가리키는 것은?
- A) 이황결합(disulfide bond)
- B) 가변구역(variable segment)
- C) 가벼운사슬(light chain)
- D) 무거운사슬(heavy chain)
- E) 가벼운사슬과 무거운사슬의 불변부위(constant segments)

79) C가 가리키는 것은?
- A) 이황결합(disulfide bond)
- B) 가변구역(variable segment)
- C) 가벼운사슬(light chain)
- D) 무거운사슬(heavy chain)
- E) 가벼운사슬과 무거운사슬의 불변부위(constant segments)

80) D가 가리키는 것은?
- A) 이황결합(disulfide bond)
- B) 가변구역(variable segment)
- C) 가벼운사슬(light chain)
- D) 무거운사슬(heavy chain)
- E) 가벼운사슬과 무거운사슬의 불변부위(constant segments)

81) E가 가리키는 것은?
- A) 이황결합(disulfide bond)
- B) 가변구역(variable segment)
- C) 가벼운사슬(light chain)
- D) 무거운사슬(heavy chain)
- E) 가벼운사슬과 무거운사슬의 불변부위(constant segments)

82) F가 가리키는 것은?
- A) 보체결합부위(complement binding site)
- B) 항원결합부위(antigen binding site)
- C) 항원결정부위(antigenic determinant sites)
- D) 포식세포결합부위(macrophage binding site)
- E) 항체(antibodies)

정답: 78) B 79) E 80) D 81) A 82) B

83) G가 가리키는 것은?
- A) 이황결합(disulfide bond)
- B) 가변구역(variable segment)
- C) 가벼운사슬(light chain)
- D) 무거운사슬(heavy chain)
- E) 가벼운사슬과 무거운사슬의 불변부위(constant segments)

84) H가 가리키는 것은?
- A) 보체결합부위(complement binding site)
- B) 항원결합부위(antigen binding site)
- C) 항원결정부위(antigenic determinant sites)
- D) 포식세포결합부위(macrophage binding site)
- E) 항체(antibodies)

85) I가 가리키는 것은?
- A) 보체결합부위(complement binding site)
- B) 항원결합부위(antigen binding site)
- C) 항원결정부위(antigenic determinant sites)
- D) 포식세포결합부위(macrophage binding site)
- E) 항체(antibodies)

86) J가 가리키는 것은?
- A) 보체결합부위(complement binding site)
- B) 항원결합부위(antigen binding site)
- C) 항원결정부위(antigenic determinant sites)
- D) 포식세포결합부위(macrophage binding site)
- E) 항체(antibodies)

87) K가 가리키는 것은?
- A) 보체결합부위(complement binding site)
- B) 항원결합부위(antigen binding site)
- C) 항원결정부위(antigenic determinant sites)
- D) 포식세포결합부위(macrophage binding site)
- E) 항체(antibodies)

정답: 83) C 84) A 85) D 86) C 87) E

88) IgG 항체는
  A) 샘분비액에 존재한다.
  B) 세포밖 액체에 있는 항원을 B세포에 결합시킨다.
  C) 하스타민과 다른 염증화학물질 분비를 자극한다.
  D) 항원에 처음 노출된 후에 분비되는 첫 항체유형이다.
  E) 태반을 통과해서 태아에게 수동면역을 제공할 수 있다.

89) 이전에 항원에 첫 노출된 이후 다시 같은 항원에 노출된 이차반응 동안
  A) IgM이 처음 혈액에 나타난 후에 IgG가 천천히 증가한다.
  B) 즉각적인 IgG 농도 증가가 나타난다.
  C) 항원은 처음에 적절한 B세포를 활성화시켜야만 한다.
  D) 항원에 노출된 후 1~2주가 될 때까지 항체레벨은 최고 농도가 안 된다.
  E) 기억B세포는 형질세포로 분화하지 않는다.

90) IgD 항체는
  A) IgG 생산이 증가할 때 IgD 농도가 감소한다.
  B) 알레르기반응에 중요하다.
  C) Rh 음성 엄마에 의해 생성되는 anti-Rh 항체이다.
  D) IgG에 민감하지 않은 세균을 공격한다.
  E) 세포밖 액체에 있는 항원을 B세포에 결합시킨다.

91) 항원에 대한 부적절하거나 과도한 면역반응을 나타내는 것은?
  A) 면역결핍병
  B) AIDS의 특징
  C) 알레르기
  D) HIV 감염의 특징
  E) 노인에 흔함

92) 정상 몸세포와 조직을 표적으로 잘못된 면역반응이 일어났을 때 무엇이라고 하는가?
  A) 자가면역질환(autoimmune disorders)
  B) 즉시과민(immediate hypersensitivity)
  C) 아나필락시스(anaphylaxis)
  D) 면역결핍병
  E) 면역복합체질환

정답: 88) E 89) B 90) E 91) C 92) A

93) 항원에 노출되었을 때 정상 면역반응을 일으킬 수 있는 능력을 나타내는 것은?
A) 융통성(versatility)
B) 보체활성(complement activation)
C) 중화(neutralization)
D) 특이성(specificity)
E) 면역가능(immunological competence)

94) 사람 면역결핍바이러스(human immunodeficiency virus, HIV)는 AIDS라고 하는 병을 일으키며 ___________를 감염시켜 임상적인 문제를 일으킨다.
A) B세포
B) 형질세포(plasma cells)
C) 세포독성T세포
D) 도움T세포
E) 억제T세포

95) 다음 중 자가면역질환(autoimmune disease)의 예는?
A) AIDS
B) 아나필락시스쇼크(anaphylactic shock)
C) SCID
D) 면역복합체질환
E) 다발경화증(multiple sclerosis)

96) 첫 노출 동안에 알레르기항원(allergen)에 대한 민감화는 많은 양의 _________ 생성을 일으킨다.
A) 항원-항체복합체
B) IgE 항체
C) IgD 항체
D) 옵소닌(opsonins)
E) Tc세포

97) 다음 중 Type IV 알레르기의 예는?
A) 독이 있는 담쟁이덩굴에 접촉한 후 생긴 가려운 발진(rash)
B) 건초열(hay fever)
C) 아나필락시스(anaphylaxis)
D) 부적합혈액형의 수혈 후에 일어나는 교차반응
E) 포식작용이 항원-항체복합체를 제거할 수 없어서 염증과 조직손상을 일어난다.

정답: 93) E 94) D 95) E 96) B 97) A

98) 왜 AIDS 환자에게서 암의 위험성이 증가하는가?
A) 억제T세포 활성이 정상면역반응을 초기화한다.
B) 면역감시가 억제된다.
C) 세포매개면역이 증가된다.
D) 순환하는 항체농도가 증가한다.
E) 바이러스가 수용체매개세포내섭취에 의해 사람 백혈구에 들어간다.

99) 세포매개면역이나 항체매개면역이 발달할 능력이 없게 태어난 어린이의 진단은?
A) AIDS
B) SIDS
C) MS
D) IDDM
E) SCID

100) 노화과정에 동반된 면역계통의 변화가 포함하는 것은?
A) T세포가 항체에 덜 반응하게 된다.
B) 더 많은 세포독성T세포가 감염에 반응하게 된다.
C) 도움T세포의 수가 증가한다.
D) 항원에 처음 노출된 후 항체가 많이 생산된다.
E) 가슴샘이 커지고 순환하는 가슴샘호르몬 농도가 높아진다.

101) 노인에서 암의 빈도가 증가하는 것은 어떤 사실을 나타내는가?
A) 면역감시가 증가한다.
B) 암세포가 효과적으로 제거된다.
C) 음식이 영양기준에 도달하지 못한다.
D) 누구나 질환에 잘 노출된다.
E) 노화에 따라 면역감시가 감소된다.

102) 다음 중 어느 것이 림프계통이 면역계통과 통합되는 것을 보여주는가?
A) 가슴샘에서 티모신(thymosins)의 분비
B) 시상하부에 대한 발열원의 영향
C) 비만세포에서 히스타민과 헤파린이 분비됨
D) 염증 동안 고름의 형성
E) 샘분비액 속에 IgA가 존재

정답: 98) B 99) E 100) A 101) E 102) A

14.2 서술형 문제

1) Paula의 할아버지는 폐암(lung cancer)으로 진단받았다. 의사는 허파의 주변 부위에서 여러 개의 림프절을 생검하라고 했다. Paula는 왜 생검이 필요한지 의문이 들었다. 이유를 설명하시오.

2) Willy는 두드러기쑥 꽃가루(ragweed pollen)에 알레르기가 있다. 그는 특정한 항체를 막는 약물처치에 대해 읽었다. 이러한 치료가 어떻게 그의 알레르기를 완화할 수 있는지 설명하시오.

3) Johnson 씨는 60세의 남자로 심한 콩팥질환이 있다.그의 콩팥질환은 소변으로 단백질이 여과되고 손실이 일어나 저단백혈증(hypoproteinemia)이 일어난다. 부은 팔다리가 그의 콩팥질환과 연관되어 있는 것이 가능한가?

정답:

1) 암세포의 핵심 특징은 종양에서 떨어져서 몸의 다른 조직으로 이주해서 새로운 종양을 만드는 것이다. 이 과정을 전이(metastasis)라고 한다. 림프종(lymphoma)는 림프구나 림프줄기세포에서 생긴 암으로 림프계통암 중 중요한 그룹의 하나이다. 암세포가 퍼지는 일차경로는 림프계통이며, 암세포는 다른 조직으로 떠나기 전에 일정시간 림프절에 머물러 있을 수 있다. 따라서 암세포가 있는지 확인하기 위한 국소 림프절 조사는 의사가 초기인지 또는 다른 조직으로 퍼지기 시작했는지 구분하기 위해서 필요하다. 생검은 또한 의사가 다른 조직이 암세포에 의해 침입을 받았는지 확인한 후에 적절한 치료를 결정하는 데 도움을 줄 것이다.
2) 알레르기는 알레르기항원(allergen)이라고 하는 항원이 비만세포와 호염기구의 표면에 결합되어 있는 특이적 IgE-형 항체에 결합했을 때 생긴다. 한 사람이 특이한 알레르기항원에 대한 IgE 항체를 만들었을 때 알레르기가 생긴 것이다. 적어도 이론적으로 두드러기쑥 알레르기항원에 대한 특이적 IgE에 한 물질이 결합할 수 있다. 따라서 이 결합과정을 막으면 알레르기 반응을 완화시킬 수 있다.
3) 가능하다. 림프관은 저단백혈증에 의해 유발된 증가된 림프흐름을 적절하게 조절할 수 없다. 저단백혈증에서 혈액의 삼투압 감소를 일으키고 몸의 모세혈관에서 전체 여과량이 증가된다. 이것은 림프흐름에 과부하를 일으켜 림프와 빠져나온 액체가 사이질공간에 축적되어 림프부종(lymphedema)을 일으킨다.

15장 호흡계통

15.1 선택형 문제

1) 몸으로 들어가는 공기는 ____에서 여과되고, 따뜻해지고, 습기가 더해진다.
   A) 기도의 위쪽 전도부분
   B) 기도의 아래쪽 호흡부분
   C) 허파
   D) 허파꽈리
   E) 세기관지

2) 호흡점막(respiratory mucosa)을 구성하는 것은?
   A) 치밀불규칙결합조직(dense irregular connective tissue)
   B) 편평상피(squamous epithelium)
   C) 섬모입방상피(ciliated cuboidal epithelium)
   D) 섬모원주상피(ciliated columnar epithelium)
   E) 치밀규칙결합조직(dense regular connective tissue)

3) 코곁굴(paranasal sinuses)은 위쪽 기도의 다른 구조물과 함께 _______.
   A) 적은 양의 가스교환이 일어나는 곳이다.
   B) 호흡막의 부분을 이룬다.
   C) 들어오는 공기를 여과, 가열, 가습하는 데 관여한다.
   D) 공기와 순환하는 혈액 사이에 가스교환을 위한 넓은 영역을 제공한다.
   E) 섬세한 단순편평상피에 의해 덮여 있다.

4) 호흡계통의 기능이 포함하는 것은?
   A) 탈수와 온도변화에서 호흡표면을 보호
   B) 침입하는 병원체에 대항해서 백혈구를 생성
   C) 호흡의 신경조절에 필수적인 신경전달물질 생성
   D) 증가된 산소요구기간 동안 적혈구를 제공
   E) 멜라닌합성과 환경위험으로부터 허파꽈리 보호

정답: 1) A 2) D 3) C 4) A

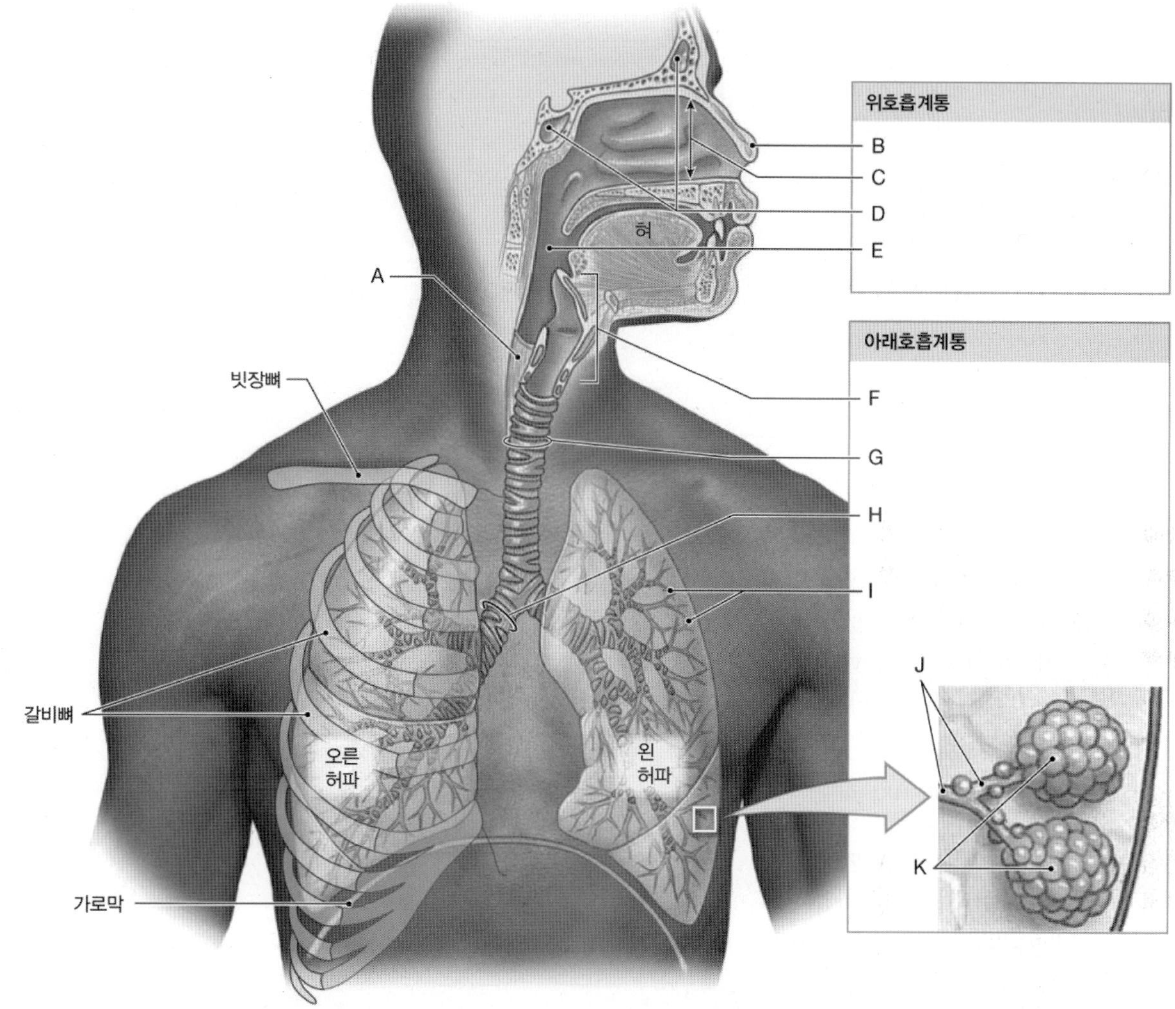

그림 15-1 호흡기계통의 구성요소

그림 15-1을 이용해서 표시된 부분을 구분하시오.

5) A가 가리키는 구조는?
   A) 기관지(bronchus)
   B) 후두(larynx)
   C) 식도(esophagus)
   D) 기관(trachea)
   E) 인두(pharynx)

정답: 5) C

6) B가 가리키는 구조는?
A) 코(nose)
B) 코안(nasal cavity)
C) 인두(pharynx)
D) 굴(sinuses)
E) 후두(larynx)

7) C가 가리키는 구조는?
A) 코(nose)
B) 코안(nasal cavity)
C) 인두(pharynx)
D) 굴(sinuses)
E) 후두(larynx)

8) D가 가리키는 구조는?
A) 코(nose)
B) 코안(nasal cavity)
C) 인두(pharynx)
D) 굴(sinuses)
E) 후두(larynx)

9) E가 가리키는 구조는?
A) 후두(larynx)
B) 기관(trachea)
C) 인두(pharynx)
D) 기관지(bronchus)
E) 세기관지(bronchioles)

10) F가 가리키는 구조는?
A) 후두(larynx)
B) 기관(trachea)
C) 인두(pharynx)
D) 기관지(bronchus)
E) 세기관지(bronchioles)

정답: 6) A 7) B 8) D 9) C 10) A

11) G가 가리키는 구조는?
A) 후두(larynx)
B) 기관(trachea)
C) 인두(pharynx)
D) 기관지(bronchus)
E) 세기관지(bronchioles)

12) H가 가리키는 구조는?
A) 기관지(bronchus)
B) 후두(larynx)
C) 식도(esophagus)
D) 기관(trachea)
E) 인두(pharynx)

13) I가 가리키는 구조는?
A) 기관(trachea)
B) 가장 작은 세기관지(smallest bronchioles)
C) 기관지(bronchus)
D) 꽈리(alveoli)
E) 세기관지(bronchioles)

14) J가 가리키는 구조는?
A) 기관(trachea)
B) 가장 작은 세기관지(smallest bronchioles)
C) 기관지(bronchus)
D) 꽈리(alveoli)
E) 세기관지(bronchioles)

15) K가 가리키는 구조는?
A) 기관(trachea)
B) 가장 작은 세기관지(smallest bronchioles)
C) 기관지(bronchus)
D) 꽈리(alveoli)
E) 세기관지(bronchioles)

정답: 11) B 12) A 13) E 14) B 15)D

16) 호흡점막의 고유판(lamina propria)은 다음 결합조직 중 어느 것으로 구성되는가?
A) 그물(reticular)
B) 지방(adipose)
C) 치밀섬유(dense fibrous)
D) 성긴(areolar)
E) 탄력(elastic)

17) 호흡점막 고유판 안에 있는 샘이 분비하는 것은?
A) 호르몬
B) 침
C) 점액
D) 땀
E) 산

18) 기관 점액에 의해 들어오는 공기에서 제거된 미생물은 결국 ________에 노출되고 파괴된다.
A) 점액에 있는 독소
B) 섬모
C) 위산과 효소
D) 영양분 결핍
E) 허파꽈리 대식세포

19) 코안(nasal cavity)은 ________에서 코인두로 열려 있다.
A) 속콧구멍(internal nares)
B) 바깥콧구멍(external nares)
C) 안뜰(vestibules)
D) 코선반(turbinates)
E) 입천장(palates)

20) 코안의 부분으로 코의 유연한 조직 안에 있는 부분은?
A) 코인두(nasopharynx)
B) 코안뜰(nasal vestibule)
C) 속방(internal chamber)
D) 성대문(glottis)
E) 코중격(nasal septum)

정답: 16) D 17) C 18) C 19) A 20) B

21) 다음 중 어떤 것이 후두(larynx)의 앞면과 가쪽면의 넓은 부분을 이루며 때때로 '아담의 사과'를 포함하고 있는 것은?
A) 모뿔연골(arytenoid cartilage)
B) 방패연골(thyroid cartilage)
C) 쐐기연골(cuneiform cartilage)
D) 잔뿔연골(corniculate cartilage)
E) 반지연골(cricoid cartilage)

22) 호흡계통과 소화계통에 의해 공유되고 있는 공간부분은?
A) 후두(larynx)
B) 성대문(glottis)
C) 안뜰(vestibule)
D) 인두(pharynx)
E) 기관(trachea)

23) 단단입천장(hard palate)으로부터 뒤쪽으로 연장된 부분으로 코인두 아래쪽에 있는 것은?
A) 후두(larynx)
B) 안뜰(vestibule)
C) 물렁입천장(soft palate)
D) 바깥콧구멍(external nares)
E) 속콧구멍(internal nares)

24) 성대문(glottis)은_________ 이다.
A) 물렁입천장의 아래쪽 모서리
B) 탄력연골의 피판
C) 인두에서 후두까지 가는 통로
D) 인두로 열림
E) 단단입천장의 연골부분

25) 성대문 위쪽에서 뒤쪽으로 있는 탄력조직으로 액체 또는 단단한 음식을 삼킬 때 기관으로 들어가는 것을 막는 것은?
A) 방패연골(thyroid cartilage)
B) 성대문(glottis)
C) 잔뿔연골(corniculate cartilage)
D) 쐐기연골(cuneiform cartilage)
E) 후두덮개(epiglottis)

정답: 21) B 22) D 23) C 24) C 25) E

26) 후두를 뒤쪽에서 지지하는 구조는?
A) 성대문(glottis)
B) 반지연골(cricoid cartilage)
C) 후두덮개(epiglottis)
D) 모뿔연골(arytenoid cartilage)
E) 쐐기연골(cuneiform cartilage)

27) 기관(trachea)은
A) 치밀규칙결합조직으로 덮여 있다.
B) C모양 연골로 보강되어 있다.
C) 성대를 포함한다.
D) 항상 같은 직경을 유지한다.
E) 먼쪽은 가로막 높이에서 끝난다.

28) 기관연골 각각의 끝은 탄력인대와 ________에 의해 연결되어 있다.
A) 쐐기연골(cuneiform cartilages)
B) 가로막(diaphragm)
C) 모뿔연골(arytenoid cartilages)
D) 가슴막(pleura)
E) 기관근(trachealis muscle)

29) 하나의 허파엽으로 가는 기관은?
A) 이차기관지(secondary bronchi)
B) 세기관지(bronchioles)
C) 삼차기관지(tertiary bronchi)
D) 일차기관지(primary bronchi)
E) 꽈리(alveoli)

30) 얼마나 많은 삼차기관지가 각각의 허파에 존재하는가?
A) 1~2
B) 3~4
C) 9~10
D) 15~20
E) 20~25

정답: 26) B 27) B 28) E 29) A 30) C

31) 코안의 호흡표면은 점액에 의해 청소되는데, 부분적으로 점액을 만드는 부분은?
   A) 바깥콧구멍(external nares)
   B) 코곁굴(paranasal sinuses)
   C) 물렁입천장(soft palate)
   D) 코안뜰(nasal vestibule)
   E) 코인두(nasopharynx)

32) 목구멍편도(palatine tonsils)는 __________의 가쪽벽에 있다.
   A) 입인두(oropharynx)
   B) 코안뜰(nasal vestibule)
   C) 후두(larynx)
   D) 식도(esophagus)
   E) 후두인두(laryngopharynx)

33) Harry는 낭성섬유종(cystic fibrosis)으로 고생하고 있고, 숨쉬기가 어려운 적도 자주 있다. 이 문제로 가장 가능성이 높은 원인은?
   A) 기관지의 염증
   B) 기관의 수축
   C) 기도 섬모가 제거할 수 없을 정도로 걸쭉한 분비물(thick secretions)
   D) 상피세포에서 만들어진 독성물질에 반응해서 나타난 후두연축(laryngeal spasms)
   E) 하나 또는 양쪽 허파의 허탈(collapsE)

34) 염색체 7번에 위치한 결함유전자에 의해 생기는 유전병으로 북부유럽의 백인들에게 영향을 주는 가장 흔한 치명적 유전질환은?
   A) 천식(asthma)
   B) 공기증(emphysema)
   C) 공기가슴증(pneumothorax)
   D) 폐렴(pneumonia)
   E) 낭성섬유증(cystic fibrosis)

35) _____시술에서 앞기관벽에 절개를 하고 관을 넣는다.
   A) 기관절개(tracheostomy)
   B) Heimlich 조작
   C) 기관지경술(bronchoscopy)
   D) 후두절제(laryngectomy)
   E) 삽관(intubation)

정답: 31) B 32) A 33) C 34) E 35) A

36) 코선반(nasal conchae)의 기능은?
   A) 코안을 왼쪽과 오른쪽 부분으로 나눈다.
   B) 인두로 열려 있다.
   C) 가스교환을 위한 표면을 제공한다.
   D) 공기에 난기류를 일으켜 작은 입자들이 점액에 잡히도록 한다.
   E) 모 바깥으로 열린 부분을 제공한다.

37) 목소리의 높이는 _________에 의해 조절된다.
   A) 공기의 힘
   B) 성대의 직경, 길이, 긴장도
   C) 후두연골의 크기
   D) 후두연골의 모양
   E) 코안의 길이와 깊이

38) 세기관지(bronchioles)의 벽은 ___________(으)로 주로 이루어져 있으며, 이 부분의 움직임은 자율신경계에 의해 조절된다.
   A) 유리연골의 C모양 고리
   B) 탄력연골
   C) 뼈대근육
   D) 연골판과 민무늬근육
   E) 민무늬근육

39) 기관근(trachealis muscle)이 수축할 능력이 없으면
   A) Heimlich 조작(maneuver)이 필요할 것이다.
   B) 즉각적인 호흡부전이 일어날 것이다.
   C) 허파가 허탈될 것이다.
   D) 많은 양의 음식이 이동하는 것이 방해받을 것이다.
   E) 거짓성대와 진성성대가 늘어질 것이다.

40) 교감신경 활성화가 일으키는 것은?
   A) 세기관지의 골격근 이완에 의한 기관지 확장
   B) 세기관지의 민무늬근 수축에 의한 기관지 수축
   C) 세기관지의 민무늬근 이완에 의한 기관지 확장
   D) 세기관지의 민무늬근 이완에 의한 기관지 수축
   E) 세기관지의 민무늬근 수축에 의한 기관지 확장

정답: 36) D 37) B 38) E 39) D 40) C

41) 다음은 기관 가지의 일부 구조를 나열한 것이다.

1. 이차기관지(secondary bronchi)
2. 삼차기관지(tertiary bronchi)
3. 세기관지(bronchioles)
4. 일차기관지(primary bronchi)

공기가 기관에서 시작해서 이들 구조를 지나는 것을 순서대로 나열한 것은?

A) 4, 1, 2, 3
B) 3, 2, 1, 4
C) 2, 3, 1, 4
D) 4, 1, 3, 2
E) 1, 2, 3, 4

42) 허파꽈리(alveoli)의 벽을 덮고 있는 것은?

A) 중층입방상피(stratified cuboidal epithelium)
B) 거짓중층상피(pseudostratified epithelium)
C) 단순편평상피(simple squamous epithelium)
D) 성긴결합조직(loose connective tissue)
E) 유리연골(hyaline cartilage)

43) 허파에서 가스교환이 활발히 일어나는 곳은?

A) 세기관지(bronchioles)
B) 꽈리관(alveolar ducts)
C) 가슴막공간(pleural spaces)
D) 꽈리(alveoli)
E) 모세혈관계(capillary beds)

44) 허파의 허파꽈리 교환표면은 대략 어느 정도인가?

A) 75 km^2
B) 140 m^2
C) 1400 cm^2
D) 7 km^2
E) 14 m^2

45) 다음 중 전형적으로 감염에 의해 생긴 허파소엽의 염증을 설명하고 있는 것은?

A) 폐렴(pneumonia)
B) 공기가슴증(pneumothorax)
C) 낭성섬유증(cystic fibrosis)
D) 가슴막염(pleurisy)
E) 공기증(emphysema)

정답: 41) A 42) C 43) D 44) B 45) A

46) 열, 기침, 가슴통증, 피로, 체중감소는 어떤 질환의 징후와 증상인가?
A) 폐렴(pneumonia)
B) 낭성섬유증(cystic fibrosis)
C) 공기증(emphysema)
D) 결핵(tuberculosis)
E) 가슴막염(pleurisy)

47) 안지오텐신전환효소(angiotensin-converting enzyme)의 결핍으로 고생하고 있는 사람이 가지고 있을 문제가 있는 곳은?
A) 허파꽈리모세혈관의 내피세포(endothelial cells)
B) 허파꽈리관의 중격세포(septal cells)
C) 허파꽈리의 편평상피세포(squamous epithelial cells)
D) 꽈리주머니 속 허파꽈리큰포식세포(alveolar macrophages)
E) 호흡세기관지를 덮고 있는 II형 허파꽈리세포(type II pneumocytes)

48) 허파는 깊은 틈새(fissure)에 의해 ___(으)로 나뉜다.
A) 소엽(lobules)
B) 꽈리(alveoli)
C) 기관지(bronchi)
D) 세기관지(bronchioles)
E) 엽(lobes)

49) 허파의 표면을 덮고 있는 장막 층은?
A) 가슴세로칸(mediastinum)
B) 내장가슴막(visceral pleura)
C) 표면활성제(surfactant)
D) 벽가슴막(parietal pleura)
E) 가슴막액(pleural fluid)

50) 진단목적으로 가슴막삼출액(pleural fluid)을 제거하는 것을 무엇이라고 하는가?
A) 기류측정법(pneumotachometry)
B) 공기가슴증(pneumothorax)
C) 폐활량측정법(spirometry)
D) 가슴천자(thoracentesis)
E) 양막천자(amniocentesis)

정답: 46) D 47) A 48) E 49) B 50) D

51) 표면활성제(surfactant)는
- A) I형 허파꽈리세포에 의해 생산된다.
- B) 먼지나 조직파편을 포식한다.
- C) 허파꽈리에서 점액을 대치한다.
- D) 허파꽈리를 열려 있게 유지하는 데 중요한 역할을 한다.
- E) 건강한 허파조직에서는 발견되지 않는다.

52) 허파의 중격세포에 대한 손상으로 가장 잘 나타나는 것은?
- A) 호흡막이 두꺼워짐
- B) 가스교환이 증가함
- C) 허파꽈리가 터짐
- D) 표면활성제 생성이 감소함
- E) 허파꽈리에서 표면긴장이 감소함

53) 폐환기(pulmonary ventilation)를 설명하는 것은?
- A) 허파 속의 안과 밖으로 공기가 움직임
- B) 용해된 가스가 허파꽈리에서 혈액으로 움직임
- C) 용해된 가스가 혈액에서 사이질공간으로 움직임
- D) 용해된 가스가 사이질공간에서 세포로 움직임
- E) 산소의 이용

54) 세포에 의한 산소의 흡수와 이산화탄소의 방출을 설명하는 것은?
- A) 저산소증(hypoxia)
- B) 바깥호흡(external respiration)
- C) 무산소증(anoxia)
- D) 폐환기(pulmonary ventilation)
- E) 속호흡(internal respiration)

55) 낮은 조직 산소농도 상태인 것은?
- A) 낭성섬유증(cystic fibrosis)
- B) 저산소증(hypoxia)
- C) 과다환기(hyperventilation)
- D) 공기가슴증(pneumothorax)
- E) 공기증(emphysema)

정답: 51) D 52) D 53) A 54) E 55) B

56) 환자가 낮은 폐탄성(low compliance)을 가졌을 때, ________

A) 환자는 아마도 폐렴이 생길 것이다.
B) 환자는 아마도 표면활성제의 과도한 생산이 있을 것이다.
C) 환자는 허파꽈리 손상이 생길 것이다.
D) 환자는 호흡하는 동안 더 낮은 에너지요구량이 있을 것이다.
E) 환자는 만성코피로 진단되었을 것이다.

57) 다음의 어떤 근육이 정상적으로 조용히 숨을 쉴 때 공기운동의 약 75%를 담당할 것인가?

A) 가로막(diaphragm)
B) 배곧은근(rectus abdominis)
C) 속갈비사이근(internal intercostals)
D) 바깥갈비사이근(external intercostals)
E) 속빗근(internal obliques)

58) 쉴 때, 정상 호흡주기 동안 허파로 들어오고 나가는 공기의 양은?

A) 총폐용량(total lung capacity)
B) 폐활량(vital capacity)
C) 일회호흡량(tidal volume)
D) 잔기량(residual volume)
E) 들숨량(inspiratory volume)

59) 한 호흡주기 동안에 호흡계통으로 들어오고 나가는 공기의 최대 양은?

A) 폐활량(vital capacity)
B) 들숨예비량(inspiratory reserve volume)
C) 일회호흡량(tidal volume)
D) 날숨예비량(expiratory reserve volume)
E) 잔기량(residual volume)

60) 날숨 동안 강제호흡(forced breathing)은 속갈비사이근과 ____의 수축을 포함한다.

A) 목갈비근(scalenes)
B) 가로막(diaphragm)
C) 배근(abdominal muscles)
D) 바깥갈비사이근(external intercostals)
E) 앞톱니근(serratus anterior)

정답: 56) C 57) A 58) C 59) A 60) C

61) 최대날숨 후에 허파에 남아 있는 공기의 양으로 정의되는 것은?
A) 최소량(minimal volume)
B) 들숨예비량(inspiratory reserve volume)
C) 폐활량(vital capacity)
D) 날숨예비량(expiratory reserve volume)
E) 잔기량(residual volume)

62) 남성에서 들숨예비량(inspiratory reserve volume, IRV) 평균은?
A) 500 ml
B) 1200 ml
C) 1900 ml
D) 3300 ml
E) 5500 ml

63) 가볍게 숨쉴 때,
A) 들숨과 날숨은 근육수축을 포함한다.
B) 들숨은 수동적이고, 날숨은 근육수축을 포함한다.
C) 들숨은 근육수축을 포함하고, 날숨은 수동적이다.
D) 들숨과 날숨은 모두 수동적인 과정이다.
E) 들숨 동안 가로막만 활동한다.

64) 일회호흡량(tidal volume) 이상으로 들어올 수 있는 공기의 양은?
A) 폐활량(vital capacity)
B) 잔기량(residual volume)
C) 날숨예비량(expiratory reserve volume)
D) 들숨예비량(inspiratory reserve volume)
E) 최소량(minimal volume)

65) 호흡수(respiratory rate)는
A) 어린이보다 어른에서 높다.
B) 유아에서 약 20~30회/분이다.
C) 쉴 때 호흡당 공기는 약 500 ml이 움직인다.
D) 시간당 호흡수이다.
E) 잔기량을 계산하는 것이 필요하다.

정답: 61) E 62) D 63) C 64) D 65) B

66) 50세 남자에 대한 진단검사 결과는 다음과 같다.
IRV = 3000 ml, ERV = 900 ml, 일회호흡량(tidal volume) = 500 ml, 잔기량(residual volume) = 1300 ml
환자의 폐활량(vital capacity)은?
A) 5700 ml
B) 5200 ml
C) 4400 ml
D) 3900 ml
E) 3500 ml

67) 한 번의 휴지기 호흡주기의 끝에 자발적으로 배출되는 공기의 양은 무엇인가?
A) 잔기량(residual volume)
B) 폐활량(vital capacity)
C) 일회호흡량(tidal volume)
D) 들숨예비량(inspiratory reserve volume)
E) 날숨예비량(expiratory reserve volume)

68) 허파에 액체가 축적되면 어떻게 폐활량(vital capacity)에 영향을 주는가?
A) 폐활량은 여자에서 증가하지만 남자는 아니다.
B) 폐활량은 여자에서 감소하지만 남자는 아니다.
C) 폐활량은 남자와 여자 모두 동등하게 증가한다.
D) 폐활량은 남자와 여자에서 모두 같게 감소한다.
E) 축적된 액체는 폐활량에 영향을 주지 않는다.

69) 기흉(pneumothorax) 같은 경우 가슴이 관통되었을 때, 호흡계통에서 공기의 양은 ____이 감소한다.
A) 일회호흡량(tidal volume)
B) 폐활량(vital capacity)
C) 최소량(minimal volume)
D) 잔기량(residual volume)
E) 들숨예비량(inspiratory reserve volume)

70) 날숨(exhalation) 동안
A) 허파속 압력은 바깥압력보다 낮다.
B) 가슴안 압력이 감소한다.
C) 가슴안과 밖의 압력이 같다.
D) 가슴안의 용적이 증가한다.
E) 가슴안의 용적이 감소한다.

정답: 66) C 67) E 68) D 69) C 70) E

71) 호흡에 대한 설명으로 맞는 것은?

A) 목빗근(sternocleidomastoid muscle)은 가슴우리(흉곽)를 올린다.

B) 속갈비사이근(internal intercostal muscles)은 가슴우리를 올린다.

C) 배곧은근(rectus abdominis muscle)은 가슴우리를 올린다.

D) 바깥갈비사이근(external intercostal muscles)은 가슴우리를 낮춘다.

E) 가슴우리가 올라가면 가슴안의 용적이 감소한다.

72) 해수면에서 대기압은 아래와 같이 요약된다.

$P_{N_2} + P_{O_2} + P_{H_2O} + P_{CO_2} =$

A) 760 mmHg

B) 14 mmHg

C) 569 mmHg

D) 380 mmHg

E) 100 mmHg

73) 대기(air) 속에 가장 많이 있는 가스는?

A) 산소(O_2)

B) 질소(N_2)

C) 수증기(H_2O)

D) 이산화탄소(CO_2)

E) 수소(H_2)

74) 포화허파꽈리공기(saturated alveolar air)에서 가장 높은 분압을 가진 가스는?

A) 산소

B) 질소

C) 수증기

D) 이산화탄소

E) 일산화탄소

75) 들이마신 건조한 공기에서 가장 낮은 분압을 가진 것은?

A) 산소

B) 질소

C) 수증기

D) 이산화탄소

E) 수은

정답: 71) A 72) A 73) B 74) B 75) D

76) 감압병(decompression sickness)은 혈액에 녹아 있던 ____가스가 나오는 것으로 생기는 아픈 상태이다.
A) 산소
B) 수소
C) 질소
D) 이산화탄소
E) 일산화탄소

77) 정상 사이질액은 40 mmHg의 P_{O_2}와 45 mmHg의 P_{CO_2}를 가진다. 결과적으로
A) 산소와 이산화탄소는 모두 모세혈관 속으로 확산한다.
B) 산소와 이산화탄소는 모두 모세혈관 밖으로 확산한다.
C) 확산은 일어나지 않는다.
D) 모세혈관 밖으로 산소 확산이 일어나고, 모세혈관 속으로 이산화탄소 확산이 일어난다.
E) 모세혈관속으로 산소 확산이 일어나고, 모세혈관 밖으로 이산화탄소 확산이 일어난다.

78) 동맥 피속의 산소량이 구성하는 용액 속 산소량은 대략 얼마인가?
A) 50%
B) 25%
C) 10%
D) 5%
E) 1.5%

79) 활성조직이 받아들이는 산소량은 비활성조직이 쓰는 양의 대략 ____이다.
A) 2배
B) 3배
C) 5배
D) 10배
E) 100배

80) 혈액에 의해 이동되는 대부분의 이산화탄소(약 70%)는
A) 혈장에 녹아 있다.
B) 헤모글로빈에 결합되어 있다.
C) 혈장에서 중탄산염이온 상태로 이동된다.
D) 이산화탄소 상태로 같은 단백질에 결합한다.
E) 백혈구에 의해 이동된다.

정답: 76) C 77) D 78) E 79) B 80) C

81) 헤모글로빈에 결합하거나(방출되는) 산소의 양은 일차적으로 다음 중 어느 것에 의존하는가?
A) 주변환경의 P_{CO_2}
B) 주변환경의 P_{N_2}
C) 이용할 수 있는 탄산탈수효소(carbonic anhydrase)
D) 주변환경의 P_{O_2}
E) 염소이동(chloride shift)의 효과

82) 탄산탈수효소(carbonic anhydrase)는 적혈구에서 무엇을 일으키는가?
A) 이산화탄소는 탄산으로 전환된다.
B) 이산화탄소는 물로 전환된다.
C) 물은 산소와 이산화탄소로 전환된다.
D) 물은 수소이온과 반응한다.
E) 탄산은 헤모글로빈으로 전환된다.

83) 골격근이 열심히 일을 할 때,
A) P_{O_2}와 pH가 증가한다.
B) pH는 증가하고 P_{CO_2}는 내려간다.
C) pH는 내려가고 P_{CO_2}는 증가한다.
D) pH와 P_{CO_2}는 증가한다.
E) pH와 P_{CO_2}는 내려간다.

84) 다음의 어떤 요소가 혈액에서 헤모글로빈에 의해 방출되는 산소의 양을 증가시킬 것인가?
A) 낮아진 온도와 낮아진 pH
B) 낮아진 pH와 높아진 온도
C) 높아진 조직 P_{O_2}와 높아진 pH
D) 높아진 조직 P_{O_2}와 높아진 pH
E) 낮아진 온도와 높아진 pH

85) 혈액에서 이산화탄소 이동에 대해 올바르게 설명한 것은?
A) 염소이동은 HCO_3^- 교환에서 적혈구 밖으로 Cl^-가 나올 때 일어난다.
B) HCO_3^-가 CO_2와 O_2로 해리된다.
C) 25%는 탄산탈수효소에 의해 H_2CO_3로 전환된다.
D) H_2CO_3가 H^+와 HCO_3^-로 해리된다.
E) 93%가 혈장에 CO_2상태로 남아 있다.

정답: 81) D 82) A 83) C 84) B 85) D

86) 가스교환을 위한 호흡막 표면이 소실되어 생긴 짧은 숨쉬기를 특징으로 하는 질환은?
A) 공기증(emphysema)
B) 천식(asthma)
C) 폐암(lung cancer)
D) 폐렴(pneumonia)
E) 낭성섬유증(cystic fibrosis)

87) 숨뇌(medulla oblongata)에 있는 수용체는 다음의 어떤 다양한 상황에 반응하는가?
A) 뇌척수액의 pH와 P_{CO_2}
B) 혈액의 pH와 P_{CO_2}
C) 혈액의 P_{O_2}와 pH
D) 뇌척수액의 pH와 P_{O_2}
E) 뇌척수액의 pH와 P_{N_2}

88) 허파의 팽창반사와 수축반사는 함께 ________반사로 알려져 있다.
A) 훈제청어
B) Hering–Breuer
C) Breuer–Shipley
D) 화학수용기
E) 미주신경

89) _____동맥혈에서 P_{CO_2}가 증가한 상태를 말한다.
A) 과다환기(hyperventilation)
B) 저환기(hypoventilation)
C) 저탄산혈증(hypocapnia)
D) 고탄산혈증(hypercapnia)
E) 저혈당(hypoglycemia)

90) 건강한 신생아가 첫 호흡을 시작한 후에
A) 가슴안의 압력은 낮은 상태를 유지한다.
B) 가슴우리는 완전히 압축된 상태로 돌아간다.
C) 가로막과 바깥갈비사이근은 수축된 상태로 있다.
D) 허파꽈리는 표면활성제 때문에 열린 상태를 유지한다.
E) 허파의 탄성은 점차 감소한다.

정답: 86) A 87) A 88) B 89) D 90) D

91) 호흡은 숨뇌(medulla oblongata)와 ____에 의해 조절된다.
   A) 소뇌(cerebellum)
   B) 다리뇌(pons)
   C) 해마(hippocampus)
   D) 시상하부(hypothalamus)
   E) 편도(amygdala)

92) 등쪽호흡군(dorsal respiratory group, DRG)은 ___을 조절하는 신경세포를 포함한다.
   A) 바깥빗근과 속갈비사이근
   B) 배곧은근과 바깥갈비사이근
   C) 바깥갈비사이근과 가로막
   D) 속갈비사이근과 가로막
   E) 속빗근과 속갈비사이근

93) 강제호흡(forced breathing)의 흡입(inhalation) 동안 어떤 것이 일어날 것인가?
   A) 가로막과 바깥갈비사이근의 이완
   B) DRG가 억제됨
   C) VRG의 날숨중추가 활성화됨
   D) VRG의 들숨중추가 억제됨
   E) VRG의 날숨중추가 억제됨

94) 다음의 어떤 것의 농도가 정상상태에서 호흡활동을 조절하는 데 책임이 있는가?
   A) 산소
   B) 이산화탄소
   C) 중탄산염이온
   D) 나트륨이온
   E) 헤모글로빈

95) 동맥 혈액의 P_{CO_2} 증가는 호흡중추가 ___하게 한다.
   A) 호흡수를 감소
   B) 호흡수를 증가
   C) 폐환기를 감소
   D) 해부학 죽은 공간에서 공기량을 증가
   E) 폐활량을 감소

정답: 91) B 92) C 93) E 94) B 95) B

96) 감각자극, 감정상태 또는 말하는 형태에 반응해서 호흡의 횟수와 호흡의 깊이를 조절하는 중추가 있는 곳은?

A) 중간뇌(midbrain)
B) 소뇌(cerebellum)
C) 대뇌(cerebrum)
D) 척수(spinal cord)
E) 다리뇌(pons)

97) 어떤 뇌신경의 감각섬유에 의해 호흡중추를 억제 또는 자극해서 혈압증가와 감소에 따른 호흡수를 조정이 이루어지는가?

A) 미주신경(vagus) (X)과 더부신경(accessory) (XI)
B) 혀밑신경(hypoglossal) (XII)만
C) 혀인두신경(glossopharyngeal) (IX)과 미주신경(vagus) (X)
D) 미주신경(vagus) (X)과 혀밑신경(hypoglossal) (XII)
E) 혀인두신경(glossopharyngeal) (IX)과 혀밑신경(hypoglossal) (XII)

98) 올바르게 연결된 것을 고르시오.

A) 저산소증/활성화된 조직에서 높은 조직 O_2 레벨
B) 표면활성제/기름분비가 세기관지를 열린 상태로 유지함
C) 가슴막/점막
D) 폐활량/날숨예비량과 들숨예비량 합계
E) 팽창반사/허파의 과잉팽창 막음

99) 허파 용적이 증가하면,

A) DRG 호흡중추는 점차 자극되고, VRG 호흡중추는 억제된다.
B) DRG와 VRG 호흡중추는 자극된다.
C) DRG와 VRG 호흡중추는 억제된다.
D) DRG 호흡중추는 점차 억제되고, VRG 호흡중추는 자극된다.
E) 수축반사가 일어난다.

정답: 96) E 97) C 98) E 99) D

15.2 서술형 문제

1) 겨울에 Brad는 가열된 공기만 있고 가습기가 없는 기숙사 방에서 잠잔다. 아침에 Brad는 코가 감기에 걸린 것과 비슷하게 답답한 것을 느꼈다. 다음날 아침까지 답답한 느낌이 사라지지 않았다. Brad의 코가 이런 상태인 이유는 무엇이겠는가?

2) 갓 태어난 영아가 길에서 버려져 죽은 채 발견되었다. 경찰은 많은 의문점 가운데서도 영아가 죽은 상태로 태어났었는지 또는 살았었는지 알고 싶어 한다. 부검 후에 검시관은 태어났을 때 이미 죽은 상태였다고 말했다. 검시관은 어떻게 이런 결과를 말할 수 있는가?

정답:

1) Brad가 숨쉬는 공기가 가습이 되지 않았기(따라서 건조한) 때문에, 많은 양의 습기가 점액을 떠나 공기를 가습시키기 위해 공기 중으로 떠났다. 이것은 점액을 마르게 하고 섬모가 움직이기 어렵게 한다. 더 많은 점액이 마들어지고, 축적되고 아침에 코울혈(nasal congestion)이 일어난다. Brad가 샤워하고 액체를 마시면 습기가 보충되고 점액은 묽어지고 적절한 길로 평소와 같이 움직인다. 이런 일이 대부분 밤에 일어나는 이유는 Brad는 아마도 공기를 가습하기 위해 잃어버린 물을 마시기 위해 자주 일어나지 않기 때문이다.

2) 영아가 태어났을 때 즉시 질식상태가 되지 않는 한, 허파에 공기가 들어가는 첫 호흡을 하게 되고, 공기의 일부는 허파에 남게 된다. 허파를 물에 넣으면 허파는 뜨거나 가라앉는다. 이 검사로 검시관은 허파에 공기가 일부 있었는지 결정할 수 있다. 다른 측정과 검사도 또한 영아가 첫 호흡을 했었는지(허파 속의 공기) 또는 태어났을 때 죽은 상태였는지(허파가 적은 양의 액체가 있으며 허탈된 상태)를 확인하기 위해 이용할 수 있다.

16장 소화계통

16.1 선택형 문제

1) 다음 중 소화계통의 부속기관은?
   A) 위(stomach)
   B) 간(liver)
   C) 지라(spleen)
   D) 잘록창자(colon)
   E) 식도(esophagus)

2) 섭취(ingestion)란?
   A) 소화할 수 없는 잔여물 대한 점진적인 탈수작용(dehydration)
   B) 입을 통해 소화관으로 음식을 넣음
   C) 음식의 화학적 분해
   D) 소화관에서 영양분을 흡수
   E) 소화효소와 영양분을 혼합

3) 고유막(lamina propria)은 무엇의 구성 성분인가?
   A) 장막(serosa)
   B) 근육층(muscularis)
   C) 점막밑층(submucosa)
   D) 점막(mucosa)
   E) 바깥막(adventitia)

4) 소화관의 어느 층이 치밀불규칙결합조직(dense irregular connective tissue)인가?
   A) 점막밑층(submucosa)
   B) 근육층(muscularis externa)
   C) 고유판(lamina propria)
   D) 점막근육판(muscularis mucosae)
   E) 점막(mucosa)

5) 입안, 인두, 식도 그리고 항문은 무엇으로 안쪽면이 싸여 있는가?
   A) 거짓중층 섬모 원주상피(pseudostratified ciliated columnar epithelium)
   B) 육방상피(cuboidal epithelium)
   C) 중층편평상피(stratified squamous epithelium)
   D) 단층상피(simple epithelium)
   E) 단층원주상피(simple columnar epithelium)

정답: 1) B 2) B 3) D 4) A 5) C

6) 작은 유기분자, 전해질(electrolyte), 비타민 그리고 물이 소화상피를 지나 소화관의 간질액(interstitial fluid)으로 들어가는 것을 무엇이라 하는가?
A) 분비(secretion)
B) 섭취(ingestion)
C) 소화(digestion)
D) 흡수(absorption)
E) 배설(excretion)

7) 다음 중 혈관, 신경, 림프관의 공간을 형성하는 두 장의 장막(serous membrane)으로 이루어진 것은 무엇인가?
A) 고유판(lamina propria)
B) 장막(serosa)
C) 바깥막(adventitia)
D) 점막밑층(submucosa)
E) 창자간막(mesenteries)

8) 점막상피의 바닥을 이루고 성긴결합조직(areolar connective tissue)으로 구성된 소화관(digestive tract)의 층은?
A) 고유판(lamina propria)
B) 점막밑층(submucosa)
C) 근육층(muscularis)
D) 장막(serosa)
E) 바깥막(adventitia)

9) 근육층(muscularis externa layer)에 포함된 신경을 무엇인가?
A) 근육층신경(muscularis nerves)
B) 점막밑신경얼기(submucosal plexus)
C) 창자신경(enteric nerves)
D) 근육층신경얼기(myenteric plexus)
E) 돌림얼기(circular plexus)

10) 소화상피에 의해 물, 산, 효소와 완충액 분비를 무엇이라 하는가?
A) 소화(digestion)
B) 분비(secretion)
C) 배설(excretion)
D) 흡수(absorption)
E) 섭취(ingestion)

정답: 6) D 7) E 8) A 9) D 10) B

11) 입안, 인두, 식도, 곧창자는 무엇 대신에 바깥막(adventitia)을 가지고 있는가?
A) 점막(mucosa)
B) 고유판(lamina propria)
C) 장막(serosa)
D) 근육층(muscularis externa)
E) 점막(submucosa)

12) 내장벽의 어떤 층이 수축하면 음식물을 섞고 소화관을 따라 이동시키는가?
A) 점막(mucosa)
B) 점막밑층(submucosa)
C) 장막(serosa)
D) 근육층(muscularis externa)
E) 바깥층(adventitia)

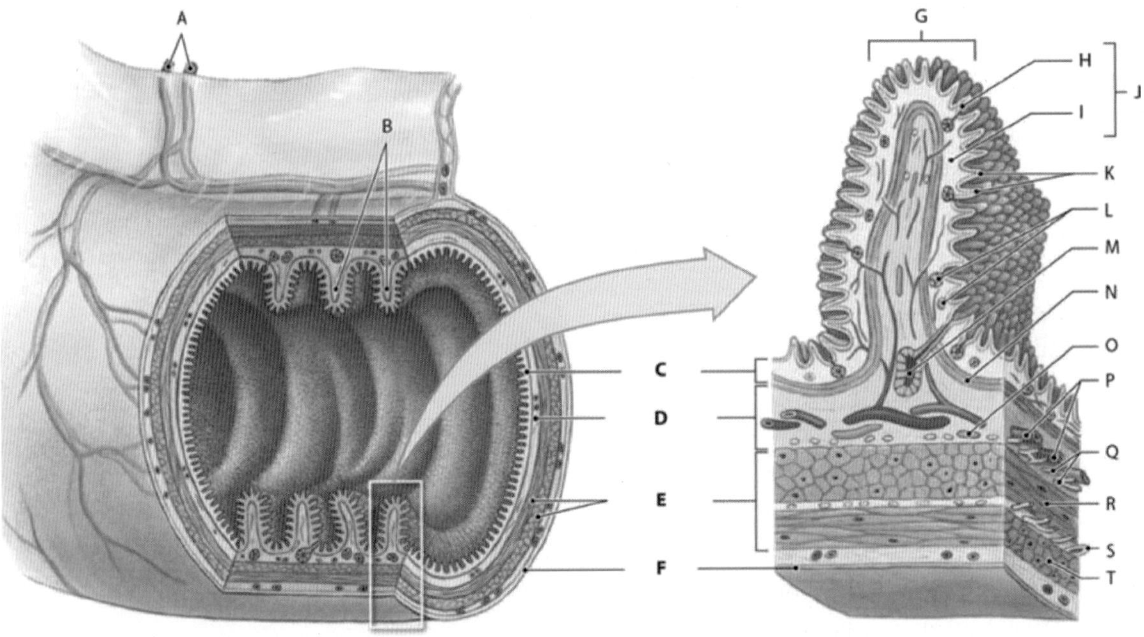

그림 16-1 수화관의 구성 요소

그림 16-1을 보고 표지된 부분을 구분하시오.

13) 표지 A는 어떤 구조물을 나타내는가?
A) 근육층신경얼기(myenteric plexus)
B) 창자간막 동맥과 정맥(mesenteric artery and vein)
C) 림프관(lymphatic vessel)
D) 점막밑신경얼기(submucosal plexus)
E) 점액샘(mucosal gland)

정답: 11) C 12) D 13) B

14) 표지 B는 어떤 구조물을 나타내는가?
   A) 돌림주름(circular folds)
   B) 점막밑층(submucosa)
   C) 근육층(muscularis externa)
   D) 장막(serosa)
   E) 점막(mucosa)

15) 표지 C는 어떤 구조물을 나타내는가?
   A) 돌림주름(circular fold)
   B) 점막밑층(submucosa)
   C) 근육층(muscularis externa)
   D) 장막(serosa)
   E) 점막(mucosa)

16) 표지 D는 어떤 구조물을 나타내는가?
   A) 돌림주름(circular fold)
   B) 점막밑층(submucosa)
   C) 근육층(muscularis externa)
   D) 장막(serosa)
   E) 점막(mucosa)

17) 표지 E는 어떤 구조물을 나타내는가?
   A) 돌림주름(circular fold)
   B) 점막밑층(submucosa)
   C) 근육층(muscularis externa)
   D) 장막(serosa)
   E) 점막(mucosa)

18) 표지 F는 어떤 구조물을 나타내는가?
   A) 돌림주름(circular fold)
   B) 점막밑층(submucosa)
   C) 근육층(muscularis externa)
   D) 장막(serosa)
   E) 점막(mucosa)

정답: 14) A 15) E 16) B 17) C 18) D

19) 표지 G는 어떤 구조물을 나타내는가?
 A) 돌림주름(circular fold)
 B) 점막밑층(submucosa)
 C) 근육층(muscularis externa)
 D) 장막(serosa)
 E) 점막(mucosa)

20) 표지 H는 어떤 구조물을 나타내는가?
 A) 점막샘(mucosal glands)
 B) 점막근육판(muscularis mucosa)
 C) 점막밑샘(submucosal glands)
 D) 점막상피(mucous epithelium)
 E) 고유판(lamina propria)

21) 표지 I는 어떤 구조물을 나타내는가?
 A) 점막샘(mucosal glands)
 B) 점막근육판(muscularis mucosa)
 C) 융모(villi)
 D) 점막상피 mucous epithelium)
 E) 고유판 lamina propria)

22) 표지 J는 어떤 구조물을 나타내는가?
 A) 점막샘(mucosal glands)
 B) 점막근육판(muscularis mucosa)
 C) 융모(villi)
 D) 점막상피(mucous epithelium)
 E) 고유판(lamina propria)

23) 표지 K는 어떤 구조물을 나타내는가?
 A) 점막샘(mucosal glands)
 B) 점막근육판(muscularis mucosa)
 C) 융모(villi)
 D) 점막밑샘(submucosal glands)
 E) 고유판(lamina propria)

정답: 19) A 20) D 21) E 22) B 23) C

24) 표지 L는 어떤 구조물을 나타내는가?
   A) 점막샘(mucosal glands)
   B) 점막(mucosa)
   C) 융모(villi)
   D) 점막상피(mucous epithelium)
   E) 고유판(lamina propria)

25) 표지 M는 어떤 구조물을 나타내는가?
   A) 점막근육판(muscularis mucosa)
   B) 돌림근육층(circular muscle layer)
   C) 세로근육층(longitudinal muscle layer)
   D) 점막밑샘(submucosal gland)
   E) 점막샘(mucosal gland)

26) 표지 N는 어떤 구조물을 나타내는가?
   A) 점막근육판(muscularis mucosa)
   B) 돌림근육층(circular muscle layer)
   C) 세로근육층(longitudinal muscle layer)
   D) 점막밑샘(submucosal gland)
   E) 점막샘(mucosal gland)

27) 표지 O는 어떤 구조물을 나타내는가?
   A) 근육층신경얼기(myenteric plexus)
   B) 동맥과 정맥(artery and vein)
   C) 림프관(lymphatic vessel)
   D) 점막밑신경얼기(submucosal plexus)
   E) 점막샘(mucosal glands)

28) 표지 P는 어떤 구조물을 나타내는가?
   A) 근육층신경얼기(myenteric plexus)
   B) 동맥과 정맥(artery and vein)
   C) 림프관(lymphatic vessel)
   D) 점막밑신경얼기(submucosal plexus)
   E) 점막샘(mucosal glands)

정답: 24) A 25) D 26) A 27) C 28) B

29) 표지 Q는 어떤 구조물을 나타내는가?
A) 근육층신경얼기(myenteric plexus)
B) 동맥과 정맥(artery and vein)
C) 림프관(lymphatic vessel)
D) 점막밑신경얼기(submucosal plexus)
E) 점막샘(mucosal glands)

30) 표지 R는 어떤 구조물을 나타내는가?
A) 점막근육판(muscularis mucosa)
B) 돌림근육층(circular muscle layer)
C) 세로근육층(longitudinal muscle layer)
D) 점막밑샘(submucosal gland)
E) 점막샘(mucosal gland)

31) 표지 S는 어떤 구조물을 나타내는가?
A) 근육층신경얼기(myenteric plexus)
B) 동맥과 정맥(artery and vein)
C) 림프관(lymphatic vessel)
D) 점막밑신경얼기(submucosal plexus)
E) 점막샘(mucosal glands)

32) 표지 T는 어떤 구조물을 나타내는가?
A) 점막근육판(muscularis mucosa)
B) 돌림근육층(circular muscle layer)
C) 세로근육층(longitudinal muscle layer)
D) 점막밑샘(submucosal gland)
E) 점막샘(mucosal gland)

33) 다음 중 아래턱뼈의 가쪽과 뒤쪽 표면을 덮는 피부 아래에 놓인 것은 무엇인가?
A) 혀밑샘(sublingual salivary gland)
B) 귀밑샘(parotid salivary glands)
C) 외분비 이자(exocrine pancreas)
D) 주름띠(frenulum)
E) 턱밑샘(submandibular salivary glands)

정답: 29) D 30) B 31) A 32) C 33) B

34) 끊고 자르는 데 이용되는 치아는?
A) 송곳니(cuspids)
B) 작은어금니(bicuspids)
C) 송곳니(canines)
D) 어금니(molars)
E) 앞니(incisors)

35) 침샘아밀라제(salivary amylase)를 많이 함유한 침을 분비하는 침샘은?
A) 혀밑샘(sublingual glands)
B) 턱밑샘(submandibular glands)
C) 혀샘(lingual glands)
D) 귀밑샘(parotid glands)
E) 위턱밑샘(submaxillary glands)

36) 찢고 베어내는 데 이용되는 치아는?
A) 앞니(incisors)
B) 송곳니(cuspids)
C) 작은어금니(bicuspids)
D) 어금니(molars)
E) 작은어금니(premolars)

37) 다음 중 상아질(dentin)을 덮어 보호하고 치주인대(periodontal ligament)를 고정시키는 것은?
A) 뿌리(root)
B) 사기질(enamel)
C) 시멘트질(cementum)
D) 잇몸(gingiva)
E) 혈관과 신경(blood vessels and nerves)

38) 침샘아밀라제(salivary amylase)는 무엇을 소화하는 기능을 하는가?
A) 단백질(proteins)
B) 지질(lipids)
C) 셀룰로오스(cellulose)
D) 핵산(nucleic acids)
E) 탄수화물(carbohydrates)

정답: 34) E 35) D 36) B 37) C 38) E

39) 다음 중 주로 완충액과 점액을 분비하고 효소는 거의 분비하지 않는 것은?
   A) 귀밑샘과 턱밑샘(parotid and submandibular salivary glands)
   B) 귀밑샘(parotid salivary glands only)
   C) 혀밑샘과 귀밑샘(sublingual and parotid salivary glands)
   D) 턱밑샘과 혀밑샘(submandibular and sublingual salivary glands)
   E) 이자와 귀밑샘(pancreas and parotid salivary glands)

40) 씹기는
   A) 분절운동이다(segmentation).
   B) 추운동이다(pendulum movements).
   C) 꿈틀운동이다(peristalsis).
   D) 섭취다(Ingestion).
   E) 씹기다(mastication).

41) 위 두 번째 어금니 높이 안뜰(vestibule)에서 열리는 관은?
   A) 위턱밑샘관(submaxillary)
   B) 아래턱밑샘관(submandibular)
   C) 귀밑샘관(parotid)
   D) 혀밑샘관(sublingual)
   E) 안뜰관(vestibular)

42) 치아의 대부분을 이루는 부분으로 뼈와 비슷하게 광물질의 바탕질로 되어 있는 부분을 무엇이라 하는가?
   A) 사기질(enamel)
   B) 시멘트질(cementum)
   C) 사아질(dentin)
   D) 치아속질(pulp)
   E) 치주(periodontium)

43) 치아의 뿌리는 무엇으로 고정되어 있는가?
   A) 치아속질(pulp)
   B) 치주인대(periodontal ligament)
   C) 뿌리관(the root canal)
   D) 사기질(enamel)
   E) 상아질(dentin)

정답: 39) D 40) E 41) C 42) C 43) B

44) 다음 중 인산칼슘(calcium phosphate)의 결정형태를 함유하고 있으며 생물학적 구조물 중 가장 단단한 것은?
A) 사기질(enamel)
B) 시멘트질(cementum)
C) 상아질(dentin)
D) 치아속질(pulp)
E) 치주(periodontium)

45) 입안의 천장은 무엇으로 이루어져 있는가?
A) 입안뜰(vestibule)
B) 단단입천장과 물렁입천장(hard and soft palate)
C) 입천장활(palatal arches)
D) 위입술(upper labium)
E) 인두(pharynx)

46) 볼 혹은 입술과 치아 사이 공간을 무엇이라 하는가?
A) 인두(pharynx)
B) 후두(larynx)
C) 후두덮개(epiglottis)
D) 입안뜰(vestibule)
E) 볼(cheek)

47) 이차치아(secondary dentition)는 몇 개의 영구치아(permanent tooth)로 이루어지는가?
A) 32
B) 24
C) 21
D) 40
E) 38

48) 갈고, 깨고, 으깨는데 적합한 납작한 치아머리와 돌출된 가장자리는 갖는 치아는?
A) 어금니(molars)
B) 송곳니(cuspids)
C) 송곳니(eyeteeth)
D) 송곳니(canines)
E) 앞니(incisors)

정답: 44) A 45) B 46) D 47) A 48) A

49) 탄수화물과 지질은 어디에서 소화되는가?
A) 입안(oral cavity)
B) 식도(esophagus)
C) 위(stomach)
D) 작은창자(small intestine)
E) 큰창자(large intestine)

50) 치아 뒤 혀주름띠(lingual frenulum) 양쪽에서 입안에 열리는 관은?
A) 혀밑샘(sublingual salivary glands)
B) 이자(pancreas)
C) 턱밑샘(submandibular salivary glands)
D) 귀밑샘(parotid salivary glands)
E) 혀샘(lingual salivary glands)

51) 음식에 대한 기계적 처리가 처음 시작되는 곳은?
A) 입안(oral cavity)
B) 식도(esophagus)
C) 위(stomach)
D) 큰창자(large intestine)
E) 작은창자(small intestine)

52) 처음으로 생기는 치아를 무엇이라 하는가?
A) 간니(영구치)(permanent teeth)
B) 계승치아(succession teeth)
C) 이차치아(secondary teeth)
D) 매복치(impacted teeth)
E) 젖니(유치)(deciduous teeth)

53) 침(saliva)의 pH는?
A) 강한 염기성
B) 약한 염기성
C) 중성
D) 약한 산성
E) 강한 산성

정답: 49) A 50) C 51) A 52) E 53) C

54) 혀의 기능은?
A) 음식에 대한 감지
B) IgA와 같은 침샘 항체를 생산
C) 침샘아밀라제 생성
D) 영양흡수
E) 완충액과 점액을 분비

55) 치태(dental plaque)는?
A) 치아를 뼈에 고정시킨다.
B) 세균으로 발생하는 치아의 부식을 막는다.
C) 치아 표면의 석회화된 유기물질이다.
D) 끈적한 물질에 흡착된 음식조각으로 이루어져 있다.
E) 뼈와 같은 보호층을 만든다.

56) 식도(esophagus)가 지나는 가로막의 구멍을 무엇이라 하는가?
A) 식도구멍(esophageal hiatus)
B) 들문(cardia)
C) 날문(pylorus)
D) 위식도조임근(upper esophageal sphincter)
E) 아래식도조임근(lower esophageal sphincter)

57) 음식물이 입천장활(palatal arche)에 들어올 때 시작하는 삼키기의 두 번째 단계는 무엇인가?
A) 인두기(pharyngeal phase)
B) 구강기(buccal phase)
C) 샘창자기(duodenal phase)
D) 식도기(esophageal phase)
E) 위장기(gastric phase)

58) 음식물이 단단입천장(hard palate)에 눌리면서 시작되는 삼키기 단계는 무엇인가?
A) 식도기(esophageal phase)
B) 위장기(gastric phase)
C) 구강기(buccal phase)
D) 인두기(pharyngeal phase)
E) 샘창자기(duodenal phase)

정답: 54) A 55) D 56) A 57) A 58) C

59) 식도의 근육층(muscularis externa)에 대한 다음 설명 중 옳은 것은?
   A) 위쪽 1/3 부위는 민무늬근으로, 중간 1/3은 민무늬근과 골격근의 혼합으로, 아래쪽 1/3은 골격근으로 이루어져 있다.
   B) 식도의 전체 근육층은 골격근으로만 되어 있다.
   C) 식도의 전체 근육층은 민무늬근으로만 되어 있다.
   D) 식도의 위쪽 1/3 부위는 민무늬근으로 되어 있고 나머지는 골격근과 민무늬근의 혼합으로 되어 있다.
   E) 식도의 위쪽 1/3은 골격근으로, 중간 1/3은 골격근과 민무늬근의 혼합으로 아래쪽 1/3은 민무늬근으로 되어 있다.

60) 위장(stomach)의 가장 큰 부위를 무엇이라 하는가?
   A) 바닥(fundus)
   B) 날문(pylorus)
   C) 들문(cardia)
   D) 몸통(body)
   E) 조임근(sphincter)

61) 위장 벽에서 미즙(chime)형성에 힘을 더하는 추가적인 층을 가지고 있는 주요 층은 어디인가?
   A) 장막(serosa)
   B) 점막(mucosa)
   C) 바깥막(adventitia)
   D) 점막밑층(submucosa)
   E) 근육층(muscularis externa)

62) 벽세포(parietal cell)는 내인인자(intrinsic factor)와 무엇을 분비하는가?
   A) 펩시노겐(pepsinogen)
   B) 위지질분해효소(gastric lipase)
   C) 이자아밀라제(pancreatic amylase)
   D) 염산(hydrochloric acid)
   E) 콜렉사이토키닌(cholecystokinin)

63) 주세포(chief cell)가 분비하는 것은?
   A) 펩시노겐(pepsinogen)
   B) 위아밀라제(gastric amylase)
   C) 콜레시스토키닌(cholecystokinin)
   D) 염산(hydrochloric acid)
   E) 내인인자(intrinsic factor)

정답: 59) E 60) D 61) E 62) D 63) A

64) 위장에서 들문(cardia)의 위쪽 부위를 무엇이라 하는가?

A) 위주름(rugae)
B) 날문(pylorus)
C) 바닥(fundus)
D) 안뜰(antrum)
E) 몸통(body)

65) 식도가 위장과 연결되는 작은 부위를 무엇이라 하는가?

A) 몸통(body)
B) 안뜰(antrum)
C) 날문(pylorus)
D) 들문(cardia)
E) 바닥(fundus)

66) 작은그물막(lesser omentum)은?

A) 위장의 주요한 부위이다.
B) 위장의 큰굽이(greater curvature)부분에 붙어 있다.
C) 지방 소화에 중요하다.
D) 배안 장기를 앞치마처럼 덮고 있는 지방이 낀 막(fatty sheet)이다.
E) 위장에서 간으로 뻗은 창자간막이다.

67) 다음 위장의 효소 중 젖을 응고시켜 위장에서 지나는 속도를 늦추는 효소는?

A) 내인인자(intrinsic factor)
B) 펩시노겐(pepsinogen)
C) 레닌(rennin)
D) 위장지방분해효소(gastric lipase)
E) 염산(hydrochloric acid)

68) 염산(hydrochloric acid)은 위장의 pH를 어느 수준으로 유지하는가?

A) 6.5~8.0
B) 1.5~2.0
C) 4.5~6.0
D) 7.0.
E) 3.5~5.0

정답: 64) C 65) D 66) E 67) C 68) B

69) 위조절기(gastric phase)의 위분비 동안 다음 중 위(stomach) 수축을 자극하는 것은?
A) 세크레틴(secretin)
B) 염산 HCl
C) 펩시노겐(pepsinogen)
D) 가스트린(gastrin)
E) 트립신(trypsin)

70) 내인인자는 내장의 내벽을 통해 이루어지는 무엇의 흡수를 돕는가?
A) 비타민 C
B) 비타민 B_{12}
C) 비타민 D
D) 비타민 K
E) 비타민 B_5

71) 다음 소화효소 중 신생아 위장에서 분비되나 성인에서는 분비되지 않는 것은?
A) 트립신(trypsin)
B) CCK
C) 내인인자(intrinsic factor)
D) 위장지방분해효소(gastric lipase)
E) 펩신(pepsin)

72) 게스트린(gastrin)은?
A) 염산의 분비를 억제한다.
B) 주세포(chief cell)와 벽세포(parietal cell)의 분비를 증가시킨다.
C) 펩신(pepsin)을 펩시노겐(pepsinogen)으로 전환시킨다.
D) 위식도조임근(upper esophageal sphincter)을 연다.
E) 날문조임근(pyloric sphincter)을 번갈아 열었다 닫았다 한다.

73) 위장의 바닥(fundus)과 몸통에서 위장샘(gastric gland)은 어느 층 깊이까지 뻗어 있는가?
A) 바깥막(adventitia)
B) 고유판(lamina propria)
C) 장막(serosa)
D) 근육층(muscularis externa)
E) 점막밑층(submucosa)

정답: 69) D 70) B 71) D 72) B 73) B

74) 위주름(rugae)은?
A) 위장의 점막융기(mucosal ridge)부분이다.
B) 위장에서 지질을 흡수하는 데 관여한다.
C) 위장의 안쪽면을 싸는 분비세포를 가지고 있는 주머니다.
D) 식도에 위치한다.
E) 위장이 최대로 팽창하였을 때 존재한다.

75) 위장의 분비 과정에서 뇌조절기(cephalic phase) 동안에 일어나는 일은?
A) 팽창과 pH의 감소에 위장이 반응한다.
B) 세크레틴(secretin)의 분비는 벽세포와 주세포의 작용을 억제한다.
C) 자율신경계의 부교감신경계가 활성화된다.
D) 내장반사(intestinal reflex)가 위장에서 작은창자로 보내는 것을 억제한다.
E) 점막밑신경얼기(submucosal plexuses)와 근육층신경얼기(myenteric plexuses)에서 국부적 반사가 활성화된다.

76) 위장의 위조절기(gastric phase)는 무엇과 함께 시작되는가?
A) 시각, 생각 혹은 음식 냄새
B) 위장에 음식물 도달
C) 작은창자로 미즙의 유입
D) 큰장자로 미즙의 유입
E) 작은창자에 의한 콜레시스토키닌(cholecystokinin)과 세크레틴(secretin)의 분비

77) 단백질 외에 무엇이 게스트린(gastrin)의 강력한 자극제인가?
A) 카페인과 소량의 알코올
B) 부교감신경지배
C) 음식을 보거나 냄새
D) 샘창자로 미즙이 유입
E) 식도로 미즙이 유입

78) 위의 활성조절에서 창자조절기(intestinal phase)의 조절에 대하여 다음 중 옳은 것은?
A) 신경조절은 활성화되고 내분비조절은 억제된다.
B) 내분비조절은 활성화되고 신경조절은 억제된다.
C) 창자조절기 동안 조절 기전이 없다.
D) 대부분의 신경과 내분비조절은 활성화된다.
E) 대부분의 신경과 내분비조절은 억제된다.

정답: 74) A 75) C 76) B 77) A 78) E

79) 창자의 안쪽 막을 이루는 일련의 가로주름(transverse fold)을 무엇이라 하는가?
  A) 위주름(rugae)
  B) 점막샘(mucous glands)
  C) 융모(villi)
  D) 돌림주름(circular folds)
  E) 미세융모(microvilli)

80) 샘창자(duodenum)에서 점막샘(submucosal gland)은 다음 중 무엇을 분비하는가?
  A) 솔가장자리효소(brush border enzymes)
  B) 염기성 점액(an alkaline mucus)
  C) 펩신(pepsin)
  D) 세크레틴(secretin)
  E) 콜레시스토키닌(cholecystokinin)

81) 위창자 호르몬(gastrointestinal hormone) 중 지방과 포도당이 작은창자에 유입되면 분비되는 것은?
  A) 콜레시스토키닌(cholecystokinin)
  B) 게스트린(gastrin)
  C) 세크레틴(secretin)
  D) 펩신(pepsin)
  E) 위장억제펩타이드(gastric inhibitory peptide)

82) 샘창자 내분비세포는?
  A) 모세혈관 벽을 통과하지 못하는 소화 물질을 운반한다.
  B) 작은창자의 점막에 새로운 세포를 생성한다.
  C) 영양분, 특히 비타민 B_{12}를 흡수한다.
  D) 다른 소화기관의 활성을 조율하는 효소를 분비한다.
  E) 내인인자와 염산을 포함한 수성 창자액(watery intestinal juice)을 분비한다.

83) 어느 위창자호르몬(gastrointestinal hormone)이 이자에 대하여 이자섬의 인슐린 분비를 자극하는가?
  A) 내인인자(intrinsic factor)
  B) 위장억제펩타이드(gastric inhibitory peptide)
  C) 세크레틴(secretin)
  D) 콜레시스토키닌(cholecystokinin)
  E) 위장지방(gastric lipase)

정답: 79) D 80) B 81) E 82) D 83) B

84) 위장과 가장 가까이 있는 작은창자 부위는 어디인가?
   A) 돌창자(ileum)
   B) 잘록창자(colon)
   C) 막창자(cecum)
   D) 빈창자(jejunum)
   E) 샘창자(duodenum)

85) 대량의 화학적 소화와 영양흡수를 수행하는 작은창자 부위는 어디인가?
   A) 돌창자(ileum)
   B) 샘창자(duodenum)
   C) 빈창자(jejunum)
   D) 날문(pylorus)
   E) 막창자(cecum)

86) 작은창자의 가장 긴부위는 어디인가?
   A) 막창자(cecum)
   B) 창자꼬리(appendix)
   C) 돌창자(ileum)
   D) 빈창자(jejunum)
   E) 샘창자(duodenum)

87) 다음 중 간에 의한 쓸개즙의 분비를 증가시키는 위창자 호르몬(gastrointestinal hormone)은 무엇인가?
   A) 콜래시스토키닌(cholecystokinin)
   B) 게스트린(gastrin)
   C) 위장억제펩타이드(gastric inhibitory peptide)
   D) 펩신(pepsin)
   E) 분비(secretion)

88) 다음 위창자 호르몬 중 산성 미즙이 위장에서 샘창자에 도달하여 샘창자의 pH가 떨어질 때 분비되는 것은?
   A) 염산(HCl)
   B) 위장억제 펩타이드(gastric inhibitory peptide)
   C) 콜레시스토키닌(cholecystokinin)
   D) 세크레틴(secretin)
   E) 게스트린(gastrin)

정답: 84) E 85) C 86) C 87) E 88) D

89) 대부분의 영양흡수는 어디에서 일어나는가?
- A) 작은창자(small intestine)
- B) 입(mouth)
- C) 위(stomach)
- D) 오름창자(ascending colon)
- E) 구불창자(sigmoid colon)

90) 암죽관(lacteal)은 어디에 존재하는가?
- A) 간소엽(liver lobules)
- B) 위장의 위주름(stomach rugae)
- C) 이자섬(pancreatic islets)
- D) 식도바깥막(esophageal adventitia)
- E) 작은창자융모(small intestinal villi)

91) 창자벽에서 나오는 콜레시스토키닌은 무엇에 의해 자극되는가?
- A) 샘창자의 지질과 부분적으로 소화된 단백질
- B) 샘창자의 단백질과 부분적으로 소화된 지질
- C) 샘창자의 지질과 부분적으로 소화된 탄수화물
- D) 샘창자의 단백질과 부분적으로 소화된 탄수화물
- E) 샘창자의 탄수화물과 부분적으로 소화된 지질

92) 주름(plicae)과 창자융모(intestinal villi)는?
- A) 작은창자의 흡수표면적을 증가시킨다.
- B) 모세혈관벽을 통과하지 못하는 소화물질을 운반한다.
- C) 작은창자의 점막에 새로운 세포를 생성한다.
- D) 소화효소를 분비한다.
- E) 호르몬을 분비한다.

93) 다음 중 이자(pancreas)에 의해서 생성되는 단백분해효소는?
- A) 세크레틴(secretin)
- B) 트립신(trypsin)
- C) 아밀라제(amylase)
- D) 뉴클리아제(nuclease)
- E) 게스트린(gastrin)

정답: 89) A 90) E 91) A 92) A 93) B

94) 다음 중 혈액의 조성을 조절하는 데 관여하는 주요 소화기관은 무엇인가?
A) 이자(pancreas)
B) 위(stomach)
C) 작은창자(small intestine)
D) 큰창자(large intestine)
E) 간(liver)

95) 이자의 효소와 완충액은 어디에서 분비되는가?
A) 주세포(chief cells)
B) 알파세포(alpha cells)
C) 소엽(lobules)
D) 이자외분비세포(acinar cells)
E) 베타세포(beta cells)

96) 어디에서 나온 효소가 작은창자의 소화작용의 대부분을 수행하는가?
A) 이자(pancreas)
B) 간(liver)
C) 쓸개(gallbladder)
D) 위(stomach)
E) 큰창자(large intestine)

97) 쓸개즙염(bile salts)이 지방을 잘게 쪼개는 과정을 무엇이라 하는가?
A) 흡수(absorption)
B) 유화작용(emulsification)
C) 쓸개즙 저장(bile storage)
D) 쓸개즙합성(bile synthesis)
E) 분비(secretion)

98) 사람의 간은 일반적으로 몇 개의 엽으로 이루어져 있는가?
A) 한 개
B) 두 개
C) 세 개
D) 네 개
E) 다섯 개

정답: 94) E 95) D 96) A 97) B 98) D

99) 간소엽(liver lobule)의 구조에서 최종적으로 간정맥(hepatic vein)으로 수렴하는 것은?
A) 간관(hepatic ducts)
B) 간동맥(hepatic arteries)
C) 모세혈관계(capillary beds)
D) 중심정맥(central veins)
E) 간문맥(portal veins)

100) 간의 기본적 기능단위는?
A) 간세포(hepatocytes)
B) 간의 세포(liver cells)
C) 간소엽(lobules)
D) 문맥영역(portal areas)
E) 쓸개모세관(bile canaliculi)

101) 간소엽에서 어느 세포가 세포 한 개 두께의 판구조가 되어 불규칙적인 방사형태로 배열되는 것는가?
A) 문맥세포(portal cells)
B) 간세포(hepatocytes)
C) 쓸개모세관(bile canaliculi)
D) 쓸개관(bile ducts)
E) 간관(hepatic ducts)

102) 쓸개즙(bile)이 만들어지는 곳은?
A) 간(liver)
B) 샘창자(duodenum)
C) 이자(pancreas)
D) 쓸개(gall(bladder)
E) 창자꼬리(appendix)

103) 간의 세포 중 면역반응을 자극할 수 있는 항원제시세포(antigen-presenting cell)는 무엇인가?
A) 섬(islets)
B) 알파세포(alpha cells)
C) 간세포(hepatocytes)
D) 별큰포식세포(Kupffer cells)
E) 베타세포(beta cells)

정답: 99) D 100) C 101) B 102) A 103) D

104) 이자관(pancreatic duct)은 무엇과 함께 샘창자 벽을 뚫고 열리는가?
A) 쓸개주머니관(cystic duct)
B) 간문맥(hepatic portal vein)
C) 온간관(common hepatic duct)
D) 온간동맥(common hepatic artery)
E) 온쓸개관(common bile duct)

105) 다음 중 복막뒤(retroperitoneal) 소화기관은 무엇인가?
A) 돌창자(ileum)
B) 이자(pancreas)
C) 위(stomach)
D) 쓸개(gallbladder)
E) 간(liver)

106) 다음 중 녹말(starch)을 소화하는 이자의 소화효소는 무엇인가?
A) 탄수화물분해효소(carbohydrases)
B) 지질분해효소(lipase)
C) 단백분해효소(protease)
D) 펩티드분해효소(peptidases)
E) 핵산분해효소(nucleases)

107) 쓸개(gall bladder)가 제거된 환자가 겪는 기능 손실은?
A) 쓸개즙 생성
B) 지방유화
C) 지방흡수
D) 쓸개즙 저장
E) 암죽미립(chylomicron) 형성

108) 원형단백질(plasma protein) 합성은 무엇의 주요기능인가?
A) 쓸개(gallbladder)
B) 샘창자(duodenum)
C) 이자(pancreas)
D) 위(stomach)
E) 간(liver)

정답: 104) E 105) B 106) A 107) D 108) E

109) 미즙(chime)의 pH를 증가시키는 완충제는 무엇인가?
- A) 세크레틴(secretin)
- B) 트립신(trypsin)
- C) 중탄산염나트륨(sodium bicarbonate)
- D) 쓸개즙염(bile salt)
- E) 콜레시스토키닌(cholecystokinin)

110) 간의 왼엽과 오른엽 사이를 나누는 인대는 무엇인가?
- A) 네모인대(quadrate)
- B) 낫인대(falciform)
- C) 고샅인대(inguinal)
- D) 내장인대(visceral)
- E) 배꼽인대(umbilical)

111) 세크레틴(secretin) 호르몬의 기능은?
- A) 트립시노겐을 트립신으로 전환
- B) 키모트립신을 활성화
- C) 중탄산염나트륨 분비 자극
- D) 이자에 대한 효소 분비 자극
- E) 미즙의 pH 감소

112) 다음 중 쓸개 벽의 수축을 자극하여 쓸개즙을 작은창자로 밀어내는 창자 호르몬은 무엇인가?
- A) 엔테로키나아제(enterokinase)
- B) 세트레틴(secretin)
- C) 콜레스토키닌(cholecystokinin)
- D) 위억제폴리펩티드(gastric inhibitory peptide)
- E) 가스트린(gastrin)

113) 온간관(common hepatic duct)과 쓸개주머니관(cystic duct)이 융합하여 무엇을 형성하는가?
- A) 간문맥(hepatic portal vein)
- B) 간문맥(porta hepatis)
- C) 온쓸개관(common bile duct)
- D) 온이자관(common pancreatic duct)
- E) 쓸개모세관(bile canaliculus)

정답: 109) C 110) B 111) C 112) C 113) C

114) 쓸개에서 쓸개즙의 감소는 무엇의 소화를 저해하는가?
A) 단백질(protein)
B) 지질(lipid)
C) 이탄당(disaccharides)
D) 복합탄수화물(complex carbohydrates)
E) 비타민(vitamins)

115) 작은창자의 끝부분과 큰창자의 시작부분 사이의 미즙의 운동을 조절하는 것은?
A) 날문조임근(pyloric sphincter)
B) 샘창자유두(duodenal papilla)
C) 속항문조임근(internal anal sphincter)
D) 돌막창자판막(ileocecal valve)
E) 간이자조임근(hepatopancreatic sphincter)

116) 다음 중 포도당 대사에 중요한 수용성 비타민은?
A) 비타민 K(vitamin K)
B) 비타민 D(vitamin D)
C) 비타민 E(vitamin E)
D) 바이오틴(biotin)
E) 비타민 B_5(vitamin B_5)

117) 지라(spleen) 근처에서 잘록창자(colon)는 아래쪽으로 꺾여 무엇이 되는가?
A) 오름잘록창자(ascending colon)
B) 가로잘록창자(transverse colon)
C) 내림잘록창자(descending colon)
D) 구불창자(sigmoid colon)
E) 곧창자(rectum)

118) 잘록창자띠(teniae coli)는?
A) 잘록창자를 길이 방향을 따라 있는 바깥쪽 주머니
B) 잘록창자 표면의 민무늬근 띠
C) 잘록창자의 점막에서 매우 유연한 능선
D) 구불창자와 곧창자를 막는 폴립(polyp)
E) 오름잘록창자에서 발견되는 종양

정답: 114) B 115) D 116) D 117) C 118) B

119) 돌막창자판막(ileocecal valve) 부위에서 확장된 돌창자의 주머니를 무엇이라 하는가?
A) 창자꼬리(appendix)
B) 구불창자(sigmoid colon)
C) 곧창자(rectum)
D) 잘록창자팽대(haustra)
E) 막창자(cecum)

120) 큰창자의 주요 영역은 무엇인가?
A) 막창자, 돌창자, 샘창자(cecum, ileum, and duodenum)
B) 샘창자, 돌창자, 빈창자(duodenum, ileum, and jejunum)
C) 막창자, 잘록창자, 샘창자(cecum, colon, and duodenum)
D) 오름잘록창자, 내림잘록창자, 돌창자(ascending colon, descending colon, and ileum)
E) 막창자, 잘록창자, 곧창자(cecum, colon, and rectum)

121) 큰창자의 기능은?
A) 미즙의 화학적 소화
B) 일시적 음식 저장
C) 물의 재흡수와 대변 형성
D) 소화물질 흡수
E) 소화효소의 생산

122) 배변반사(defecation reflex) 동안 일어나는 일은?
A) 곧창자 벽의 뻗침수용체(stretch receptor)가 부교감운동신경을 자극한다.
B) 속항문조임근과 바깥항문조임근이 동시에 이완된다.
C) 배벽은 이완하고 속배압은 감소한다.
D) 위돌창자 반사(gastroileal reflex)가 변을 연동운동으로 곧창자로 밀어낸다.
E) 구불창자와 곧창자에서 연동운동이 감소한다.

123) 지질 흡수에 필수적인 미포(micelle)를 만들기 위해 쓸개즙염과 상호작용하는 것은?
A) 지방산과 모노글리세라이드(fatty acids and monoglycerides)
B) 지방산과 디글리세라이드(fatty acids and diglycerides)
C) 지방산과 트리글리세라이드(fatty acids and triglycerides)
D) 복합탄수화물과 모노글리세라이드(complex carbohydrates and monoglycerides)
E) 복합탄수화물과 지방산(complex carbohydrates and fatty acids)

정답: 119) E 120) E 121) C 122) A 123) A

124) 수용성 비타민 중 내인인자와 결합하지 않으면 창자 점막에 의해 흡수되지 않는 것은 무엇인가?

A) 비타민 B_{12}
B) 비타민 C
C) 비타민 B_6
D) 비타민 D
E) 비타민 K

125) 말토스, 자당, 젖당은 무엇에 의해 생성된 탄수화물인가?

A) 작은창자(small intestine)
B) 간(liver)
C) 귀밑샘(parotid salivary gland)
D) 이자(pancreas)
E) 위(stomach)

126) 소화의 화학적 작용에서 다음 중 무엇이 암죽미립(chylomicron)을 만드는가?

A) 단백질(proteins)
B) 탄수화물(carbohydrates)
C) 지질(lipids)
D) 핵산(nucleic acids)
E) 펩티드(peptides)

127) 다음 소화계통의 변화 중 나이가 들면서 발생하는 것은?

A) 민무늬근의 근육긴장이 증가한다.
B) 암 발생률이 감소한다.
C) 상피줄기세포의 분열이 감소한다.
D) 중층상피가 두꺼워진다.
E) 삼투수용체의 민감도가 증가한다.

정답: 124) A 125) A 126) C 127) C

16.2 서술형 문제

1) 데이브는 직장과 가정에서 많은 스트레스를 받는다. 최근에 식사 후에 배가 불편하고 타는 듯한 느낌을 받기 시작했다. 의사에게 진찰받은 후 샘창자 궤양(duodenal ulcer)이 발견되었다. 데이브는 어떻게 신경과민이 궤양을 유발하는지 이해할 수 없었다. 데이브 경우의 원인과 결과를 설명하시오.

2) 유제품을 섭취한 후 위장의 통증을 경험한 경우 어떻게 젖당못견딤증(lactose intolerance)이라고 얘기할 수 있는가?

정답:

1) 스트레스에 대한 신체의 정상 반응은 교감신경의 활성을 증가시키는 것이다. 교감신경의 소화관에 대한 증가된 자극은 작은 창자의 점액분비를 감소시킬 뿐만 아니라 운동성도 감소시킨다. 식사 후 산성 미즙이 점액의 감소로 인해 충분히 중화되지 않고, 감소된 운동성 때문에 산성 미즙의 자극 시간이 길어진다. 또한 간에서 분비하는 쓸개즙은 세재 역할을 하여 점액에 의한 세포 보호 효과를 없애 위장이 위산에 더 손상받도록 한다.
2) 젖당분해효소(lactase)가 부족한 성인은 젖당못견딤증이 될 수 있다. 이러한 현상의 원인은 유전적이다. 젖당분해효소는 작은창자에서 보통 유제품에 공통적으로 들어있는 이탄당 젖당의 가수분해를 돕는 촉매역할을 한다. 젖당을 단당류로 소화하지 못하면 작은창자의 균에 의해 분자의 발효를 유발하여 가스와 산성의 불편한 생성물을 만든다.

17장 대사와 에너지론

17.1 선택형 문제

1) 사람 몸에서 일어나는 모든 화학반응의 전체를 무엇이라 하는가?
   A) 해당작용(glycolysis)
   B) 산화작용(oxidation)
   C) 분해대사(catabolism)
   D) 합성대사(anabolism)
   E) 대사(metabolism)

2) 새로운 화학결합의 형성에 관여하는 새로운 유기분자의 합성을 무엇이라 하는가?
   A) 해당작용(glycolysis)
   B) 분해대사(catabolism)
   C) 합성대사(anabolism)
   D) 분화(differentiation)
   E) 지질분해(lipolysis)

3) 분해대사(catabolism)를 통하여 방출되는 에너지의 약 40%는 ADP를 ATP로 전환하는 데 이용된다. 나머지 에너지의 60%는 어떻게 되는가?
   A) 분해대사 동안에 파괴된다.
   B) RNA를 DNA로 전환하는 데 이용된다.
   C) 합성대사 과정에 즉시 사용된다.
   D) 조직을 데우는 열로 방출된다.
   E) 기계적 에너지로 전환된다.

4) 포도당신합성(gluconeogenesis)은 어떤 전구물질(precursor molecule)에서 포도당을 합성하는가?
   A) 자당(sucrose)
   B) 글리세롤(glycerol)
   C) 과당(fructose)
   D) 글리코겐 (당원; glycogen)
   E) 갈락토오스(galactose)

정답: 1) E 2) C 3) D 4) B

5) 포도당 각 분자가 처리될 때, 세포가 얻는 ATP는 몇 분자인가?
   A) 2~3
   B) 6~8
   C) 15~16
   D) 30~32
   E) 60~64

6) 세포질에서 해당작용(glycolysis) 동안, 각 포도당분자가 피루브산(pyruvate)으로 분해될 때 세포는 몇 분자의 ATP를 얻는가?
   A) 2
   B) 4
   C) 30
   D) 36
   E) 38

7) 간과 골격근에서 포도당 분자는 어떤 형태로 저장되는가?
   A) 중성지방(triglycerides)
   B) 지방산(fatty acids)
   C) 피루브산(pyruvate)
   D) 자당(sucrose)
   E) 글리코겐(당원)(glycogen)

8) 시안화물(cyanide) 독은 전자전달계(electron transport system)에서 마지막 시토크롬 분자(cytochrome molecule)를 막기 때문에 빠르게 죽음에 이르게 한다. 이러한 저해가 왜 치명적인가?
   A) 모든 수소이온 펌프가 불활성되기 때문
   B) NADH 분자가 전자를 내놓을 수 없어서
   C) $FADH_2$ 분자가 전자를 내놓을 수 없어서
   D) 전자가 산소에 전달되지 못해서
   E) 보조효소 Q(coenzyme Q)가 분해되어 기능이 없어져서

9) 지구력을 요하는 스포츠에서 근육이 무엇을 많이 저장하고 있을 때 결과를 향상시킬 수 있는가?
   A) 핵산(nucleic acids)
   B) 단백질(protein reserves)
   C) 지방(lipid reserves)
   D) 아미노산(amino acids)
   E) 탄수화물(carbohydrate reserves)

정답: 5) D 6) A 7) E 8) D 9) E

10) 아래에 있는 전자전달계(electron transport system, ETS)와 ATP 형성의 단계를 바르게 배열한 것은?

1. 수소이온의 운동이 ATP 합성의 에너지를 제공한다.
2. $FADH_2$에서 나온 전자가 보조효소Q로 전달된다.
3. 전자가 호흡복합체 III(respiratory complex III)으로 전달된다.
4. ADP가 P와 결합하여 ATP를 만든다.
5. NADH에서 나온 전자가 보조효소Q로 전달된다.
6. 전자들이 산소이온과 수소이온과 결합하여 물 분자를 만든다.

A) 6, 3, 5, 2, 4, 1
B) 5, 2, 3, 6, 1, 4
C) 1, 2, 6, 4, 3, 5
D) 4, 6, 1, 3, 5, 2
E) 2, 3, 6, 5, 4, 1

11) 탄수화물대사는 포도당에 산소가 첨가되는 반응물에서 결과물로 다음 중 무엇이 나오는가?

A) 피루브산과 질산(pyruvate and nitrogen)
B) 이산화탄소와 물(carbon dioxide and water)
C) 물과 자당(water and sucrose)
D) 질산과 수소(nitrogen and hydrogen)
E) 물과 피루브산(water and pyruvate)

12) 대부분의 세포는 탄수화물 특히 어떤 탄수화물이 분해되어 ATP와 고에너지 화합물을 만드는가?

A) 리보오스(ribose)
B) 갈락토스(galactose)
C) 자당(sucrose)
D) 과당(fructose)
E) 포도당(glucose)

13) 아래 중 삼카르복실산회로(citric acid cycle)에서 형성되는 첫 번째 중간물질(intermediate)은?

A) 보조효소 A(coenzyme A)
B) 피루브산(pyruvate)
C) 환원형 플라빈아데닌디뉴클레오티드($FADH_2$)
D) 삼카르복실산(citric acid)
E) 산소(oxygen)

정답: 10) B 11) B 12) E 13) D

14) 삼카르복실산회로(citric acid cycle)에서 어느 분자가 사립체 안에서 NAD와 보조효소 A와 복합반응에 관여하는가?
   A) 피루브산(pyruvate)
   B) 삼카르복실산(citric acid)
   C) ATP
   D) 산소(oxygen)
   E) $FADH_2$

15) 전자전달계(electron transport system, ETS)에서 다음 중 무엇이 막사이공간(intermembrane space)으로 들어가 ATP를 생성하는 데 필수적인 농도경사(concentration gradient)를 만드는가?
   A) 산소 분자(oxygen molecules)
   B) 물 분자(water molecules)
   C) ATP 분자 ATP molecules)
   D) 수소이온(hydrogen ions)
   E) 시토크롬(cytochromes)

16) 골격근이 강하게 수축할 때, 포도당을 분해하지만 휴식기에는 다음 중 무엇에 의존하는가?
   A) 단백질(proteins)
   B) 글리코겐(glycogen)
   C) 핵산(nucleic acids)
   D) 지방산(fatty acids)
   E) 아미노산(amino acids)

17) 다음 중 분해되면서 아세틸 CoA(acetyl CoA)를 생성하기 때문에 포도당신생성 과정(gluconeogenesis)에 사용되지 않는 것은?
   A) 지방산(fatty acids)
   B) 복합탄수화물(complex carbohydrates)
   C) 글리세롤(glycerol)
   D) 핵산(nucleic acids)
   E) 글리코겐(glycogen)

정답: 14) A 15) D 16) D 17) A

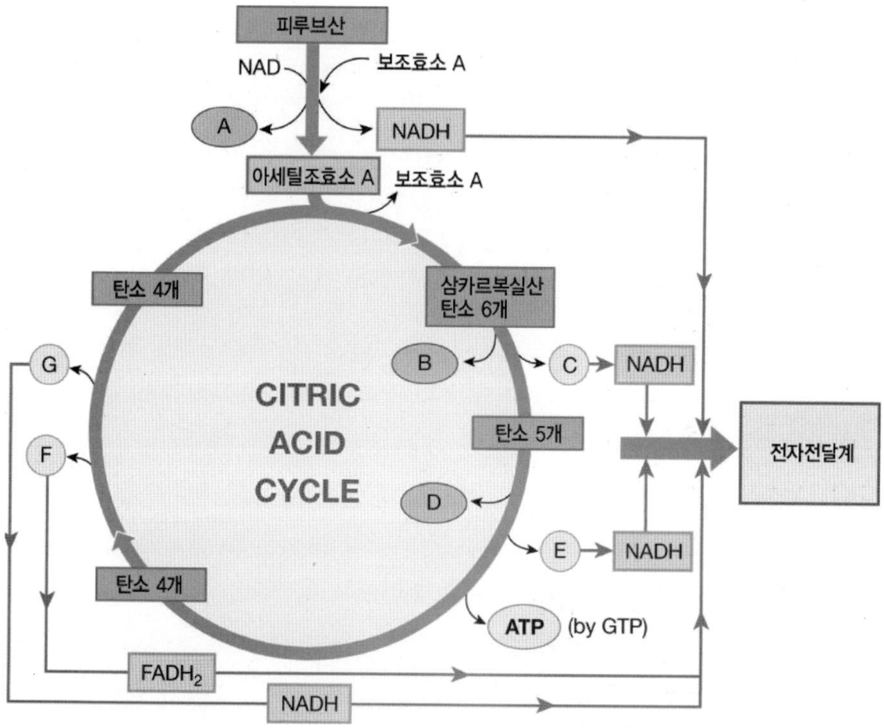

그림 17–1 삼카르복실회로

그림 17–1을 보고 문자로 표시된 요소(예: CO_2, H_2O)를 구분하시오.

18) 표지 A는 무엇인가?
 A) CO_2
 B) H_2O
 C) O_2
 D) H^+
 E) 2H

19) 표지 B는 무엇인가?
 A) CO_2
 B) H_2O
 C) O_2
 D) H^+
 E) 2H

정답: 18) A 19) A

20) 표지 C는 무엇인가?

A) CO_2
B) H_2O
C) O_2
D) H^+
E) 2H

21) 표지 D는 무엇인가?

A) CO_2
B) H_2O
C) O_2
D) H^+
E) 2H

22) 표지 E는 무엇인가?

A) CO_2
B) H_2O
C) O_2
D) H^+
E) 2H

23) 표지 F는 무엇인가?

A) CO_2
B) H_2O
C) O_2
D) H^+
E) 2H

24) 표지 G는 무엇인가?

A) CO_2
B) H_2O
C) O_2
D) H^+
E) 2H

정답: 20) D 21) A 22) D 23) E 24) D

25) 다음 중 원형질막을 통과하여 쉽게 확산될 수 있는 지질은?
A) 중성지방(triglycerides)
B) 스테로이드(steroids)
C) 알부민(albumins)
D) 고밀도지질단백질(high−density lipoproteins)
E) 유리지방산(free fatty acids)

26) 스테로이드와 거의 모든 지방산의 지방생성(lipogenesis)은 무엇에서 시작하는가?
A) 포도당(glucose)
B) 아미노산(amino acids)
C) 지방산(fatty acids)
D) 아세틸 CoA(acetyl CoA)
E) 석신산 CoA(succinyl CoA)

27) 과잉 콜레스테롤을 말초조직에서 간으로 옮겨 저장하거나 쓸개즙으로 분비하는 분자는 무엇인가?
A) 저밀도지질단백질(low−density lipoproteins, LDLs)
B) 고밀도지질단백질(high−density lipoproteins, HDLs)
C) 지방산(fatty acids)
D) 스테로이드(steroids)
E) 암죽미립(chylomicrons)

28) 한 개의 세포는 18−탄소 지방산(fatty acid) 분자로부터 몇 분자의 ATP를 생산하는가?
A) 4
B) 16
C) 120
D) 32
E) 60

29) 다음 중 19세 남자의 적정 콜레스테롤 양의 최고치는 얼마인가?
A) 230 mg/dL
B) 185 mg/dL
C) 200 mg/dL
D) 350 mg/dL
E) 250 mg/dL

정답: 25) E 26) D 27) B 28) C 29) B

30) 지질 분해대사(lipid catabolism)는 유산소성 포도당 대사와 비교하여 약 1.3배의 ATP를 생산한다. 그러면 왜 인체에서 지질 분해대사를 ATP의 주요 원천으로 쓰지 않는가?
   A) 대부분의 사람들은 충분한 지질을 보유하진 않는다.
   B) 수용성 효소는 쉽게 지방 조각에 작용하지 못한다.
   C) 지질 분해대사는 산소 가용성이 제한된 세포액(cytosol)에서 일어난다.
   D) 지질 분해대사는 기아상태에서 주로 일어난다.
   E) 지질 분해대사는 많은 양의 질산 산물을 만들어 간에 부담을 준다.

31) 글리세롤(glycerol)은 세포액에 있는 효소가 글리세롤을 무엇으로 전환한 후에 삼카르복실산회로(citric acid cycle)로 들어가는가?
   A) 포도당(glucose)
   B) 피루브산(pyruvate)
   C) 글리코겐(glycogen)
   D) LDL/HDL
   E) 콜레스테롤(cholesterol)

32) 베타-산화반응은?
   A) 사립체에서 일어나고 지방산을 분해하는 일련의 반응이다.
   B) 삼카르복실산회로(citric acid cycle)에 의해 대사될 수 있는 2 탄소 조작으로 단백질을 분해한다.
   C) 많은 양의 ATP를 생성하는 반면 보조효소 A, NAD, FAD가 필요하다.
   D) 해당작용(glycolysis) 동안 일어나고 NAD와 FAD 분자를 생성한다.
   E) 삼카르복실산회로의 마지막 단계로 수소이온이 전자전달계로 들어간다.

33) 다음 중 콜레스테롤을 말초조직으로 전달하는 것은?
   A) 중성지방(triglycerides)
   B) 저밀도지질단백질(low-density lipoproteins)
   C) 고밀도지질단백질(high-density lipoproteins)
   D) 유리지방산(free fatty acids)
   E) 글리세롤기(glycerol groups)

34) 탈아미노작용(deamination produce) 과정은 무엇을 생성하는가?
   A) 케토산(keto acids)
   B) 단백질(high levels of proteins)
   C) 암모니아 이온(an ammonium ion)
   D) 아세틸(acetyl CoA.
   E) 비타민 B(B vitamins)

정답: 30) B 31) B 32) A 33) B 34) C

35) 효소 결핍에 의해, 페닐케톤뇨증(phenylketonuria)을 겪는 사람은 아미노산 페닐알라닌(phenylalanine)을 무엇으로 전환할 수가 없는가?

A) 요소(urea)
B) 타이로신(tyrosine)
C) 케톤(ketones)
D) 세로토닌(serotonin)
E) ATP

36) 아미노전이작용(transamination)에서 아미노산의 아미노기는 무엇으로 전달되는가?

A) 암모니아
B) 요소
C) 다른 탄소사슬
D) 해당작용 경로에서 한 분자
E) 아세틸 CoA

37) 케토산증(ketoacidosis)에 관해 옳은 것은?

A) 혈액 pH가 7.05 아래로 떨어진다.
B) 혈액 pH가 9.05까지 올라간다.
C) 혈액 pH에 영향이 없다.
D) 몸 조직의 알칼리도가 증가한다.
E) 혼상상태가 될 정도로 심한 상태는 되지 않는다.

38) 단백질 분해대사는 신속한 에너지로 쓸 수 있는 실용적인 원료가 아니다. 이유는 무엇인가?

A) 주요 부산물이 세포가 에너지로 쓸 수 없는 수소다.
B) 단백질은 세포 항상성에 중요하지 않다.
C) 신체는 필요로 하는 어떠한 아미노산도 합성할 수 없다.
D) 단백질은 너무 쉽게 분해되어 항상성을 깨뜨린다.
E) 단백질은 복합탄수화물이나 지질보다 더 분해되기 어렵다.

39) 다음 중 유사분열(mitosis)이나 감수분열(meiosis)을 시작하는 세포에서만 합성되는 것은?

A) 리보솜 RNA(ribosomal RNA, rRNA)
B) 콜레스테롤(cholesterol)
C) 전령 RNA(messenger RNA, mRNA)
D) DNA
E) 운반 RNA(transfer RNA, tRNA)

정답: 35) B 36) C 37) A 38) E 39) D

40) 다음 중 세포가 기아로 죽는 상황에서도 에너지로 분해되지 않는 것은?
A) DNA
B) 단백질(proteins)
C) rRNA
D) tRNA
E) mRNA

41) RNA에서 나오는 핵산은?
A) 암모니아로 아미노화된다.
B) ATP를 생성하기 위해 해당작용에 당을 공급할 수 있다.
C) 단백질 합성에 이용될 수 있다.
D) ATP를 대신하여 에너지원으로 사용될 수 없다.
E) 재활용될 수 없다.

42) 다음 중 지용성 비타민은?
A) 비타민 K
B) 비타민 C
C) 비타민 B_6
D) 니아신(niacin)
E) 리보플라빈(riboflavin)

43) 다음 중 완전한 단백질 원천은?
A) 옥수수(corn)
B) 시금치(spinach)
C) 쌀(rice)
D) 달걀(eggs)
E) 오렌지(oranges)

44) 다음 중 체액 중 주요 음이온으로 주로 오줌이나 땀으로 배출되는 것은?
A) 나트륨(sodium)
B) 염소(chloride)
C) 칼륨(potassium)
D) 칼슘(calcium)
E) 아연(zinc)

정답: 40) A 41) B 42) A 43) D 44) B

45) 보조효소 A의 일부로 기능하는 비타민은?
A) 판토텐산(B_5)
B) 니코틴산(B_3)
C) 엽산(B_9)
D) 코발라민(B_{12})
E) 리보플라빈(B_2)

46) 정상적인 근육과 신경 기능에 필수적이며 뼈 구조에 필수적인 무기염류은 무엇인가?
A) 나트륨(sodium)
B) 칼륨(potassium)
C) 칼슘(calcium)
D) 마그네슘(magnesium)
E) 셀레늄(selenium)

47) 고에너지 화합물, 핵산 그리고 뼈의 필수 성분인 이온은?
A) 염소(chloride)
B) 황산(sulfate)
C) 인산(phosphate)
D) 중탄산염(bicarbonate)
E) 요오드(iodide)

48) 다음 중 비타민 C의 주요 원천을 함유한 것은?
A) 우유와 고기(milk and meat)
B) 빵과 감자(bread and potatoes)
C) 채소(vegetables)
D) 귤(citrus fruits)
E) 빵과 치즈(breads and cheeses)

49) 헤모글로빈 합성에 필요한 필수 보조인자인 무기염류는?
A) 아연(zinc)
B) 구리(copper)
C) 코발트(cobalt.
D) 요오드(iodine)
E) 실리콘(silicon)

정답: 45) A 46) C 47) C 48) D 49) B

50) 시각 색소(visual pigment)의 합성에 필요한 비타민은?
A) 비타민 A
B) 비타민 B
C) 비타민 C
D) 비타민 D
E) 비타민 E

51) 다음 중 미량무기염류는?
A) 염소(chloride)
B) 나트륨(sodium)
C) 칼슘(calcium)
D) 철(iron)
E) 마그네슘(magnesium)

52) 보조효소 FAD의 구성 성분인 비타민은?
A) 티아민(B_1)(thiamine)
B) 리보플라빈(B_2)(riboflavin)
C) 니아신(niacin nicotinic acid)
D) 엽산(B_9)(folate)
E) 코발라민(B_{12})(cobalamin)

53) 다음 지용성 비타민 중 햇빛에 노출된 피부에서 합성되는 것은?
A) 비타민 K
B) 비타민 E
C) 비타민 B_6 (pyridoxine)
D) 비타민 D
E) 비타민 C

54) 탄소 무수화효소계(carbonic anhydrase enzyme system)의 보조인자는?
A) 염소(chloride)
B) 칼슘(calcium)
C) 구리(copper)
D) 아연(zinc)
E) 마그네슘(magnesium)

정답: 50) A 51) D 52) B 53) D 54) D

55) 비타민 B_{12} 부족증(hypovitaminosis)은 악성빈혈(pernicious anemia)을 유발할 수 있으나 비타민과다증(hypervitaminosis)은 무엇을 유발할 수 있는가?

A) 적혈구증가증(polycythemia)
B) 가능한 치사 중추신경계 변조(possible lethal CNS alterations)
C) 저혈압(hypotension)
D) 신장 결석 kidney stones)
E) 가려움과 저림(itching and tingling sensations)

56) 비타민 B_{12}(cobalamin)를 포함한 자연 식품은 무엇인가?

A) 오직 과일(fruits only)
B) 고기와 우유(meats and milk)
C) 오직 채소(vegetables only)
D) 빵과 감자(breads and potatoes)
E) 잎사귀 채소(leafy vegetables)

57) 헤모글로빈, 미오글로빈 그리고 시토크롬의 성분인 미량무기염류는?

A) 마그네슘(magnesium)
B) 칼슘(calcium)
C) 아연(zinc)
D) 구리(copper)
E) 철(iron)

58) 소금과 같은 전해질을 통해 형성되는 무기 이온을 무엇이라 하는가?

A) 무기염류(minerals)
B) 효소(enzymes)
C) 수용성비타민(water−soluble vitamins)
D) 필수단백질(essential proteins)
E) 지용성비타민(fat−soluble vitamins)

59) 체액의 주요 양이온인 무기염류로 정상적인 막 기능에 필수적인 것은?

A) 칼슘(calcium)
B) 철(iron)
C) 나트륨(sodium)
D) 염소(chloride)
E) 인산(phosphorus)

정답: 55) A 56) B 57) E 58) A 59) C

60) 간에서 프로트롬빈(prothrombin) 그리고 다른 응고 요소의 합성에 필수적인 비타민은?
A) 비타민 A
B) 비타민 B
C) 비타민 E
D) 비타민 C
E) 비타민 K

61) 아미노산과 지질대사에서 보조효소로 작용하는 비타민은?
A) 비타민 B_6(pyridoxine)
B) 비타민 B_5(pantothenic acid)
C) 비타민 B_2(riboflavin)
D) 비타민 B_9(folic acid)
E) 니아신(niacin nicotinic acid)

62) 아미노산과 핵산 대사에서 보조효소로 작용하는 비타민은?
A) 비타민 B_5(pantothenic acid)
B) 비타민 B_6(pyridoxine)
C) 비타민 B_9(folic acid)
D) 비타민 C(ascorbic acid)
E) 비타민 K

63) 환자가 시야가 흐리고 피로를 호소하였다. 진단검사에서 환자는 과량의 이것을 섭취한 것으로 나왔다. 이것은 무엇인가?
A) 비타민 K
B) 비타민 E
C) 비타민 C
D) 비타민 A
E) 비타민 D

64) 인간의 1일 수분 요구량은 얼마인가?
A) 250 ml
B) 2500 ml
C) 500 ml
D) 1500 ml
E) 1000 ml

정답: 60) E 61) A 62) C 63) B 64) B

65) 점막손상은 비타민 C, B_2 그리고 무엇의 부족증(hypovitaminosis)의 증상인가?

A) B_3
B) A
C) D
D) K
E) C

66) 각기병(beriberi)은 이것의 결핍에 의한 퇴행성 질환이 있어 근육 약화, 중추신경계, 심장질환을 포함한 심혈관계 질병이다. 이것은 무엇인가?

A) 비타민 B_1(thiamin E)
B) 비타민 B_{12}(cobalamin)
C) 비타민 C(ascorbic acid)
D) 니아신(niacin, nicotinic acid)
E) 비타민 B_2(riboflavin)

67) 다음 수용성비타민 중 장 상피에 의해 흡수되기 전에 위장 점막에 의해 분비되는 내인인자와 결합해야 하는 것은?

A) 비타민 B_2(riboflavin)
B) 비타민 C(ascorbic acid)
C) 비타민 B_{12}(cobalamin)
D) 비타민 B_5(pantothenic acid)
E) 비타민 B_6(pyridoxine)

68) 다음 무기염류 중에서 몇몇 효소의 보조인자(cofactor)이고 배변 그리고 오줌에서 소량 배출되는 것은 무엇인가?

A) 염소(chloride)
B) 구리(copper)
C) 철(iron)
D) 마그네슘(manganese)
E) 칼슘(calcium)

69) 음식에서 사용하는 칼로리 단위는 물 1 kg을 몇 도 올리는 데 필요한 에너지량과 같은가?

A) 1
B) 2
C) 10
D) 100
E) 1,000

정답: 65) A 66) A 67) C 68) D 69) A

70) 물리적 접촉을 통하여 직접 전달되는 에너지를 무엇이라 하는가?
- A) 증발(evaporation)
- B) 응축(condensation)
- C) 대류(convection)
- D) 방사(radiation)
- E) 전도(conduction)

71) 몸의 열손실과 열획득중추는 다음 중 어디인가?
- A) 해마(hippocampus)
- B) 숨뇌(medulla oblongata)
- C) 시상하부(hypothalamus)
- D) 다리뇌(pons)
- E) 소뇌(cerebellum)

72) 다음 중 열 전달 과정에서 물체의 표면 위의 공기 중으로 열을 소실하는 과정을 무엇이라 하는가?
- A) 방사(radiation)
- B) 전도(conduction)
- C) 증발 evaporation)
- D) 응축(condensation)
- E) 대류(convection)

73) 개인의 평균 기본 대사율(basal metabolic rate, BMR)은 약 얼마인가?
- A) 400 cal/hr
- B) 3680 cal/hr
- C) 70 cal/hr
- D) 7000 cal/day
- E) 145 cal/hr

74) 체온이 상승할 때, 다음 중 생리적 반응으로 일어날 수 있는 것은?
- A) 혈관운동 중추가 자극된다.
- B) 땀샘 분비가 감소한다.
- C) 호흡중추가 억제된다.
- D) 비오한 열발생(nonshivering thermogenesis)이 억제된다.
- E) 오한 열발생(shivering thermogenesis)이 자극된다.

정답: 70) E 71) C 72) E 73) C 74) D

75) 다음 활동 중 시간당 칼로리를 가장 많이 사용하는 것은?
   A) 빠르게 걷기
   B) 조깅
   C) 느리게 걷기
   D) 수영 시합
   E) 계단 오르기

76) 비오한 열발생(nonshivering thermogenesis)은 부신에서 나온 에피네프린이 즉각적으로 어디에 있는 글리코겐의 분해를 증가시킬 때 일어나는가?
   A) 심장과 허파(heart and lungs)
   B) 간과 골격근(liver and skeletal muscles)
   C) 신장과 이자(kidneys and pancreas)
   D) 피부와 부속샘(skin and accessory glands)
   E) 시상하부와 다리뇌(hypothalamus and pons)

17.2 서술형 문제

1) 찰리는 혈액 검사에서 정상 범위의 LDL이 나왔으나 HDL은 높게 나왔다. 그는 심혈관질환의 가족력을 가지고 있어 생활패턴을 바꿔야 하는지 궁금하였다. 그에게 해줄 수 있는 충고로 해야 할 것과 하지 말아야 할 것은 무엇인가?

정답: 75) D 76) B

1) 정보에 근거하여 찰리는 적어도 그의 식이와 운동요법에 대해서는 좋은 건강을 가지고 있다. 문제는 종종 말초로 콜레스테롤을 운반하여 혈관에서 죽상경화판(atherosclerotic plaque)을 형성하게 하는 높은 LDL와 연관된다. 반면 HDL이 높은 것은 상당히 많은 양의 콜레스테롤이 말초에서 제거되고 간으로 처리되기 위해 운반된다. 그래서 찰리가 그의 식이나 운동요법의 변화가 필요 없다고 생각할 수 있다. 그는 아직은 좋은 건강상태에 있는 것으로 보인다.

18장 비뇨계통

18.1 선택형 문제

1) 소변이동에 활발하게 관여하는 비뇨계통의 기관은?
   A) 요도(urethra)와 요관(ureters)
   B) 콩팥(kidneys)과 방광(bladder)
   C) 요관(ureters)과 콩팥(kidneys)
   D) 요도(urethra)와 방광(bladder)
   E) 콩팥(kidneys)과 요도(urethra)

2) 소변이 일시적으로 저장되는 곳은?
   A) 간(liver)
   B) 방광(urinary bladder)
   C) 콩팥(kidney)
   D) 요관(ureter)
   E) 요도(urethra)

3) 소변을 콩팥에서 방광까지 이동시키는 것은?
   A) 작은창자(small intestine)
   B) 전립샘(prostate)
   C) 간(liver)
   D) 요관(ureter)
   E) 요도(urethra)

4) 콩팥은
   A) 남자에서 소변과 정액을 이동시킨다.
   B) 점막근육층으로 덮여 있다.
   C) 소변을 바깥으로 나른다.
   D) 소변을 만든다.
   E) 배출하기 전에 일시적으로 소변을 저장한다.

정답: 1) A 2) B 3) D 4) D

5) 소변으로 소실되는 물의 양을 맞추기 위해, 분비된 적혈구형성인자(erythropoietin)와 레닌(renin)은 특히 비뇨계통에서______ 기능을 한다.
   A) 혈액 pH 안정화를 돕는
   B) 가치있는 영양분을 보존하는
   C) 혈압을 조절하는
   D) 혈장내 이온농도를 조절하는
   E) 비타민 농도를 조절하는

6) 다음의 어느 것이 콩팥소체(renal corpuscle)를 구성하는가?
   A) 토리(glomerulus)와 토리주머니(glomerular capsule)
   B) 토리(glomerulus)와 콩팥세관(renal tubule)
   C) 토리주머니(glomerular capsule)과 콩팥세관(renal tubule)
   D) 콩팥요세관(renal tubule)과 집합세관(collecting tubule)
   E) 피라미드(pyramid)와 토리(glomerulus)

7) 콩팥피라미드(renal pyramid)는
   A) 콩팥조직의 가장 바깥층이다.
   B) 콩팥속질에 있는 원뿔모양 구조
   C) 섬유피막으로 덮인 속공간으로 문(hilus) 부위에 위치한다.
   D) 콩팥깔때기(renal pelvis)의 큰 가지이다.
   E) 한 다발의 모세혈관이 콩팥소체(renal corpuscle) 속에 있다.

8) 요관에 연결되는 큰 깔때기 모양의 공간은?
   A) 콩팥속질(medulla)
   B) 콩팥기둥(renal column)
   C) 콩팥깔때기(renal pelvis)
   D) 콩팥단위(nephron)
   E) 콩팥잔(calyx)

9) 콩팥기둥(renal columns)은
   A) 문(hilus)부위에 있는 섬유피막의 속 공간
   B) 요관의 확장된 끝부분
   C) 콩팥의 기본기능단위
   D) 콩팥굴(renal sinus)을 향해 뻗어 있는 콩팥겉질의 띠
   E) 콩팥속질에 있는 원뿔모양 구조

정답: 5) C 6) A 7) B 8) C 9) D

10) 큰콩팥잔(major calyces)은
- A) 합쳐져 콩팥깔때기(renal pelvis)가 된다.
- B) 콩팥단위(nephrons)의 확장된 끝
- C) 콩팥의 기본 기능층
- D) 요관으로 나가는 장소
- E) 콩팥피라미드(renal pyramids)의 확장된 끝

11) 콩팥의 ________ 은 콩팥동맥과 콩팥신경이 들어가고 콩팥정맥이 나가는 곳이다.
- A) 겉질(cortex)
- B) 속질(medulla)
- C) 기둥(column)
- D) 문(hilum)
- E) 굴(sinus)

12) 컵모양 방 또는 콩팥단위의 확장된 끝을 무엇이라고 하는가?
- A) 토리(glomerulus)
- B) 토리주머니(glomerular capsule)
- C) 토리쪽곱슬세관(proximal convoluted tubule)
- D) 먼쪽곱슬세관(distal convoluted tubule)
- E) 콩팥세관고리(loop of Henle)

13) 집합계(collecting system)에 부착되는 콩팥단위의 부분은?
- A) 토리쪽곱슬세관(proximal convoluted tubule)
- B) 콩팥세관고리(loop of Henle)
- C) 먼쪽곱슬세관(distal convoluted tubule)
- D) 집합관(collecting duct)
- E) 작은콩팥잔(minor calyx)

14) 콩팥피막의 토리모세혈관을 덮는 내장쪽상피(visceral epithelium)를 구성하는 것은?
- A) 모세혈관내피(capillary endothelium)
- B) 치밀판(lamina densa)
- C) 발세포(podocytes)
- D) 모세혈관의 바닥막(basement membrane)
- E) 주머니공간(capsular space)

정답: 10) A 11) D 12) B 13) C 14) C

15) 곧은혈관(vasa recta)은
   A) 콩팥단위의 토리쪽과 먼쪽곱슬세관을 둘러싼다.
   B) 콩팥겉질에 분포하는 혈관이다.
   C) 각각의 콩팥단위에 도달하는 혈액을 보내는 혈관이다.
   D) 콩팥소체(renal corpuscle)의 토리주머니(Bowman capsule)에 포함된 모세혈관그물을 형성한다.
   E) 콩팥속질로 콩팥단위고리와 나란히 있는 길고 곧은 모세혈관이다.

16) 콩팥의 위치관계를 고려해 보면, ___콩팥은 종종 ___콩팥보다 약간 ____에 위치한다.
   A) 왼쪽; 오른쪽; 더 아래
   B) 왼쪽; 오른쪽; 더 앞쪽
   C) 오른쪽; 왼쪽; 더 아래
   D) 오른쪽; 왼쪽; 더 높은 곳
   E) 오른쪽; 왼쪽; 더 뒤쪽

17) 콩팥의 위치에 대해서 올바르게 설명한 것은?
   A) 간보다 깊은 곳에 있는 한 개의 콩팥만 있다.
   B) 콩팥은 양쪽에 있으며 복막뒤(retroperitoneal)에 위치한다.
   C) 왼쪽 콩팥은 오른쪽 콩팥보다 아래에 있다.
   D) 콩팥은 앞배벽에 있다.
   E) 콩팥은 골반안에 위치하고, 위쪽면만 복막(peritoneum)으로 덮여 있다.

18) 소변생성이 일어나는 콩팥 부분은?
   A) 콩팥겉질(renal cortex)
   B) 콩팥속질(renal medulla)
   C) 작은콩팥잔(minor calyx)
   D) 콩팥유두(renal papilla)
   E) 콩팥깔때기(renal pelvis)

19) 먼쪽곱슬세관(distal convoluted tubule)의 일차기능은 어떤 것인가?
   A) 세관으로부터 영양분의 재흡수
   B) 소변을 작은콩팥잔으로 보냄
   C) 소변의 삼투압과 양을 최종적으로 결정함
   D) 이온, 산, 약물, 독소의 능동배출
   E) 혈장을 여과해서 소변생성 시작

정답: 15) E 16) C 17) B 18) A 19) D

20) 콩팥속질의 곱슬세관주위액체가 보통 높은 용질(solute)농도를 갖는 이유는?

A) 사구체옆복합체(juxtaglomerular complex)의 세포는 적혈구생성인자와 레닌을 분비한다.

B) 집합계는 물을 재흡수하고, 나트륨, 칼륨, 물, 중탄산염이온을 재흡수하거나 배출한다.

C) 토리쪽곱슬세관(proximal convoluted tubule)의 세포는 유기영양분, 혈장단백질, 이온을 요세관액으로부터 재흡수한다.

D) 콩팥단위고리의 오름다리는 요세관액(tubular fluid)에서 나트륨과 염소이온을 능동수송한다.

E) 발세포의 가는 돌기 사이에 있는 여과틈새(filtration slits)는 혈액세포와 대부분의 혈장단백질이 지나는 것을 막는다.

21) 토리쪽곱슬세관 안쪽면을 세포는

A) 특이적인 민무늬근육섬유와 밀접하게 연관되어 있다.

B) 물을 재흡수하고, 나트륨, 칼륨, 물, 중탄산염이온을 재흡수하거나 배출한다.

C) 물과 용매가 투과되지 않는다.

D) 비정상적으로 크고, 핵은 함께 모여 있다.

E) 요세관액으로부터 유기영양분, 혈장단백질, 이온을 재흡수한다.

정답: 20) D 21) E

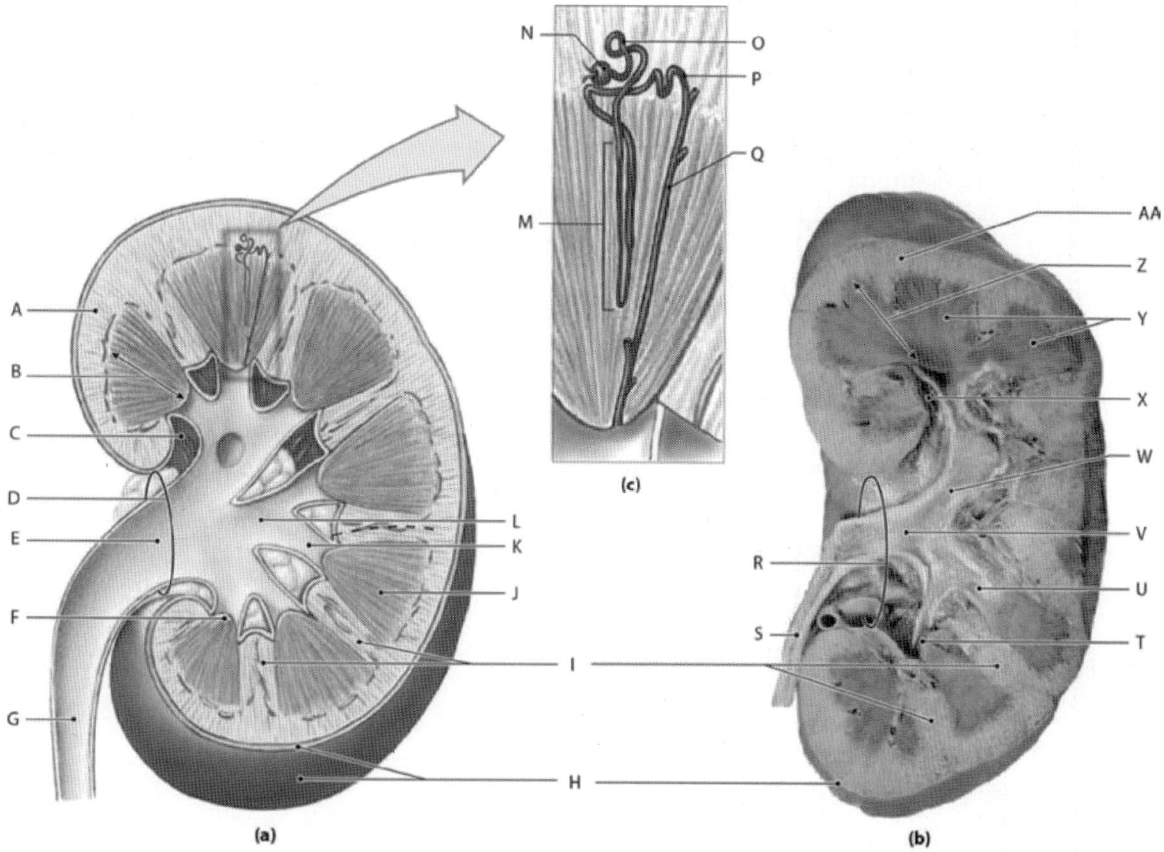

사진 제공: Ralph T. Hutchings

그림 18–1 콩팥의 구조

그림 18–1을 이용해서 표시된 부분을 구분하시오.

22) A가 가리키는 것은?
- A) 문(hilum)
- B) 콩팥깔때기(renal pelvis)
- C) 콩팥겉질(renal cortex)
- D) 콩팥속질(renal medulla)
- E) 콩팥굴(renal sinus)

23) B가 가리키는 것은?
- A) 문(hilum)
- B) 콩팥깔때기(renal pelvis)
- C) 콩팥겉질(renal cortex)
- D) 콩팥속질(renal medulla)
- E) 콩팥굴(renal sinus)

정답: 22) C 23) D

24) C가 가리키는 것은?
A) 문(hilum)
B) 콩팥깔때기(renal pelvis)
C) 콩팥겉질(renal cortex)
D) 콩팥속질(renal medulla)
E) 콩팥굴(renal sinus)

25) D가 가리키는 것은?
A) 문(hilum)
B) 콩팥깔때기(renal pelvis)
C) 콩팥겉질(renal cortex)
D) 콩팥속질(renal medulla)
E) 콩팥굴(renal sinus)

26) E가 가리키는 것은?
A) 문(hilum)
B) 콩팥깔때기(renal pelvis)
C) 콩팥겉질(renal cortex)
D) 콩팥속질(renal medulla)
E) 콩팥굴(renal sinus)

27) F가 가리키는 것은?
A) 콩팥유두(renal papilla)
B) 콩팥기둥(renal columns)
C) 콩팥겉질(renal cortex)
D) 큰콩팥잔(major calyx)
E) 작은콩팥잔(minor calyx)

28) G가 가리키는 것은?
A) 요도(urethra)
B) 요관(ureter)
C) 콩팥깔때기(renal pelvis)
D) 문(hilum)
E) 섬유피막(fibrous capsule)

정답: 24) E 25) A 26) B 27) A 28) B

29) H가 가리키는 것은?

A) 요도(urethra)
B) 요관(ureter)
C) 콩팥깔때기(renal pelvis)
D) 문(hilum)
E) 섬유피막(fibrous capsule)

30) I가 가리키는 것은?

A) 콩팥유두(renal papilla)
B) 콩팥기둥(renal columns)
C) 콩팥피라미드(renal pyramid)
D) 큰콩팥잔(major calyx)
E) 작은콩팥잔(minor calyx)

31) J가 가리키는 것은?

A) 콩팥유두(renal papilla)
B) 콩팥기둥(renal columns)
C) 콩팥피라미드(renal pyramid)
D) 큰콩팥잔(major calyx)
E) 작은콩팥잔(minor calyx)

32) K가 가리키는 것은?

A) 콩팥유두(renal papilla)
B) 콩팥기둥(renal columns)
C) 콩팥피라미드(renal pyramid)
D) 큰콩팥잔(major calyx)
E) 작은콩팥잔(minor calyx)

33) L이 가리키는 것은?

A) 콩팥유두(renal papilla)
B) 콩팥기둥(renal columns)
C) 콩팥피라미드(renal pyramid)
D) 큰콩팥잔(major calyx)
E) 작은콩팥잔(minor calyx)

정답: 29) E 30) B 31) C 32) E 33) D

34) M이 가리키는 것은?
- A) 콩팥단위고리(nephron loop)
- B) 콩팥소체(renal corpuscle)
- C) 토리쪽곱슬세관(proximal convoluted tubule)
- D) 먼쪽곱슬세관(distal convoluted tubule)
- E) 집합관(collecting duct)

35) N이 가리키는 것은?
- A) 콩팥단위고리(nephron loop)
- B) 콩팥소체(renal corpuscle)
- C) 토리쪽곱슬세관(proximal convoluted tubule)
- D) 먼쪽곱슬세관(distal convoluted tubule)
- E) 집합관(collecting duct)

36) O가 가리키는 것은?
- A) 콩팥단위고리(nephron loop)
- B) 콩팥소체(renal corpuscle)
- C) 토리쪽곱슬세관(proximal convoluted tubule)
- D) 먼쪽곱슬세관(distal convoluted tubule)
- E) 집합관(collecting duct)

37) P가 가리키는 것은?
- A) 콩팥단위고리(nephron loop)
- B) 콩팥소체(renal corpuscle)
- C) 토리쪽곱슬세관(proximal convoluted tubule)
- D) 먼쪽곱슬세관(distal convoluted tubule)
- E) 집합관(collecting duct)

38) Q가 가리키는 것은?
- A) 콩팥단위고리(nephron loop)
- B) 콩팥소체(renal corpuscle)
- C) 토리쪽곱슬세관(proximal convoluted tubule)
- D) 먼쪽곱슬세관(distal convoluted tubule)
- E) 집합관(collecting duct)

정답: 34) A 35) B 36) C 37) D 38) E

39) R이 가리키는 것은?
A) 문(hilum)
B) 콩팥깔때기(renal pelvis)
C) 콩팥겉질(renal cortex)
D) 콩팥속질(renal medulla)
E) 콩팥굴(renal sinus)

40) S가 가리키는 것은?
A) 요도(urethra)
B) 요관(ureter)
C) 콩팥깔때기(renal pelvis)
D) 문(hilum)
E) 섬유피막(fibrous capsule)

41) T가 가리키는 것은?
A) 콩팥유두(renal papilla)
B) 콩팥기둥(renal columns)
C) 콩팥겉질(renal cortex)
D) 큰콩팥잔(major calyx)
E) 작은콩팥잔(minor calyx)

42) U가 가리키는 것은?
A) 콩팥유두(renal papilla)
B) 콩팥기둥(renal columns)
C) 콩팥피라미드(renal pyramid)
D) 큰콩팥잔(major calyx)
E) 작은콩팥잔(minor calyx)

43) V가 가리키는 것은?
A) 문(hilum)
B) 콩팥깔때기(renal pelvis)
C) 콩팥겉질(renal cortex)
D) 콩팥속질(renal medulla)
E) 콩팥굴(renal sinus)

정답: 39) A 40) B 41) A 42) E 43) B

44) W가 가리키는 것은?
A) 콩팥유두(renal papilla)
B) 콩팥기둥(renal columns)
C) 콩팥피라미드(renal pyramid)
D) 큰콩팥잔(major calyx)
E) 작은콩팥잔(minor calyx)

45) X가 가리키는 것은?
A) 문(hilum)
B) 콩팥깔때기(renal pelvis)
C) 콩팥겉질(renal cortex)
D) 콩팥속질(renal medulla)
E) 콩팥굴(renal sinus)

46) Y가 가리키는 것은?
A) 콩팥유두(renal papilla)
B) 콩팥기둥(renal columns)
C) 콩팥피라미드(renal pyramids)
D) 큰콩팥잔(major calyx)
E) 작은콩팥잔(minor calyx)

47) Z가 가리키는 것은?
A) 문(hilum)
B) 콩팥깔때기(renal pelvis)
C) 콩팥겉질(renal cortex)
D) 콩팥속질(renal medulla)
E) 콩팥굴(renal sinus)

48) AA가 가리키는 것은?
A) 문(hilum)
B) 콩팥깔때기(renal pelvis)
C) 콩팥겉질(renal cortex)
D) 콩팥속질(renal medulla)
E) 콩팥굴(renal sinus)

정답: 44) D 45) E 46) C 47) D 48) C

49) 다음은 콩팥으로 혈액을 보내는 혈관의 목록이다.
1. 들세동맥(afferent arteriole)
2. 활꼴동맥(arcuate artery)
3. 엽사이동맥(interlobar artery)
4. 콩팥동맥(renal artery)
5. 토리(glomerulus)
6. 겉질부챗살동맥(cortical radiate artery)
7. 날세동맥(efferent arteriole)
8. 세관주위모세혈관(peritubular capillary)

혈액이 이들 혈관을 통해 흐를 때 순서대로 나열하시오.

A) 4, 6, 2, 3, 1, 5, 7, 8
B) 4, 3, 2, 6, 1, 5, 7, 8
C) 4, 3, 2, 6, 7, 5, 1, 8
D) 4, 6, 2, 3, 7, 5, 1, 8
E) 4, 3, 6, 2, 1, 5, 7, 8

50) 다음은 콩팥세관계(renal tubule system)의 목록이다.
1. 콩팥단위고리오름다리(ascending limb of nephron loop)
2. 요관(ureter)
3. 먼쪽곱슬세관(distal convoluted tubule)
4. 콩팥단위고리내림다리(descending limb of nephron loop)
5. 작은콩팥잔(minor calyx)
6. 토리쪽곱슬세관(proximal convoluted tubule)
7. 유두관(papillary duct)
8. 콩팥깔때기(renal pelvis)

콩팥소체에서 소변이 처음 여과되어 요도로 이동되어 소변으로 배출될 때까지 구성요소의 맞는 순서를 고르시오.

A) 4, 1, 6, 3, 7, 5, 8, 2
B) 3, 4, 1, 6, 5, 8, 7, 2
C) 6, 1, 4, 3, 5, 7, 8, 2
D) 3, 1, 4, 6, 8, 7, 5, 2
E) 6, 4, 1, 3, 7, 5, 8, 2

정답: 49) B 50) E

51) 만약 콩팥토리 혈압이 심각하게 떨어지면 다음 중 어떤 것이 일어나겠는가?
A) 노폐물 배출이 증가할 것이다.
B) 콩팥여과가 멈출 것이다.
C) pH 조절에 영향이 없을 것이다.
D) 먼쪽곱슬세관에서 정상적으로 능동분비가 일어날 것이다.
E) 레닌–안지오텐신계는 영향을 받지 않는다.

52) 콩팥단위고리(nephron loop)에서
A) 산, 암모니아, 약물의 능동배출이 일어난다.
B) 알도스테론에 반응하는 이온펌프가 존재한다.
C) 이온, 아미노산, 물, 다른 유기영양분의 재흡수가 일차기능이다.
D) 세관액에 남아 있는 나트륨과 칼륨의 2/3이 재흡수된다.
E) 세관액의 구성과 농도에 대한 마지막 조정이 이루어진다.

53) 포도당의 재흡수가 대부분 일어나는 곳은?
A) 콩팥굴(renal sinus)
B) 토리쪽곱슬세관(proximal convoluted tubule)
C) 먼쪽곱슬세관(distal convoluted tubule)
D) 콩팥단위고리(nephron loop)
E) 콩팥소체(renal corpuscle)

54) 토리쪽곱슬세관(proximal convoluted tubule)의 일차기능은?
A) 여과막을 지나기에 충분이 작은 모든 작은 물질의 여과
B) 이온, 유기분자, 비타민, 물의 흡수
C) 산, 암모니아, 약의 분비
D) 나트륨이온, 염소이온을 능동수송해서 거른액(filtrate)으로 내보냄
E) 항이뇨호르몬(ADH)과 알도스테론에 반응해서 소변량의 조정

55) 소변으로 소실되는 물, 나트륨이온, 칼륨이온 양의 조절은 콩팥단위고리와 ____사이에서 일어난다.
A) 집합계(collecting system)
B) 먼쪽곱슬세관(distal convoluted tubule)
C) 콩팥소체(renal corpuscle)
D) 토리쪽곱슬세관(proximal convoluted tubule)
E) 토리주머니(Bowman capsule)

정답: 51) B 52) D 53) B 54) B 55) A

56) 모든 콩팥기능에서 필수적인 첫 단계는?
A) 능동분비
B) 영양분의 재흡수
C) 세관액에서 물의 재흡수
D) 콩팥토리의 여과
E) 대사노폐물의 배출

57) 정상 소변의 일반적인 특징으로 맞는 것은?
A) 세균양이 아주 많다.
B) 정상 pH 범위는 2~4.5
C) 정상 양 범위는 2500~3500 mL/day
D) 정상 소변은 전형적으로 65% 물 양이 있다.
E) 정상 소변 삼투압은 855~1335 mOsm/L

58) 물 재흡수가 수동적으로 일어나는 과정은?
A) 삼투(osmosis)
B) 단순확산(simple diffusion)
C) 능동수송(active transport)
D) 촉진확산(facilitated diffusion)
E) 포음작용(pinocytosis)

59) 여과는 어떤 과정인가?
A) 세관주위액에서 세관액으로 액체이동이 일어난다.
B) 유용한 유기분자, 영양분, 물이 재이용된다.
C) 알도스테론과 항이뇨호르몬(ADH)의 배출이 시발점이다.
D) 액체와 녹아 있는 용질이 토리모세혈관 밖으로 나간다.
E) 필요 없는 물질의 혈장농도 감소가 일어날 수 있다.

60) 먼쪽곱슬세관의 대부분을 통해 세관세포는
A) 요소(urea)를 능동수송해서 세관액으로 내보낸다.
B) 거른액(filtrate)으로부터 유기영양물질, 혈장단백질, 이온을 능동적으로 재흡수한다.
C) 토리에서 거른액의 약 60~70%가 재이용된다.
D) 물과 용질 모두를 투과하지 않는다.
E) 나트륨이온을 세관액으로 내보낸다.

정답: 56) D 57) E 58) A 59) D 60) E

61) 항이뇨호르몬(ADH)은 _______에서 물투과성(water permeability)을 증가시킨다.
A) 콩팥세관고리(loop of Henle)
B) 토리쪽곱슬세관(proximal convoluted tubule)
C) 먼쪽곱슬세관(distal convoluted tubule)
D) 유두관(papillary duct)
E) 작은콩팥잔(minor calyx)

62) 먼쪽곱슬세관과 집합관에서 칼륨이온 분비를 자극하는 것은?
A) 항이뇨호르몬(ADH)
B) 알도스테론(aldosterone)
C) 적혈구형성인자(EPO)
D) 심방나트륨이뇨펩티드(ANP)
E) 코티솔(cortisol)

63) 손상에 의해 콩팥으로 가는 혈액량과 토리여과압력이 모두 감소하면 다음 중 어떤 일이 생길 수 있는가?
A) 레닌-안지오텐신계가 활성화될 것이다.
B) 나트륨재흡수가 억제될 것이다.
C) 들세동맥(afferent arterioles)과 토리모세혈관의 혈관수축
D) 날세동맥과 토리모세혈관의 혈관확장
E) 혈액으로 분비된 항이뇨호르몬(ADH) 양이 감소할 것이다.

64) 항이뇨호르몬(ADH)은 _______에 있는 세포에서 분비된다.
A) 토리곁복합체(juxtaglomerular complex)
B) 중추신경계통(central nervous system)
C) 발세포(podocytes)
D) 부신(adrenal glands)
E) 치밀반(macula densa)

65) 콩팥단위에서 안지오텐신 II는 ______을 유발해서 토리압력과 토리여과율을 높인다.
A) 날세동맥의 혈관수축
B) 들세동맥의 혈관수축
C) 세관주위모세혈관과 곧은혈관(vasa recta)의 혈관확장
D) 날세동맥의 혈관확장
E) 심방나트륨이뇨펩티드(ANP)의 방출

정답: 61) C 62) B 63) A 64) B 65) A

66) 호르몬인 심방나트륨이뇨펩티드(ANP)는
   A) 항이뇨호르몬(ADH) 분비를 자극한다.
   B) 나트륨이온 재흡수율을 증가시킨다.
   C) 토리여과를 감소시킨다.
   D) 소변의 물소실을 감소시킨다.
   E) 토리모세혈관의 확장을 촉진한다.

67) 언제 심방나트륨이뇨펩티드(ANP) 방출이 자극받는가?
   A) 안지오텐신 I이 안지오텐신 II로 전환될 때
   B) 나트륨재흡수율이 감소될 때
   C) 비뇨기계 수분잔류가 너무 높을 때
   D) 토리여과가 높을 때
   E) 혈액량과 혈압이 너무 높을 때

68) 콩팥기능상실(renal failure)의 관리는 수분제한, 염분제한, 단백질섭취 제한을 포함한다. 이러한 접근은 비뇨기계통에 대한 부하를 _______하는 것에 의해 줄이는 것을 돕는다.
   A) 소변생성량을 최대화
   B) 혈장 pH 증가를 억제
   C) 많은 양의 질소함유노폐물 생성을 억제
   D) 매일의 칼로리 섭취를 조절
   E) 유기노폐물생성물의 배출을 억제

69) 콩팥기능에 대한 교감신경활동의 직접효과는?
   A) 들세동맥의 강한 혈관확장
   B) 증가된 거른액(filtrate) 생산의 증가
   C) 날세동맥의 강한 혈관수축
   D) 날세동맥의 강한 혈관확장
   E) 감소된 토리여과율(glomerular filtration rate)

70) 만약 말초 모세혈관계가 수축하게 되면
   A) 날세동맥으로가는 혈류는 증가할 것이다.
   B) 콩팥동맥의 혈압은 증가할 것이다.
   C) 토리여과율(glomerular filtration rate)이 감소할 것이다.
   D) 날세동맥의 혈관확장이 일어날 것이다.
   E) 갈증감각은 억제될 것이다.

정답: 66) E 67) E 68) C 69) E 70) B

71) 알도스테론이 영향을 미치는 것은?
A) 나트륨정체(sodium retention)
B) 토리쪽곱슬세관에서 물의 흐름
C) 전체 콩팥세관을 통한 노폐물 제거
D) pH 조절
E) 혈장단백질 형성

72) ADH(항이뇨호르몬, antidiuretic hormone)의 농도가 증가할 때
A) 먼쪽곱슬세관에서 나트륨이온 재흡수율이 감소한다.
B) 농축된 소변이 더 많이 생산된다.
C) 콩팥단위와 집합관에서 물이 더 적게 재흡수된다.
D) 소변의 물 함량이 증가한다.
E) 갈증감각이 억제된다.

73) 알도스테론 농도가 감소된 것에 반응해서, 콩팥은 ______을 생산할 것이다.
A) 적은 양의 소변
B) 나트륨이온농도가 높은 소변
C) 칼륨이온농도가 낮은 소변
D) 평균 6인 정상 pH의 소변
E) 더 적은 요소를 가진 소변

74) 배뇨반사중추(micturition reflex center)는 골반신경에 있는 들감각섬유로 구성되며, 이 섬유는 신경신호를 ______로 보낸다.
A) 시상하부(hypothalamus)
B) 숨뇌(medulla oblongata)
C) 다리뇌(pons)
D) 허리뼈부분 척수(lumbar spinal cord)
E) 엉치뼈부분 척수(sacral spinal cord)

75) 방광 내층(lining)에 염증이 있는 것을 무엇이라고 하는가?
A) 방광염(cystitis)
B) 깔때기염(pyelitis)
C) 요도염(urethritis)
D) 콩팥돌증(nephrolithiasis)
E) 콩팥염(nephritis)

정답: 71) A 72) B 73) B 74) E 75) A

76) 요관과 방광의 내층(lining)을 이루는 것은?
A) 중층편평상피(stratified squamous epithelium)
B) 거짓중층원주상피(pseudostratified columnar epithelium)
C) 단순입방상피(simple cuboidal epithelium)
D) 이행상피(transitional epithelium)
E) 단순원주상피(simple columnar epithelium)

77) 요실금(incontinence)은 어떤 것을 말하는가?
A) 소변을 내보내지 못함
B) 수의적으로 소변보는 것을 조절 못함
C) 콩팥기능을 조절 못함
D) 배뇨 과정
E) 소변생성 과정

78) 다음의 과정이 일어나지 않으면 소변이 배출되지 않는다. 어떤 과정인가?
A) 속요도조임근과 바깥요도조임근이 모두 수축
B) 속요도조임근이 이완, 바깥요도조임근이 수축
C) 속요도조임근이 수축, 바깥요도조임근이 이완
D) 속요도조임근만 수축
E) 속요도조임근과 바깥요도조임근이 모두 이완

79) 배뇨근(detrusor muscle)은
A) 꿈틀운동수축(peristaltic contraction)을 통해 소변을 요관을 통해 움직인다.
B) 방광을 압박해서 소변을 요도를 통해 배출한다.
C) 속요도조임근같이 기능한다.
D) 바깥요도조임근같이 기능한다.
E) 수의적인 조절을 제공해서 방광에서 소변의 배출시킨다.

80) 배뇨반사(micturition reflex)는 언제 기능하려고 시작하는가?
A) 뻗침수용기(stretch receptors)가 교감운동신경세포에게 적절한 자극을 제공했을 때
B) 뻗침수용기가 부교감운동신경세포에 최대 자극을 제공했을 때
C) 뻗침수용기가 부교감운동신경세포에 적절한 자극을 제공했을 때
D) 뻗침수용기가 교감운동신경세포에 최대 자극을 제공했을 때
E) 뻗침수용기가 처음에 비틀렸을 때

정답: 76) D 77) B 78) E 79) B 80) C

81) 세포내액(intracellular fluid, ICF)이 있는 곳은?
A) 혈장(plasma)
B) 림프(lymph)
C) 세포액(cytosol)
D) 사이질공간(interstitial spaces)
E) 뇌척수액(cerebrospinal fluid)

82) 남자와 여자 모두 세포외액(ECF)의 구성요소 중 가장 큰 것은?
A) 림프(lymph)
B) 혈장(plasma)
C) 사이질액(interstitial fluid)
D) 윤활액(synovial fluid)
E) 뇌척수액(cerebrospinal fluid)

83) 세포내액은 풍부한 _______을 갖고 있다.
A) 염화물(chloride)과 칼륨(potassium)
B) 칼륨(potassium)과 인산염(phosphate)
C) 나트륨(sodium)과 인산염(phosphate)
D) 칼륨(potassium)과 황산염(sulfate)
E) 마그네슘(magnesium)과 중탄산염(bicarbonate)

84) 세포외액(ECF) 분획 사이의 교환이 처음 일어나는 곳은?
A) 모세혈관 내피세포를 통함
B) 림프관을 통함
C) CNS 뇌실을 통함
D) 세포의 세포액
E) 가슴막안

85) 전해질균형(electrolyte balance)은 일차적으로 소화관을 통한 _______율(rates)과 콩팥에서 _______율(rates)의 균형을 포함한다.
A) 배설(excretion); 흡수(absorption)
B) 여과(filtration); 흡수(absorption)
C) 흡수(absorption); 여과(filtration)
D) 흡수(absorption); 상실(loss)
E) 삼투(osmosis); 이득(gain)

정답: 81) C 82) C 83) B 84) A 85) D

86) 액체균형을 달성하기 위해 이온농도기울기(ion concentration gradient)는 ______에 의해 제거된다.
   A) 삼투(osmosis)
   B) 확산(diffusion)
   C) 능동수송(active transport)
   D) 포음작용(pinocytosis)
   E) 촉진확산(facilitated diffusion)

87) 세포바깥액(extracelullar fluid, ECF)과 세포내액(intracellular fluid, ICF)에 대한 설명으로 옳은 것을 고르시오.
   A) ECF와 ICF의 조성은 남자와 여자에서 같다.
   B) ECF와 ICF 사이의 교환은 삼투압에 의해서만 형질막을 가로질러 일어난다.
   C) ECF와 ICF의 조성은 남자와 여자에서 같다.
   D) ECF의 적은 구성요소는 림프, CSF, 윤활액, 세포액을 포함한다.
   E) ICF는 풍부한 나트륨, 칼륨, 인산염, 염소이온을 포함한다.

88) ECF에서 가장 풍부한 양이온(cation)은?
   A) 염화물(chloride)
   B) 칼륨(potassium)
   C) 나트륨(sodium)
   D) 중탄산염(bicarbonate)
   E) 칼슘(calcium)

89) ICF에서 주력인 양이온은?
   A) 나트륨(sodium)
   B) 칼륨(potassium)
   C) 칼슘(calcium)
   D) 마그네슘(magnesium)
   E) 염화물(chloride)

90) 나트륨 균형에 대해서, 다음 중 나트륨이온 소실을 조절하는 데 가장 중요한 장소는?
   A) 콩팥
   B) 허파
   C) 방광
   D) 간
   E) 소화관

정답: 86) A 87) C 88) C 89) B 90) A

91) ECF와 ICF 사이의 물 움직임을 무엇이라고 하는가?
A) 실금(incontinence)
B) 물의 대사생산
C) 소변검사(urinalysis)
D) 이뇨인자(diuretic factor)
E) 액체이동(fluid shift)

92) ECF에서 주된 음이온은?
A) 마그네슘(magnesium), 칼륨(potassium)
B) 나트륨(sodium), 칼륨(potassium)
C) 인산염(phosphate), 염화물(chloride)
D) 염화물(chloride), 중탄산염(bicarbonate)
E) 마그네슘(magnesium), 중탄산염(bicarbonate)

93) 몸에서 칼륨 중 약 98%가 있는 곳은?
A) 림프(lymph)
B) 뇌척수액(cerebrospinal fluid)
C) 세포액(cytosol)
D) 장액(serous fluids)
E) 방수(aqueous humor)

94) ECF에서 칼륨이온의 농도가 증가하는 경우는?
A) 삼투압수용기가 팽창했을 때
B) 이온이 보존되었을 때
C) 항이뇨호르몬(ADH) 분비가 적게 분비될 때
D) 알도스테론 농도가 증가되었을 때
E) 심방나트륨이온펩티드(atrial natriuretic peptid E) 농도가 감소되었을 때

95) 세포외액(ECF)이 세포내액(ICF)과 비교했을 때 저장성(hypotonic)이었다. 어떤 일이 일어날 것인가?
A) 물이 세포에서 ECF로 움직일 것이다.
B) 물의 대사생산이 증가할 것이다.
C) 물이 ECF에서 세포 속으로 움직일 것이다.
D) ICF의 용적이 감소할 것이다.
E) ECF의 삼투농도가 크게 변화할 것이다.

정답: 91) E 92) D 93) C 94) D 95) C

96) 알도스테론에 예민한 이온펌프는
- A) 세관액으로부터 칼륨이온을 재흡수한다.
- B) 콩팥단위에서 날세동맥을 수축시킨다.
- C) 먼쪽곱슬세관을 따라 나트륨이온의 능동배출을 증가시킨다.
- D) 먼쪽곱슬세관과 집환관의 물흡수성을 증가시킨다.
- E) 세관액에서 나트륨이온을 재흡수한다.

97) 나트륨이 많은 음식을 먹었을 때 체액에서 나트륨농도가 올라가지 않는 이유는?
- A) ECF의 삼투압농도가 떨어진다.
- B) 삼투(osmosis)는 소화상피의 물을 ECF로 이동시킨다.
- C) ECF와 ICF 모두 더 희석된다.
- D) ICF의 양이 증가한다.
- E) 염화타트륨이 소화상피를 가로지를 때 물이 교환된다

98) ECF에서 보조적인 역할만 하는 pH를 조절하는 기전은 ICF의 pH 조절에서는 아주 중요한 역할을 한다. 어떤 기전인가?
- A) 단백질완충액(protein buffers)
- B) 탄산-중탄산염완충계(carbonic acid-bicarbonate buffer system)
- C) 인산염완충계(phosphate buffer system)
- D) 호흡의 깊이와 횟수 변화
- E) 대사생산

99) 어떤 기관계통이 pH 변화에 특히 예민한가?
- A) 내분비계통과 소화계통
- B) 생식계계통과 내분비계통
- C) 림프계통
- D) 내분비계통
- E) 신경계통과 심방혈관계통

100) 반복된 구토로 고생하고 있는 사람은 심각한 _________이 발생할 위험성이 있다.
- A) 호흡성산증(respiratory acidosis)
- B) 대사산증(metabolic acidosis)
- C) 콩팥염(nephritis)
- D) 호흡성알칼리증(respiratory alkalosis)
- E) 대사알칼리증(metabolic alkalosis)

정답: 96) E 97) B 98) C 99) E 100) E

101) 심한 콩팥손상에 의해 동반된 상태는 __________을 일으킬 것이고, 이것은 이차적으로 가장 흔한 산염기질환이다.

A) 대사산증(metabolic acidosis)
B) 대사알칼리증(metabolic alkalosis)
C) 호흡성산증(respiratory acidosis)
D) 호흡성알칼리증(respiratory alkalosis)
E) 깔때기콩팥염(pyelonephritis)

102) 유기산 또는 대사산은 _______의 정상 과정 동안 생성된다.

A) 대사(metabolism)
B) 물의 대사생성(metabolic generation of water)
C) 날숨(exhalation)
D) 재흡수(reabsorption)
E) 능동분비(active secretion)

103) 체액의 pH에 영향을 주는 가장 중요한 인자는 ________의 농도이다.

A) 젖산(lactic acid)
B) 케톤체(ketone bodies)
C) 유기산(organic acids)
D) 이산화탄소(carbon dioxide)
E) 염산(hydrochloric acid)

104) 저환기(hypoventilation)는 보통 _______의 원인이다.

A) 호흡성산증(respiratory acidosis)
B) 호흡성알칼리증(respiratory alkalosis)
C) 대사산증(metabolic acidosis)
D) 대사알칼리증(metabolic alkalosis)
E) 저나트륨혈증(hyponatremia)

105) _______(에)때 산-염기균형이 존재한다.

A) 소화관을 통한 흡수율과 콩팥을 통한 소실률 사이의 균형
B) 물획득량과 물소실량의 균형
C) 단백질 섭취와 단백질 배출의 균형
D) 나트륨이온의 순수획득과 순수배출이 같음
E) 수소이온의 생성량이 소실량과 같은 경우

정답: 101) A 102) A 103) D 104) A 105) E

106) 호흡성알칼리증(respiratory alkalosis)에 반응해서
- A) 호흡수가 증가한다.
- B) 목동맥토리와 대동맥토리에 있는 화학수용체가 더 자극된다.
- C) 콩팥은 중탄산염을 보존한다.
- D) 콩팥은 더 많은 수소이온을 분비한다.
- E) 호흡수가 감소한다.

107) 탄산–중탄산염완충계(carbonic acid–bicarbonate buffer system)의 일차 역할은 무엇인가?
- A) ICF의 pH 완충
- B) ECF와 ICF 둘 다의 pH 조절에 기여
- C) 활성세포의 ICF에 광범위한 완충능력을 제공
- D) 유기(대사)산에 의해 생기는 pH 변화를 막음
- E) pH 변화에 반응해서 아미노산옆무리의 사용 제공

108) 호흡성산증(respiratory acidosis)에 대한 특징적인 치료는?
- A) 호흡을 증가시킨다.
- B) 중탄산염을 투여한다.
- C) 호흡수를 감소시켜서 P_{CO_2}를 올린다.
- D) 호흡수를 감소시켜서 P_{CO_2}를 내린다.
- E) 염화암모늄(ammonium chloride)을 투여한다.

109) 단백질완충계(protein buffer system)에서 pH가 올라가면 다음 중 가장 일어날 가능성이 높은 것은?
- A) 아미노산의 아미노그룹이 추가적인 수소이온을 받는다.
- B) 이산화탄소가 탄산으로 전환된다.
- C) 아미노산해리물의 카르복실그룹이 수소이온을 방출한다.
- D) 용액에서, 이수소인산은 가역적으로 수소이온과 일수소인산으로 해리된다.
- E) 탄산은 수소이온과 중탄산이온으로 해리된다.

110) 72세 남자환자가 소변보기가 어렵다고 불편을 호소한다. 이 불편함을 가장 잘 설명한 것은?
- A) 환자는 콩팥단위의 수가 감소되었다.
- B) 환자는 항이뇨호르몬(ADH)과 알도스테론에 대한 민감도가 감소되었다.
- C) 환자는 사구체여과율이 감소되었다.
- D) 환자의 전립샘이 커져서 요도를 누르고 있다.
- E) 환자는 대사산증으로 고생하고 있다.

정답: 106) E 107) D 108) A 109) C 110) D

111) 나이가 많아지면
- A) 기능하는 콩팥단위의 수가 증가한다.
- B) 항이뇨호르몬(ADH)과 알도스테론에 대한 민감도가 증가한다.
- C) 온몸에서 물의 양이 증가한다.
- D) 콩팥에 문제가 생기는 경우가 많아진다.
- E) 몸의 무기질 양은 뼈가 약해지며 증가한다.

18.2 서술형 문제

1) David의 할아버지는 고혈압으로 고생하고 있다. 의사는 할아버지에게 고혈압은 콩팥의 동맥경화(arteriosclerosis)가 원인인 것으로 말하였다. 콩팥문제가 고혈압을 일으킨 이유는?

2) Sylvia는 심한 팔과 다리의 부종(edema, 조직세포 사이에 장액성 액체가 비정상적으로 많이 있는 상태)으로 고생하고 있다. 주치의는 이뇨제(diuretic, 소변 생성량을 증가시키는 물질)를 처방하였다. 왜 이뇨제가 Sylvia의 증상을 완화시키는 데 도움이 될 것인가?

3) Fred는 만성폐공기증(chronic emphysema)을 갖고 있다. 혈액검사 결과 혈액 pH는 정상이었으나 중탄산 수치는 의미 있게 증가해 있었다. 혈액의 pH가 영향을 받지 않은 이유를 설명하시오.

정답: 111) D

1) 콩팥동맥경화는 콩팥으로 가는 혈액 흐름을 제한하고 콩팥허혈(renal ischemia)을 일으킨다. 감소된 혈류와 허혈은 함께 토리곁장치(juxtaglomerular apparatus)가 더 많은 레닌(renin)을 생성하게 하고, 이것은 다시 앤지오텐신 II와 알도스테론 농도를 높이게 한다. 안지오텐신 II는 혈관수축을 일으켜서 말초혈관 저항을 증가시키고, 이에 따라 혈압이 증가된다. 다른 면에서 알도스테론은 나트륨보유를 늘릴 것이다. 이렇게 되면 더 많은 물이 몸에 남게 되어 혈액량이 증가된다. 이것은 역시 더 혈압을 높이는 데 기여하게 된다. 다른 요소로 고려할 점은 조직저산소증에 대응해서 더 많은 적혈구형성인자(erythropoietin)이 많이 방출되는 것이다. 적혈구형성인자는 적혈구 형성을 자극할 것이고, 이에 따라 혈액의 점도가 증가해서 이것이 다시 고혈압에 기여하게 된다.

2) 소변생성량 증가는 온몸의 전체 혈액량을 감소시킬 것이다. 이것은 다시 감소된 혈액 정수압(hydrostatic pressure)을 유도할 것이다. 부종은 때때로 부종이 있는 영역의 모세혈관에서 혈액의 정수압이 저항하는 힘보다 높아서 생긴다. 부종의 실제적인 원인에 따라서, 혈액정수압의 감소는 부종형성을 감소시킬 것이고, 액체의 일부가 사이질공간에서 다시 혈액으로 이동하게 될 것이다.

3) 중탄산이온과 탄산의 비율은 20:1 인 경우에, 체액의 pH는 정상을 유지한다. Fred의 상태는 만성(장기간)이므로, 그의 몸은 탄산이 높은 데 중탄산 양을 증가시켜 증가된 탄산(감소된 호흡 때문에 생긴 고탄산혈증의 결과)에 대해 보상작용을 하고 있고 있다. 이러한 과정은 콩팥이 포함되며, 콩팥에서 고도한 이산화탄소의 일부가 탄산으로 전환되고, 탄산은 해리된다. 수소이온이 분비되며 새로 만들어진 중탄산은 적절한 완충능력을 유지하는 데 이용된다.

19장 생식계통

19.1 선택형 문제

1) 성인 남성에서 고환(testes)이 분비하는 것은?
   A) 에스트로겐(estrogens)
   B) 안드로겐(androgens)
   C) 난포자극호르몬 과 생식샘자극호르몬분비호르몬(FSH and GnRH)
   D) 황체호르몬(progesterone)
   E) 황체형성호르몬과 난포자극호르몬(LH and FSH)

2) 여성의 생식샘(gonad)을 무엇이라 하는가?
   A) 질어귀(vestibule)
   B) 난관(fallopian tube)
   C) 질(vagina)
   D) 클리토리스(clitoris)
   E) 난소(ovary)

3) 남성 생식샘(gonad)은 무엇인가?
   A) 전립선(prostate)
   B) 고환(testes)
   C) 망울요도샘(bulbo-urethral glands)
   D) 부고환(epididymis)
   E) 음경(penis)

4) 생식샘(gonad)의 기능은 무엇인가?
   A) 생식계통 관에 액체를 분비한다.
   B) 자궁을 바깥과 연결한다.
   C) 생식세포(gamete)를 받고 전달한다.
   D) 생식세포(gamete)와 호르몬을 생산한다.
   E) 발생 중인 배아를 감싸고 지지한다.

5) 성숙 중인 정자(spermatozoa)는 주로 어디에 저장되는가?
   A) 정세관(seminiferous tubules)
   B) 곧은세관(straight tubules)
   C) 고환소엽(lobules)
   D) 사이질영역(interstitial areas)
   E) 부고환(epididymis)

정답: 1) B 2) E 3) B 4) D 5) E

6) 정세관(seminiferous tubule)에서 시작한 가늘고 빽빽하게 꼬인 관으로 복잡한 미로형태의 통로를 형성한 것을 무엇이라 하는가?
   A) 부고환(epididymis)
   B) 정관(ductus deferens)
   C) 고환그물(rete testis)
   D) 고환날세관(efferent ducts)
   E) 사정관(ejaculatory ducts)

7) 각각의 고환을 싸고 있는 치밀섬유주머니(dense fibrous capsule)를 무엇이라 하는가?
   A) 고환그물(rete testes)
   B) 백색막(tunica albuginea)
   C) 사이막(septa)
   D) 정관(ductus deferens)
   E) 음낭근(dartos muscle)

8) 미분화된 정자발생 줄기세포를 무엇이라 하는가?
   A) 정조세포(spermatogonia)
   B) 정자세포(spermatids)
   C) 일차정모세포(primary spermatocytes)
   D) 이차정모세포(secondary spermatocytes)
   E) 정자(sperm)

9) 사이질세포(interstitial cell)는 무엇을 생성하는가?
   A) 정자(sperm)
   B) 난포자극호르몬(FSH)
   C) 영양분(nutrients)
   D) 테스토스테론(testosterone)
   E) 안드로겐−억제 단백질(androgen−inhibiting protein)

10) 정자생성은 어디에서 일어나는가?
   A) 정관(ductus deferens)
   B) 정세관(seminiferous tubules)
   C) 부고환(epididymis)
   D) 정낭(seminal(vesicles)
   E) 고환그물(rete testis)

정답: 6) C 7) B 8) A 9) D 10) B

11) 발생하는 정자 세포 주위에서 지지 역할을 하며 영양을 공급하는 세포를 무엇이라 하는가?
   A) 사이질세포(interstitial cells)
   B) 영양세포(nurse cells)
   C) 정세관 세포(seminiferous cells)
   D) 정조세포(spermatogonia)
   E) 정자(spermatozoa)

12) 정세관에서 감수분열(meiotic division)하여 최종적으로 생산되는 것은?
   A) 정조세포(spermatogonia)
   B) 일차정모세포(primary spermatocytes)
   C) 정자세포(spermatids)
   D) 이차정모세포(secondary spermatocytes)
   E) 정자(spermatozoa)

13) 정자는 무엇에 의해 정관(ductus deferens)을 따라 이동하는가?
   A) 정수압력(hydrostatic force)
   B) 섬모 운동(ciliary action)
   C) 연동수축(peristaltic contractions)
   D) 흡입(suction)
   E) 길잡이세포(guide cells)

14) 남성에서 감수분열(meiosis)은 몇 사이클의 세포분열을 하며 각각 23개 염색체(chromosome)를 가진 몇 개의 생식세포를 생산하는가?
   A) 1, 4
   B) 2, 4
   C) 1, 6
   D) 2, 2
   E) 4, 4

15) 음경의 뿌리쪽에 윤활액을 분비하는 작은 한 쌍의 샘을 무엇이라 하는가?
   A) 정낭(seminal vesicles)
   B) 전립샘(prostate glands)
   C) 음경꺼풀샘(preputial glands)
   D) 바르톨린샘(Bartholin's glands)
   E) 망울요도샘(bulbourethral glands)

정답: 11) B 12) C 13) C 14) B 15) E

16) 발기하지 않았을 때 음경의 앞쪽에 위치한 두개의 원기둥의 발기조직(erectile tissue)을 무엇이라 하는가?

A) 음경귀두(glans penis)
B) 음경꺼풀(prepuce)
C) 요도해면체(corpus spongiosum)
D) 음경해면체(corpora cavernosa)
E) 요도(penile urethra)

17) 요도(urethra) 주변을 감싼 발기조직을 무엇이라 하는가?

A) 음경꺼풀(prepuce)
B) 귀두(glans)
C) 요도해면체(corpus spongiosum)
D) 음경해면체(corpora cavernosa)
E) 방사관(corona radiata)

18) 남성의 사정관(ejaculatory duct)은 정관(ductus deferens)과 무엇이 결합하여 만들어지는가?

A) 정세관(seminiferous tubules)
B) 전립샘관(prostate gland duct)
C) 부고환(epididymis)
D) 첨단체(acrosomal cap)
E) 정낭샘관(seminal gland duct)

19) 남성에서 요로 감염을 막아주는 항체인 세미날플라스민(seminalplasmin)은 어디에서 분비된 액체에 존재하는가?

A) 정낭샘(seminal gland)
B) 전립샘(prostate gland)
C) 망울요도샘(bulbo-urethral glands)
D) 전관(ductus deferens)
E) 전세관(seminiferous tubules)

20) 정자형성(spermiogenesis) 과정에서 이차감수분열이 끝난 후 생기는 딸세포는?

A) 2개의 두배수체(2 diploid)
B) 4개의 두배수체(4 diploid)
C) 2개의 홑배수체(2 haploid)
D) 4개의 홑배수체(4 haploid)
E) 2개 두배수체와 2개의 홑배수체(2 diploid and 2 haploid)

정답: 16) D 17) C 18) E 19) B 20) D

21) 음낭(scrotum)의 피부의 진피(dermis) 아래에 있는 근육을 무엇이라 하는가?
A) 고환올림근(cremaster muscle)
B) 자궁근육층(myometrium)
C) 음낭근(dartos muscle)
D) 배뇨근(detrusor muscle)
E) 바깥뼈(external os)

22) 정세관(seminiferous tubule)과 부고환(epididymis)에서 나오는 액체는 정액(semen) 부피의 얼마를 차지하는가?
A) 75%
B) 5%
C) 50%
D) 10%
E) 25%

23) 귀두지(smegma)라고 하는 밀랍물질(waxy material)은 어디에서 분비하는가?
A) 망울요도샘(bulbo-urethral glands)
B) 전립샘(prostate gland)
C) 정낭샘(seminal glands)
D) 정세관(seminiferous tubules)
E) 음경꺼풀샘(preputial glands)

24) 정자의 물리적 성숙을 무엇이라 하는가?
A) 1차 감수분열(meiosis I)
B) 난자발생(oogenesis)
C) 정조세포 감수분열(spermatogonia mitosis)
D) 정자형성(spermiogenesis)
E) 사분염색체 형성(tetrad formation)

25) 정자세포(spermatid)의 양쪽 중심소체(centriole)는 성숙한 정자의 어디에서 발견되는가?
A) 목(neck)
B) 머리(head)
C) 꼬리(tail)
D) 중간 부분(middle piece)
E) 첨단체(acrosome)

정답: 21) C 22) B 23) E 24) D 25) A

26) 정낭(seminal vesicle)의 분비물은 무엇을 함유하고 있어 사정 후에 질 안에서 일시적인 정액 덩이(semen clot)를 형성하게 하는가?
   A) 과당(fructose)
   B) 프로스타글란딘(prostaglandin)
   C) 피브리노겐(fibrinogen)
   D) 세미날플라스민(seminalplasmin)
   E) 요(urine)

27) 가장 중요한 남성호르몬(안드로겐; androgen)은?
   A) 프로게스테론(황체호르몬)(progesterone)
   B) 생식샘자극호르몬분비호르몬(GnRH)
   C) 에스트로겐(estrogen)
   D) 프로스타글란딘(prostaglandin)
   E) 테스토스테론(testosterone)

28) 남성의 성적 성숙과 이차 성징을 나타내는 데 관여하는 호르몬은?
   A) 테스토스테론(testosterone)
   B) 사이질세포자극호르몬(ICSH)
   C) 난포자극호르몬(FSH)
   D) 황체형성호르몬(LH)
   E) 생식샘자극호르몬(gonadotropin)

29) 과당(fructose)을 함유한 분비물을 생산하는 대롱샘(tubular gland)으로 약 알칼리성이고 정액 부피의 60%를 차지하는 분비물을 내는 것은 무엇인가?
   A) 전립샘(prostate gland)
   B) 망울요도샘(bulbourethral gland)
   C) 음경해면체(corpus cavernosum)
   D) 정낭(seminal vesicle)
   E) 음경꺼풀샘(preputial gland)

30) 남성에서 뇌하수체 호르몬인 황체형성호르몬(LH)의 역할은?
   A) 사이질세포(interstitial cell)를 자극하여 테스토스테론을 생산한다.
   B) 버팀세포(sustentacular cell)를 자극하여 억제호르몬을 생산한다.
   C) 고환에서 정자 생산을 개시한다.
   D) 이차 성징을 시작하고 유지한다.
   E) 성행동과 성욕에 영향을 준다.

정답: 26) C 27) E 28) A 29) D 30) A

31) 정자발생(spermatogenesis)을 자극하는 뇌하수체 호르몬은?
A) 난포자극호르몬(FSH)
B) 황체형성호르몬(LH)
C) 부신겉질자극호르몬(ACTH)
D) 항이뇨호르몬(ADH)
E) 성장호르몬(GH)

32) 출생 시기에 고환이 음낭(scrotum)으로 내려오는 못한 것을 무엇이라 하는가?
A) 발기불능(impotence)
B) 잠복고환증(cryptorchidism)
C) 불임(sterility)
D) 실금(incontinence)
E) 발기장애(erectile dysfunction)

33) 음경 동맥의 부교감신경지배하는 신경세포의 연접 말단에서 무엇이 분비되는가?
A) 질산(nitric oxide)
B) 도파민(dopamine)
C) 세로토닌(serotonin)
D) 아세틸콜린(acetylcholine)
E) 노르에피네프린(norepinephrine)

34) 고환올림근(cremaster muscle)의 수축은?
A) 음낭의 표면에 특징적인 주름이 지게 한다.
B) 발기하게 한다.
C) 요도를 통해 정자를 분사한다.
D) 정관을 통해 정자를 이동시킨다.
E) 고환을 몸 쪽으로 이동시킨다.

35) 정자가 활성과 운동성을 가져, 완전히 기능하게 하기 위해 필요한 과정은?
A) 배출(emission)
B) 수정능획득(capacitation)
C) 유사분열(mitosis)
D) 제1 감수분열(meiosis I)
E) 수정(fertilization)

정답: 31) A 32) B 33) A 34) A 35) B

36) 정자발생(spermatogenesis)은 언제 시작하는가?
A) 사춘기
B) 배아발생기 동안
C) 출생 시
D) 3세 때
E) 7세 때

37) 뇌하수체의 앞쪽 엽(anterior lobe)에서 나오는 호르몬 중 고환의 사이질세포를 자극하는 것은?
A) 난포자극호르몬(FSH)
B) 테스토스테론(testosterone)
C) 프로게스테론(progesterone)
D) 생식샘자극호르몬방출호르몬(GnRH)
E) 황체형성호르몬(LH)

38) 다음은 남성 생식 경로의 구조물들이다.
1. 정관(ductus deferens)
2. 요도(urethra)
3. 사정관(ejaculatory duct)
4. 부고환(epididymis)
정자가 고환에서 음경에 도달하기 위한 경로로 알맞은 것은?
A) 1, 3, 4, 2
B) 4, 3, 1, 2
C) 4, 1, 2, 3
D) 4, 1, 3, 2
E) 1, 4, 3, 2

39) 정낭샘(seminal gland)을 제거하면 정액에서 어떤 변화가 생기는가?
A) 정자가 없다
B) 정상 pH보다 높아진다.
C) 과당(fructose)이 적어진다.
D) 윤활액이 없어진다.
E) 남성호르몬(androgen)이 없다.

40) 수정능획득(capacitation)은?
A) 부고환에서 분비되는 물질에 의해 자극된다.
B) 정자의 운동성을 없앤다.
C) 정자의 물리적 성숙을 담당한다.
D) 오직 남성 생식로(reproductive tract)에서만 일어난다.
E) 정낭샘(seminal gland)의 분비에 의존한다.

정답: 36) A 37) E 38) D 39) C 40) E

41) 정액(semen)에 대한 서술로 옳은 것은?

A) 정액은 독특한 이온성분과 영양성분을 가진 샘 분비물이다.
B) 정낭액(seminal fluid)은 전립샘 효소(prostatic enzyme)를 가지고 있어 덩어리진 정액을 용해시킨다.
C) 정액의 총 부피에서 전립샘(prostate)이 60%를 차지한다.
D) 정액은 뒤두지(smegma)라는 밀랍물질을 상당량 포함하고 있다.
E) 정상적인 경우 정액의 1밀리리터당 5백~천5백만 개의 정자가 있다.

42) 바르게 짝 지워진 것을 고르시오.

A) 에스토로겐(estrogen) – 사이질세포에서 생성
B) 억제호르몬(inhibin) – 난포자극호르몬 분비 자극
C) 남성호르몬(androgen) – 남성갱년기 자극
D) 황체형성호르몬(luteinizing hormone) – 사이질세포자극
E) 생식샘자극호르몬분비호르몬(gonadotropin–releasing hormone) – 난포자극호르몬 분비 억제

43) 남성의 음경(penis)과 같은 배아구조물에서 유래한 여성의 구조물은 무엇인가?

A) 질(vagina)
B) 클리토리스(clitoris)
C) 질어귀(vestibule)
D) 소음순(labia minora)
E) 대음순(labia majora)

44) 여성의 2차성징의 시작과 유지를 담당하는 호르몬은 무엇인가?

A) 에스트로겐(estrogen)
B) 프로게스테론(progesterone)
C) 황체형성호르몬(LH)
D) 난포자극호르몬(FSH)
E) 생식샘자극호르몬(gonadotropin)

45) 질 쪽으로 짧게 튀어나온 관모양 자궁의 구조물을 무엇이라 하는가?

A) 요도(urethra)
B) 사정관(ejaculatory duct)
C) 자궁목(cervix)
D) 자궁바깥막(perimetrium)
E) 자궁관잘룩(isthmus)

정답: 41) A 42) D 43) B 44) A 45) C

46) 못세포(peg cell)에 대하여 바르게 나타낸 것은?
- A) 안뜰망울안(vestibular bulb)에 위치한다.
- B) 자궁관(uterine tube) 안에서 뮤신(mucin)을 분비한다.
- C) 못세포의 분비물은 정자의 수정능획득(capacitation)에 필수적이다.
- D) 못세포의 분비물은 질을 중성화한다.
- E) 성숙한 난포(graafian follicle)주위를 둘러싼다.

47) 자궁목이 튀어나온 주변에 얕게 오목한 부분을 무엇이라 하는가?
- A) 자궁목잘록(isthmus)
- B) 천장(fornix)
- C) 바닥(fundus)
- D) 몸통(body)
- E) 뼈(os)

48) 질어귀(vestibule)는?
- A) 소음순(labia minora)에 의해 둘러싸인 가운데 공간이다.
- B) 자궁의 속(막)층이다.
- C) 자궁의 아랫부분이다.
- D) 자궁과 바깥생식기 사이의 근육으로 이루어진 관이다.
- E) 난소에서 자궁으로 난자를 이동시키는 관이다.

49) 다음 중 지방을 함유하여 바깥생식기를 둘러싸고 부분적으로 감추는 살집 부분을 무엇이라고 하는가?
- A) 불두덩(mons pubis)
- B) 질어귀(vestibule)
- C) 클리토리스(clitoris)
- D) 소음순(labia minora)
- E) 대음순(labia majora)

정답: 46) C 47) B 48) A 49) E

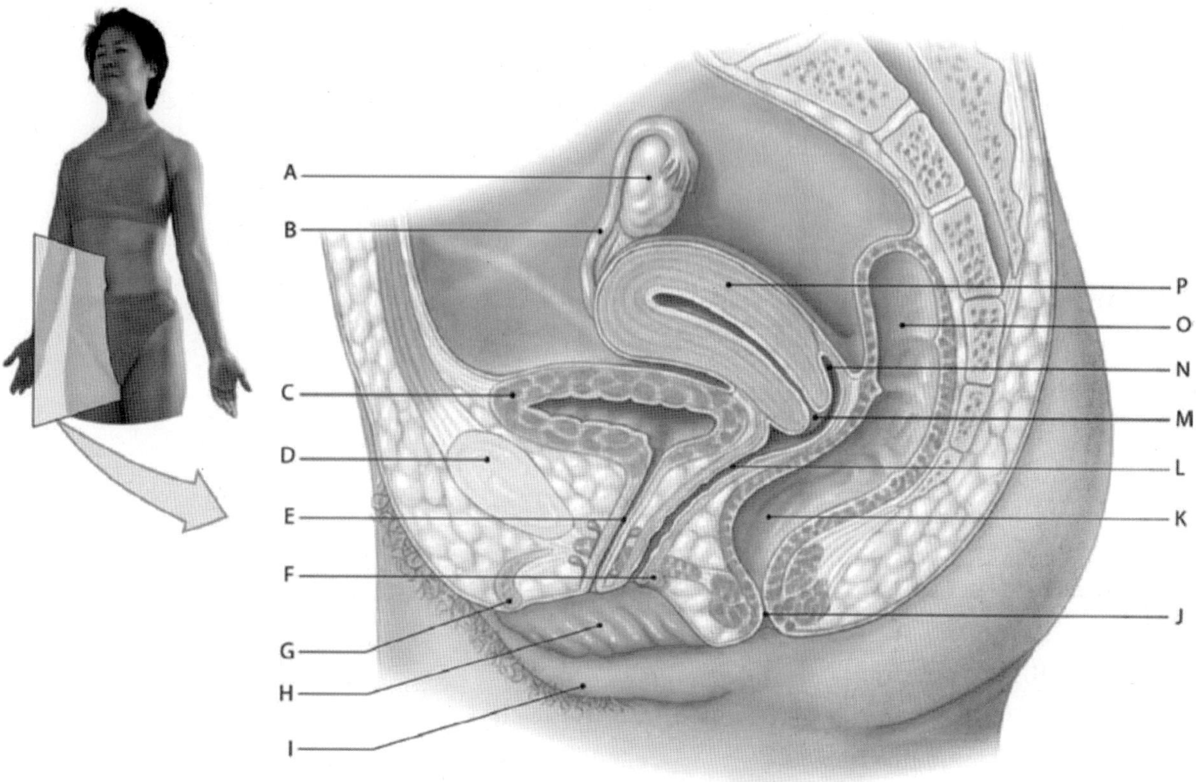

그림 19–1 여성 생식계의 구성

그림 19–1을 보고 표지된 부분을 구분하시오.

50) 표지 A는 다음 중 어느 구조물을 나타내는가?
   A) 자궁관(uterine tube)
   B) 자궁천장(fornix)
   C) 두덩결합(pubic symphysis)
   D) 난소(ovary)
   E) 자궁(uterus)

51) 표지 B는 다음 중 어느 구조물을 나타내는가?
   A) 자궁관(uterine tube)
   B) 자궁천장(fornix)
   C) 두덩결합(pubic symphysis)
   D) 난소(ovary)
   E) 자궁(uterus)

정답: 51) D 52) A

52) 표지 C는 다음 중 어느 구조물을 나타내는가?
A) 방광(urinary bladder)
B) 곧창자(rectum)
C) 항문(anus)
D) 요도(urethra)
E) 구불잘록창자(sigmoid colon)

53) 표지 D는 다음 중 어느 구조물을 나타내는가?
A) 자궁관(uterine tube)
B) 천장(fornix)
C) 두덩결합(pubic symphysis)
D) 난소(ovary)
E) 자궁(uterus)

54) 표지 E는 다음 중 어느 구조물을 나타내는가?
A) 방광(urinary bladder)
B) 곧창자(rectum)
C) 항문(anus)
D) 요도(urethra)
E) 구불잘록창자(sigmoid colon)

55) 표지 F는 다음 중 어느 구조물을 나타내는가?
A) 방광(urinary bladder)
B) 클리토리스(clitoris)
C) 소음순(labium minus)
D) 대음순(labium majus)
E) 큰질어귀샘(greater vestibular gland)

56) 표지 G는 다음 중 어느 구조물을 나타내는가?
A) 방광(urinary bladder)
B) 클리토리스(clitoris)
C) 소음순(labium minus)
D) 대음순(labium majus)
E) 큰질어귀샘(greater vestibular gland)

정답: 52) A 53) C 54) D 55) E 56) B

57) 표지 H는 다음 중 어느 구조물을 나타내는가?
A) 방광(urinary bladder)
B) 클리토리스(clitoris)
C) 소음순(labium minus)
D) 대음순(labium majus)
E) 큰질어귀샘(greater vestibular gland)

58) 표지 I는 다음 중 어느 구조물을 나타내는가?
A) 방광(urinary bladder)
B) 클리토리스(clitoris)
C) 소음순(labium minus)
D) 대음순(labium majus)
E) 큰질어귀샘(greater vestibular gland)

59) 표지 J는 다음 중 어느 구조물을 나타내는가?
A) 방광(urinary bladder)
B) 곧창자(rectum)
C) 항문(anus)
D) 요도(urethra)
E) 구불잘록창자(sigmoid colon)

60) 표지 K는 다음 중 어느 구조물을 나타내는가?
A) 방광(urinary bladder)
B) 곧창자(rectum)
C) 항문(anus)
D) 요도(urethra)
E) 구불잘록창자(sigmoid colon)

61) 표지 L는 다음 중 어느 구조물을 나타내는가?
A) 요도(urethra)
B) 천장(fornix)
C) 질(vagina)
D) 자궁목(cervix)
E) 자궁관술(fimbriae)

62) 표지 M는 다음 중 어느 구조물을 나타내는가?
A) 요도(urethra)
B) 천장(fornix)
C) 질(vagina)
D) 자궁목(cervix)
E) 자궁관술(fimbriae)

정답: 57) C 58) D 59) C 60) B 61) C 62) D

63) 표지 N는 다음 중 어느 구조물을 나타내는가?
A) 자궁관(uterine tube)
B) 천장(fornix)
C) 두덩결합(pubic symphysis)
D) 난소(ovary)
E) 자궁(uterus)

64) 표지 O는 다음 중 어느 구조물을 나타내는가?
A) 요도(urethra)
B) 천장(fornix)
C) 질(vagina)
D) 자궁목(cervix)
E) 구불잘록창자(sigmoid colon)

65) 표지 P는 다음 중 어느 구조물을 나타내는가?
A) 자궁관(uterine tube)
B) 천장(fornix)
C) 두덩결합(pubic symphysis)
D) 난소(ovary)
E) 자궁(uterus)

66) 젖샘에서, 각 젖꼭지 표면에 열리는 15개에서 30개의 확장된 방(chamber)을 무엇이라 하는가?
A) 엽(lobes)
B) 소엽(lobules)
C) 젖샘관(lactiferous ducts)
D) 젖샘관팽대(lactiferous sinuses)
E) 걸이인대(suspensory ligaments)

67) 사람 몸은 전체적으로 중성을 띠지만, 두 개의 예외적인 곳은 위장과 또 무엇인가?
A) 고환(testis)
B) 난소(ovaries)
C) 질(vagina)
D) 전립샘(prostate gland)
E) 자궁(uterus)

정답: 63) B 64) E 65) E 66) D 67) C

68) 젖꼭지 주변의 붉은 밤색 피부를 무엇이라 하는가?
  A) 질어귀(vestibule)
  B) 천장(fornix)
  C) 투명띠(zona pellucida)
  D) 처녀막(hymen)
  E) 젖꽃샘판(areola)

69) 난자발생(oogenesis) 과정으로 몇 개의 난자(ovum/ova)를 생산하는가?
  A) 1
  B) 2
  C) 3
  D) 4
  E) 8

70) 질의 입구를 부분적으로 막는 다양한 크기의 탄성 상피의 주름(elastic epithelial fold)을 무엇이라 하는가?
  A) 천장(fornix)
  B) 클리토리스(clitoris)
  C) 질어귀(vestibule)
  D) 처녀막(hymen)
  E) 소음순(labia minora)

71) 자궁(월경)주기의 일반적인 길이는 며칠인가?
  A) 5
  B) 14
  C) 20
  D) 28
  E) 37

72) 난소주기의 황체기(luteal phase) 동안, 기능적인 황체(corpus luteum)의 형성을 충분히 자극하기 위해 황체형성호르몬(LH) 수준은 얼마 동안 올라간 상태로 유지되는가?
  A) 5일
  B) 24시간
  C) 7일
  D) 2일
  E) 6시간

정답: 68) E 69) A 70) D 71) D 72) D

73) 월경이 끝나면서 시작되어 생존한 상피가 증식하여 자궁내막의 표면 전체로 퍼지기 시작하는 자궁주기를 무엇이라 하는가?
A) 배란전기(pre−ovulatory)
B) 분비기(secretory)
C) 증식기(proliferative)
D) 산후기(puerperal)
E) 감수분열기(meiosis)

74) 골반염 질병은?
A) 성교로 전달되는 병인에 의해 일어날 수 없다.
B) 열을 나지 않는다.
C) 남성성을 유발할 수 있다.
D) 중이염을 유발할 수 있다.
E) 질 세균에 의해 유발될 수 있다.

75) 난자발생은 언제 시작되는가?
A) 5세 때
B) 사춘기 때
C) 10세 때
D) 출생할 때
E) 배아발생기 동안

76) 6개월 혹은 그 이상 정상 성인의 월경주기가 멈추는 것을 무엇이라 하는가?
A) 장애(dysfunction)
B) 무월경(amenorrhea)
C) 초경(menarche)
D) 사춘기(puberty)
E) 월경통(dysmenorrhea)

77) 자궁관의 끝에 손가락 모양으로 돌출된 부분을 무엇이라 하는가?
A) 속구멍(internal os)
B) 잘록(isthmus)
C) 깔대기(infundibulum)
D) 자궁관술(fimbriae)
E) 자궁속막샘(uterine glands)

정답: 73) C 74) E 75) E 76) B 77) D

78) 자궁벽의 내장쪽 배막(visceral peritoneum)층을 무엇이라 하는가?
A) 잘록(isthmus)
B) 자궁속막(endometrium)
C) 자궁바깥막(perimetrium)
D) 자궁근육층(myometrium)
E) 속구멍(internal os)

79) 얕은 기능층(functional zone)과 깊은 바닥층(basilar zone)으로 이루어진 자궁의 층은 무엇인가?
A) 자궁속막(endometrium)
B) 자궁목(cervix)
C) 자궁근육층(myometrium)
D) 속구멍(internal os)
E) 자궁바깥막(perimetrium)

80) 자궁의 속면을 싼 층을 무엇이라 하는가?
A) 자궁근육층(myometrium)
B) 속구멍(internal os)
C) 자궁바깥막(perimetrium)
D) 자궁속막(endometrium)
E) 자궁목(cervix)

81) 자궁에서 가장 큰 부분은?
A) 질(vagina)
B) 몸통(body)
C) 잘록(isthmus)
D) 자궁목(cervix)
E) 속구멍(internal os)

82) 수정이 일어나지 않으면, 황체(corpus luteum)는 어떤 흉터조직(scar tissue)이 되는가?
A) 난포벽(follicular wall)
B) 자궁근육층(myometrium)
C) 투명띠(zona pellucida)
D) 방사관(corona radiata.
E) 백색체(corpus albicans)

정답: 78) C 79) A 80) D 81) B 82) E

83) 28일 주기에서 14일에 난소를 둘러싼 한 층의 난포세포(follicle cell)를 무엇이라 하는가?

A) 난포방(antrum)
B) 투명띠(zona pellucida)
C) 방사관(corona radiata)
D) 백색체(corpus albicans)
E) 잘록(isthmus)

84) 여성에서 젖샘은 생식계통의 호르몬에 의해서 조절되는 무슨 계통의 특수한 기관인가?

A) 내분비계통(endocrine)
B) 신경계통(nervous)
C) 외피계통(integumentary)
D) 근유계통(muscular)
E) 골격계통(skeletal)

85) 첫 번째 자궁주기는 무엇과 함께 시작하는가?

A) 폐경(menopause)
B) 난자발생(oogenesis)
C) 갱년기(climacteric)
D) 폐경전후기(perimenopause)
E) 초경(menarche)

86) 뇌하수체의 앞엽에서 무엇이 대량으로 분비되어 배란(ovulation)을 개시하는가?

A) 생식샘자극호르몬(gonadotropin)
B) 난포자극호르몬(FSH)
C) 황체형성호르몬(LH)
D) 에스트로겐(estrogen)
E) 프로게스테론(progesterone)

87) 남성에서처럼 시상하부에서 분비되어 여성의 생식계통을 조절하지만, 배란주기 동안 내내 분비량이 변하는 것은 무엇인가?

A) 황체형성호르몬(LH)
B) 에스트로겐(estrogen)
C) 난포자극호르몬(FSH)
D) 프로게스테론(progesterone)
E) 생식샘자극호르몬방출호르몬(GnRH)

정답: 83) C 84) C 85) E 86) C 87) E

88) 삼차 난포가 생성되는 될 때, 난포자극호르몬(FSH)은 무슨 호르몬의 영향으로 음성되먹임(negative feedback)되어 감소하는가?
   A) 황체형성호르몬(LH)
   B) 프로게스테론(progesterone)
   C) 생식샘자극호르몬방출호르몬(GnRH)
   D) 억제호르몬(inhibin)
   E) 에스트로겐(estrogen)

89) 발생하는 배아를 기계적으로 보호하고 영양분을 공급하는 장기는 무엇인가?
   A) 질(vagina)
   B) 자궁관(uterine tube)
   C) 난소(ovary)
   D) 자궁(uterus)
   E) 자궁목(cervix)

90) 질(vagina)은?
   A) 월경 액을 배출하는 통로가 된다.
   B) 남성의 음낭과 상동기관이다.
   C) 일반적으로 무균이며, 중성의 pH를 가진다.
   D) 출생 통로의 위쪽부분을 형성한다.
   E) 각 월경주기 후에 재생되는 자궁속막에 의해 안쪽면이 둘러싸인다.

91) 월경(menstruation)은?
   A) 기능층(functional zone) 전체가 떨어져 나가는 과정이다.
   B) 만일 자궁 염증이 있으면 일어나지 않는다.
   C) 보통 8일에서 11일 정도 지속된다.
   D) 보통 500~750 ml의 혈액이 소실된다.
   E) 만일 자궁근육의 수축이 일어나면 지속될 수 없다.

92) 다음 중 배란기에 시작하고 황체가 남아 있는 한 지속되는 것은 무엇인가?
   A) 초경(menarche)
   B) 분비기(secretory phase)
   C) 기능기(functional phase)
   D) 월경(menstruation)
   E) 증식기(proliferative phase)

정답: 88) D 89) D 90) A 91) A 92) B

93) 난소는 성숙한 생식세포를 방출하지 않는다. 대신에 어떤 형태로 방출하는가?
A) 난세포(oocyte)
B) 난조세포(oogonium)
C) 1차 난모세포(primary oocyte)
D) 2차 난모세포(secondary oocyte)
E) 접합자(zygote)

94) 월경주기의 분비기(secretory phase) 동안은?
A) 배란이 일어난다.
B) 질에 새로운 기능층이 생긴다.
C) 자궁샘이 커진다.
D) 자궁속막의 오래된 기능층이 떨어져 나간다.
E) 백색체(corpus albican)가 호르몬을 분비한다.

95) 배란 후 대략 12일에 황체는 기능하지 않게 되고 시상하부에 무엇의 분비가 증가하는가?
A) 난포자극호르몬(FSH)
B) 프로게스테론(progesterone)
C) 에스트로겐(estrogen)
D) 황체형성호르몬(LH)
E) 생식샘자극호르몬방출호르몬(GnRH)

96) 황체에서 분비되는 주요 호르몬으로 임신에 대비하여 자궁을 준비시키는 것은?
A) 황체형성호르몬(LH)
B) 난포자극호르몬(FSH)
C) 황체호르몬(프로게스테론; progesterone)
D) 난포호르몬(에스트라디올; estradiol)
E) 여성호르몬(에스트로겐; estrogen)

97) 여성이 성적으로 흥분하였을 때, 남성의 망울요도샘(bulbo−urethral gland)과 비슷하게 질 입구를 분비물을 방출하는 것은 무엇인가?
A) 쿠퍼샘(Cowper glands)
B) 큰질어귀샘(greater vestibular glands)
C) 젖샘(lactiferous glands)
D) 작은질어귀샘(lesser vestibular glands)
E) 젖샘관팽대(lactiferous sinuses)

정답: 93) D 94) C 95) E 96) C 97) B

98) 월경주기에서 증식기(proliferative phase)는 분비기의 시작을 알리는 무엇의 양이 증가할 때까지 지속되는가?

A) 생식샘자극호르몬방출호르몬(GnRH)
B) 난포자극호르몬(FSH)
C) 황체형성호르몬(LH)
D) 에스트로겐(estrogen)
E) 프로게스테론(progesterone)

99) 월경이 시작되기 바로 직전에?

A) 배란이 일어난다.
B) 새로운 자궁막이 형성된다.
C) 분비샘과 혈관이 자궁속막에서 생성된다.
D) 에스트로겐과 프로게스테론의 양이 감소한다.
E) 황체가 형성된다.

100) 배란주기의 5일에 일어나는 난포자극호르몬(FSH)의 증가는 무엇을 개시하는가?

A) 삼차난포의 형성(formation of a tertiary follicle)
B) 월경(menstruation)
C) 배란(ovulation)
D) 폐경(menopause)
E) 임신(pregnancy)

101) 유방암과 관련된 위험인자는 무엇인가?

A) 유방암의 가족력
B) 영양 부족
C) 21세 이전 임신
D) 늦은 초경
E) 이른 폐경

102) 매리사는 열성적인 마라톤 주자로 끊임없이 연습한다. 그녀는 체중을 줄여 신장 대비 체중이 미달이며 지방조직이 거의 없다. 매리사에 대하여 예상되는 것은?

A) 월경 과다일 것이다.
B) 계속 배란이 된다.
C) 무월경이 된다.
D) 월경통이 심하다.
E) 난포자극호르몬(FSH)의 상승한다.

정답: 98) E 99) D 100) A 101) A 102) C

103) 호르몬과 체온에 관하여 다음 중 옳은 것은?

A) 체온은 월주기로 호르몬이 오르내리는 동안 체온은 변하지 않는다.
B) 황체기 동안 에스트로겐이 우세할 때, 휴지기 체온이 난포기 때 체온보다 0.3도 낮다.
C) 난포기 동안 에스트로겐이 우세할 때, 휴지기 체온이 황체기 때 체온 보다 0.5도 높다.
D) 난포기 동안 에스트로겐이 우세할 때 휴지기 체온이 황체기 때 보다 0.3도 낮다.
E) 황체기 동안 프로게스테론이 우세할 때 휴지기 체온이 난포기 때 체온보다 0.8도 높다.

104) 극체(polar bodies)가 존재하는 이유로 가장 적당한 것은?

A) 극체가 2차 난세포가 생존하지 못할 경우를 대비한다.
B) 극체가 수정되어 생존하는 쌍둥이를 생성한다.
C) 극체가 세포분열 이후 염색체의 반에 대한 구조를 제공한다.
D) 극체가 배란을 개시하기 위한 호르몬 자극을 더해 준다.
E) 극체는 에스트로겐의 중요한 추가적 원료이다.

105) 배출(emission)과정은 무엇의 지배를 받는가?

A) 부교감신경계통
B) 교감신경계통
C) 교감과 부교감신경계통 모두
D) 중추신경계통
E) 중추와 부교감신경계통

106) 남성과 여성에서, 흥분 과정은 무엇의 지배를 받는가?

A) 부교감신경계통
B) 교감신경계통
C) 교감과 부교감신경계통 모두
D) 중추와 교감신경계통
E) 중추신경계통만

107) 최근에 대략 몇 개의 세균성 바이러스성, 곰팡이성 감염 성매개질병(sexually transmitted diseases, STDs)이 알려져 있는가?

A) 5
B) 24
C) 15
D) 50
E) 10

정답: 103) D 104) C 105) B 106) A 107) B

108) 남성에서 발기감퇴라고 알려진 감퇴는 무엇에 의해 중개되는가?
A) 중추신경계
B) 중추와 교감신경계
C) 부교감신경계
D) 중추와 부교감신경계
E) 교감신경계

109) 정자배출(emission)은?
A) 음경꺼풀샘(preputial gland)의 율동적 수축에 의존한다.
B) 정관의 연동수축과 함께 시작된다.
C) 여성생식관 안으로의 정자 분출을 책임진다.
D) 고환올림근(cremaster muscle)의 수축과 연관된다.
E) 오르가즘과 연관되어 있다.

110) 남성의 사정은 어느 근육의 강하고 율동적인 수축에 의해 발생하는가?
A) 척주세움근과 궁둥해면체근(erector spinae and ischiocavernosus)
B) 망울해면체근과 속빗근(bulbospongiosus and internal oblique)
C) 속빗근과 척주세움근(internal oblique and erector spinae)
D) 궁둥해면체근과 속빗근(ischiocavernosus and internal oblique)
E) 궁둥해면체근과 망울해면체근 (ischiocavernosus and bulbospongiosus)

111) 여성의 오르가즘은 자궁과 질벽 그리고 무슨 근육의 율동적 수축에 의한 연동수축이 동반되는가?
A) 속빗근과 척주세움근(internal oblique and erector spinae)
B) 궁둥해면체근과 속빗근(ischiocavernosus and internal oblique)
C) 척주세움근과 궁둥해면체근(erector spinae and ischiocavernosus)
D) 궁둥해면체근과 망울해면체근(ischiocavernosus and bulbospongiosus)
E) 망울해면체근과 속빗근(bulbospongiosus and internal oblique)

112) 배란과 월경이 멈추는 시기를 무엇이라 하는가?
A) 난자발생(oogenesis)
B) 초경(menarche)
C) 남성갱년기(andropause)
D) 폐경기(menopause)
E) 갱년기(climacteric)

정답: 108) E 109) B 110) E 111) D 112) D

113) 가장 흔하게 처방되는 구강용 피임약은 적은 양의 에스트로겐을 이용하거나 오직 무엇에만 사용하는가?
A) 합성 안드로겐(synthetic androgens)
B) 생식샘자극호르몬(gonadotropins)
C) 프로게스테론(progesterone)
D) 난포자극호르몬과 황체형성호르몬(FSH and LH)
E) 황체형성호르몬(LH)

114) 폐경(menopause)은 무엇의 감소와 동반하는가?
A) 생식샘자극호르몬방출호르몬과 에스트로겐 여성호르몬(GnRH and estrogen)
B) 프로게스테론과 난포자극호르몬(progesterone and FSH)
C) 난포자극호르몬과 황체형성호르몬(FSH and LH)
D) 황체형성호르몬과 프로게스테론(LH and progesterone)
E) 에스트로겐과 프로게스테론(estrogen and progesterone)

115) 다음 피임법 중 임신될 확률이 가장 적은 것은?
A) 자궁관묶기(tubal ligation)
B) 콘돔(condom)
C) 자궁내 장치(intra-uterine device)
D) 피임용가로막(diaphragm)
E) 정관수술(vasectomy)

116) 남성의 갱년기 동안에,
A) 정자생산이 멈춘다.
B) 음경이 쭈그러든다.
C) 난포자극호르몬(FSH)과 황체형성호르몬(LH)의 수치가 증가한다.
D) 성적 활동이 증가한다.
E) 혈중 테스토스테론의 수치가 증가한다.

정답: 113) C 114) E 115) E 116) C

19.2 서술형 문제

1) 제리는 자동차 사고로 척수의 L3에 손상을 입었다. 회복된 후 아직 발기가 가능한지 궁금하였다. 그에게 뭐라고 말할 수 있는가?

2) 어느 젊은 부부가 나중에 아이를 갖고 싶어한다. 최근까지 (월경)주기법(rhythm method)에 의한 피임에 의존하고 있고 호르몬에 의한 피임에 대한 생각에는 부정적이었다. 그들에게 사용할 수 있는 다른 임신 조절법은 무엇인가?

정답:

1) 네, 발기는 손상 받은 곳 더 아래쪽인 엉치 부위에 의해서 부교감신경 반사가 조절되기 때문에 그는 발기가 가능하다. 음경에 대한 촉각 자극은 발기를 조절하는 부교감반사를 개시한다. 그는 손상받은 곳 위쪽인 T12와 L2에서 조절되는 교감신경 경로를 통하여 발기를 경험할 수도 있다. 이 경우, 상위중추에 의한 자극이 음경의 혈관에 대한 교감 자극을 감소시켜 발기하게 된다.
2) 통계적으로 (월경)주기법은 25%의 피임 실패확률이 있다. 그것은 100케이스 중 25번 임신하게 된다. 최소한 월경주기법과 콘돔을 함께 사용해야 한다. 다른 방법으로 페미돔(질 장벽)과 자궁내 장치는 호르몬에 의존적이지 않고 5~6%의 비교적 낮은 실패율을 갖는다.

20장 발생과 유전

20.1 선택형 문제

1) 수정 후 첫 2달 동안 인간의 기관의 발생에 대하여 연구하는 학문을 무엇이라 하는가?
   A) 유전학(genetics)
   B) 발생학(embryology)
   C) 소아학(pediatrics)
   D) 인류학(anthropology)
   E) 노인학(gerontology)

2) 분화(differentiation)란?
   A) 한 세대에서 다음 세대로 유전정보가 전달되는 것
   B) 임신에서 성인 때까지 해부학적 생리학적 특성의 점진적 변화
   C) 유전적 활성에서 선택적 변화를 통하여 보다 특별한 세포 형태가 형성되는 것
   D) 두 개의 홑배수체(haploid gamete)가 융합하여 한 개의 두배수체 접합체(diploid zygote)를 만드는 것
   E) 몸의 형태가 구분되는 배아의 발생시기

3) 난자의 수정은 보통 어떻게 일어나는가?
   A) 배란 후 1시간 안에
   B) 배란 후 3~4일까지
   C) 난소에서
   D) 자궁관의 난소 쪽 1/3 부분에서
   E) 자궁에서

4) 양성혼합(amphimixis)에 대하여 바르게 설명한 것은?
   A) 접합체가 되는 과정이다.
   B) 우성 상염색체(autosomal dominance)에 의한 유전질환이다.
   C) 오디배(morula)에서 주머니배(blastocyst)로 전이되는 것이다.
   D) 난자를 향하여 전자가 이동하는 시간이다.
   E) 남성과 여성의 풋핵(pronuclei)의 형성이다.

정답: 1) B 2) C 3) D 4) A

5) 여러 정자 수정(polyspermy)이란?
   A) 수정이 한 개보다 더 많은 정자로 이루어질 때
   B) 여러 정자가 동시에 히알루론산분해효소(hyaluronidase)를 분비할 때
   C) 여성의 생식관을 통해 수백만 정자의 움직임
   D) 적정한 정자 수를 세는 임상용어(1회 사정 시 2천만 이상)
   E) 수정능획득(capacitation) 다음 과정으로 정자가 정자수용체에 결합하게 만드는 과정

6) 태아의 성장이 빨라지고 지방조직의 축적이 일어나는 임신단계는?
   A) 첫째 석달(first trimester)
   B) 둘째 석달(second trimester)
   C) 셋째 석달(third trimester)
   D) 첫째~둘째 석달(first and second trimester)
   E) 둘째~셋째 석달(second and third trimester)

7) 각 주요 기관계통의 기본 요소가 나타나는 임신단계는?
   A) 첫째 석달(first trimester)
   B) 둘째 석달(second trimester)
   C) 셋째 석달(third trimester)
   D) 첫째~둘째 석달(first and second trimester)
   E) 둘째~셋째 석달(second and third trimester)

8) 주머니배공간(blastocoele)과 바깥을 나누는 바깥 세포층을 무엇이라 하는가?
   A) 영양막(trophoblast)
   B) 융모막(chorion)
   C) 속세포덩이(inner cell mass)
   D) 투명층(zona pellucida)
   E) 분할세포(blastomere)

9) 접합체가 두 개의 분할알갱이(blastomere)로 나뉘는 것은 어느 시기인가?
   A) 분할(cleavage)
   B) 착상(implantation)
   C) 태반형성(placentation)
   D) 배아발생(embryogenesis)
   E) 수정(fertilization)

정답: 5) A 6) C 7) A 8) A 9) A

10) 창자배형성(gastrulation)에 의해 만들어진 타원의 3층으로 된 얇은 막을 무엇이라고 하는가?
   A) 융모막(chorion)
   B) 주머니배(blastula)
   C) 배아원반(embryonic disc)
   D) 오디배(morula)
   E) 주머니배(blastocyst)

11) 주머니배(blastocyst)는?
   A) 혈관을 형성하는 배아 바깥막
   B) 세포로 된 속이 꽉찬 공모양
   C) 세포로 된 속이 빈 공모양
   D) 태반의 일부분
   E) 방광을 형성하는 막

12) 중배엽(mesoderm)은 무엇을 형성하는가?
   A) 근육(muscle)
   B) 표피(epidermis)
   C) 신경조직(neural tissues)
   D) 콧길의 점막상피(mucous epithelium of nasal passageways)
   E) 뇌하수체와 부신속질(pituitary gland and adrenal medullae)

13) 가장 먼저 나타나는 배아바깥막(extraembryonic membrane)은?
   A) 융모막(chorion)
   B) 요막(allantois)
   C) 태반(placenta)
   D) 난황주머니(yolk sac)
   E) 양막(amnion)

14) 외배엽(ectoderm)이 형성하는 것은?
   A) 근육
   B) 모든 림프구조
   C) 심혈관계
   D) 가슴샘, 갑상샘, 이자
   E) 모든 신경조직

정답: 10) C 11) C 12) A 13) D 14) E

15) 배아바깥막 안쪽에 배아와 태아이 주변을 싸고 완충제 작용을 하는 용액을 무엇이라 하는가?
   A) 난황주머니(yolk sac)
   B) 양막(amnion)
   C) 요막(allantois)
   D) 융모막(chorion)
   E) 자궁(uterus)

16) 방광을 형성하는 배아바깥막은 무엇인가?
   A) 태반(placenta)
   B) 요막(allantois)
   C) 양막(amnion)
   D) 융모막(chorion)
   E) 난황주머니(yolk sac)

17) 다음 중 혈관이 융모막(chorion) 안에서 형성될 때 주머니배(blastocyst)의 주변부에 생기는 것은?
   A) 요막(allantois)
   B) 태반(placenta)
   C) 주머니배공간(blastocoele)
   D) 양막(amnion)
   E) 영양막(trophoblast)

18) 오디배(morula) 단계는 어느 과정 중에 일어나는가?
   A) 배아발생(embryogenesis)
   B) 태반형성(placentation)
   C) 창자배형성(gastrulation)
   D) 착상(implantation)
   E) 난할(cleavage)

19) 주머니배(blastocyst) 안쪽의 공간을 무엇이라 하는가?
   A) 창자배(gastrula)
   B) 오디배(morula)
   C) 주머니배공간(blastocoele)
   D) 난황주머니(yolk sac)
   E) 양막(amnion)

정답: 15) B 16) B 17) B 18) E 19) C

20) 난황줄기(yolk stalk)와 몸줄기(body stalk)가 5주차에 융합되어 무엇이 형성되는가?
A) 양막(amnion)
B) 요막(allantois)
C) 융모막(chorion)
D) 탯줄(umbilical stalk)
E) 원시고랑(primitive streak)

21) 어느 배아바깥막이 혈액세포 생성에 중요한 자리가 되는가?
A) 태반(placenta)
B) 난황주머니(yolk sac)
C) 양막(amnion)
D) 요막(allantois)
E) 융모막(chorion)

22) 만일 인체 발생과정에서 초기에 생식샘(gonad)이 발생되지 않는다면 어느 배엽층(germ layer)의 작용이 결손되겠는가?
A) 표피(epiderm)
B) 외배엽(ectoderm)
C) 바깥표피(periderm)
D) 내배엽(endoderm)
E) 중배엽(mesoderm)

23) 다음 중 내배엽에 의해 만들어지는 것은?
A) 모든 심혈관 구성
B) 뇌와 척수
C) 진피와 피부밑조직
D) 생식세포를 생산하는 줄기세포
E) 콩팥단위

24) 속세포덩이 옆 주머니배의 표면이 자궁 속 막에 부착하면서 시작되는 과정은?
A) 난자활성(oocyte activation)
B) 태반형성(placentation)
C) 배아발생 (embryogenesis)
D) 착상(implantation)
E) 주머니배 형성(blastocyst formation)

정답: 20) D 21) B 22) E 23) D 24) D

25) 착상(implantation) 동안에 일어나는 일은?
A) 융합체 영양막(syncytial trophoblast)이 자궁 상피를 침식하여 통로를 만든다.
B) 속세포덩이(inner cell mass)가 태반을 형성한다.
C) 자궁내막의 모체 혈관이 벽으로 주머니배와 분할된다.
D) 전체 영양막(trophoblast)이 융합(syncytial)된다.
E) 속세포덩이가 일시적으로 영양분을 빼앗는다

26) 속세포덩이(inner cell mass)와 영양막(trophoblast)의 분리는 무엇을 형성하는가?
A) 주머니배공간(blastocoele)
B) 융모사이공간(lacunae)
C) 양막공간(amniotic cavity)
D) 융모막(chorion)
E) 요막(allantois)

27) 이주하는 중배엽세포가 영양막(trophoblast) 아래에 층을 형성하고 주머니배공간(blastocoele)과 영양막(trophoblast)을 분리하는 배아바깥구조는 무엇인가?
A) 양막(amnion)
B) 태반(placenta)
C) 요막(allantois)
D) 난황주머니(yolk sac)
E) 융모막(chorion)

28) 다음 중 임신 중에 태반(placenta)과 황체(corpus luteum)에서 분비되는 호르몬으로 옥시토신의 분비를 억제하는 것은?
A) 프로게스테론(progesterone)
B) 사람 융모생식샘자극호르몬(human chorionic gonadotropin)
C) 릴랙신(relaxin)
D) 태반프로락틴(placental prolactin)
E) 에스트로겐(estrogen)

29) 융모막 융모(chorionic villi)는?
A) 모유 생성을 위해 젖샘을 만드는 데 돕는다.
B) 주머니배의 벽쪽으로 자라는 내배엽의 끝자락이다.
C) 머리 주름에서 양막공간으로 튀어나와 영양막쪽으로 길어진다
D) 태아와 모체의 혈류 사이의 기체 교환을 위한 표면적을 제공한다.
E) 배아와 주변 영양막 사이에서 난황줄기와 몸줄기를 좁히는 협착(constriction)을 형성한다.

정답: 25) A 26) C 27) E 28) C 29) D

30) 혈액과 오줌에서 임신을 나타내는 믿을 만한 표지물질은 무엇인가?
A) 에스트로겐과 프로게스테론(estrogen and progesterone)
B) 황체형성호르몬(luteinizing hormone)
C) 사람태반젖샘자극호르몬(human placental lactogen)
D) 사람융모생식샘호르몬(human chorionic gonadotropin)
E) 릴랙신(relaxin)

31) 첫째 석달(trimester)이 끝날 무렵, 산소가 유리된 혈액이 발생하는 배아나 태아에서 태반으로 무엇을 통해 흐르는가?
A) 쌍 배꼽정맥(paired umbilical veins)
B) 위대정맥(the superior vena cava)
C) 한 개 배꼽정맥(one umbilical vein)
D) 세 개 배꼽동맥(three umbilical arteries)
E) 쌍 배꼽동맥(paired umbilical arteries)

32) 젖샘의 휴지기에서 활동기로 전환은 태반호르몬과 무엇이 있어야 하나?
A) 옥시토신과 인슐린(oxytocin and insulin)
B) 프로게스테론과 에스트로겐(progesterones and estrogens)
C) 사람융모생식샘자극호르몬과 부갑상샘호르몬(human chorionic gonadotropin and parathyroid hormones)
D) 글루카곤과 소마토스타틴(glucagon and somatostatin)
E) 성장호르몬, 프로락틴, 갑상샘호르몬(growth hormones, prolactin, and thyroid hormones)

33) 태반순환(placental circulation)에 대한 설명으로 옳은 것은?
A) 산소가 풍부한 모체 혈액이 융모막 융모를 통해 모체의 정맥계로 다시 들어간다.
B) 모체와 태아의 혈액이 태반 근처에서 섞인다.
C) 산소가 제거된 모체 혈액이 작은 자궁 정맥을 통해 모체의 정맥계로 다시 들어간다.
D) 산소가 제거된 혈액이 배꼽동맥을 통해 융모막 융모를 떠난다.
E) 산소가 풍부한 혈액이 배꼽동맥을 통해 융모막 융모로 들어간다.

정답: 30) D 31) E 32) E 33) C

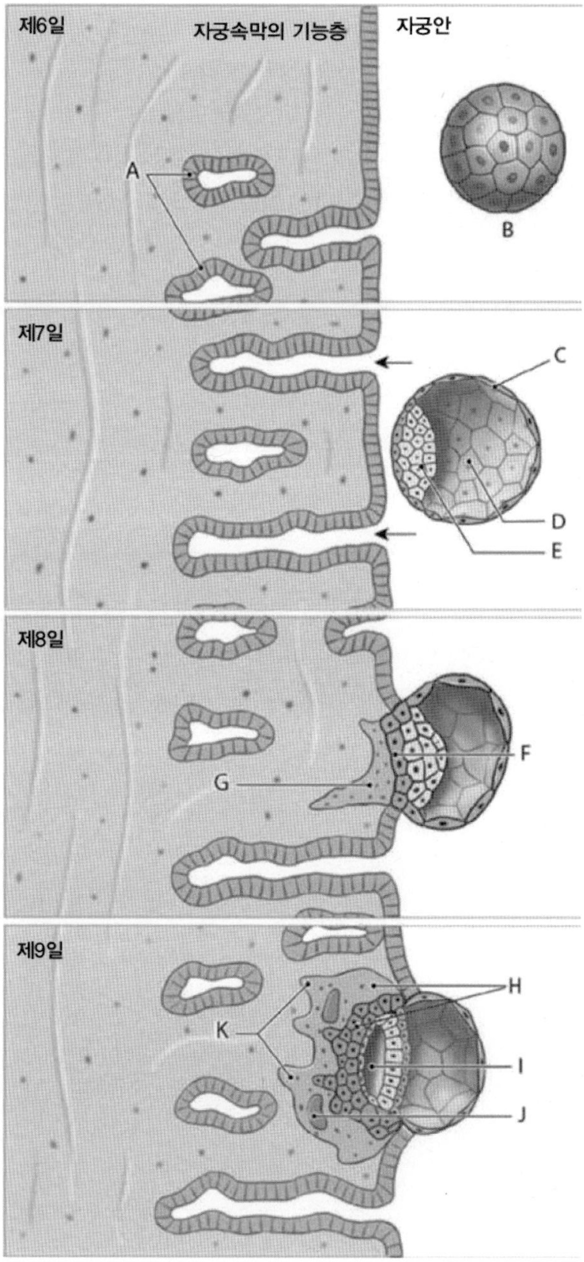

그림 20-1 착상 과정

그림 20-1을 보고 표지된 부분을 구분하시오.

34) 표지 A가 나타내는 것은?
   A) 융합영양막(syncytial trophoblast)
   B) 발달중인 융모(developing villi)
   C) 융모사이공간(lacuna)
   D) 자궁샘(uterine glands)
   E) 양막공간(amniotic cavity)

정답: 34) D

35) 표지 B가 나타내는 것은?
- A) 주머니배공간(blastocoele)
- B) 주머니배(blastocyst)
- C) 영양막(trophoblast)
- D) 발달 중인 융모(developing villi)
- E) 융모막(chorion)

36) 표지 C가 나타내는 것은?
- A) 주머니배공간(blastocoele)
- B) 주머니배(blastocyst)
- C) 영양막(trophoblast)
- D) 발달 중인 융모(developing villi)
- E) 융모막(chorion)

37) 표지 D가 나타내는 것은?
- A) 주머니배공간(blastocoele)
- B) 주머니배(blastocyst)
- C) 영양막(trophoblast)
- D) 발달 중인 융모(developing villi)
- E) 융모막(chorion)

38) 표지 E가 나타내는 것은?
- A) 주머니배(blastocyst)
- B) 속세포덩이(inner cell mass)
- C) 영양막(trophoblast)
- D) 융합영양막(syncytial trophoblast)
- E) 세포영양막(cellular trophoblast)

39) 표지 F가 나타내는 것은?
- A) 주머니배(blastocyst)
- B) 속세포덩이(inner cell mass)
- C) 영양막(trophoblast)
- D) 융합영양막(syncytial trophoblast)
- E) 세포영양막(cellular trophoblast)

정답: 35) B 36) C 37) A 38) B 39) E

40) 표지 G가 나타내는 것은?
   A) 융합영양막(syncytial trophoblast)
   B) 발달 중인 융모(developing villi)
   C) 융모사이공간(lacuna)
   D) 자궁샘(uterine glands)
   E) 양막공간(amniotic cavity)

41) 표지 H가 나타내는 것은?
   A) 주머니배(blastocyst)
   B) 속세포덩이(inner cell mass)
   C) 영양막(trophoblast)
   D) 주머니배공간(blastocoel)
   E) 융모사이공간(lacuna)

42) 표지 I가 나타내는 것은?
   A) 융합영양막(syncytial trophoblast)
   B) 발달 중인 융모(developing villi)
   C) 융모사이공간(lacuna)
   D) 자궁샘(uterine glands)
   E) 양막공간(amniotic cavity)

43) 표지 J가 나타내는 것은?
   A) 융합영양막(syncytial trophoblast)
   B) 발달 중인 융모(developing villi)
   C) 융모사이공간(lacuna)
   D) 자궁샘(uterine glands)
   E) 양막공간(amniotic cavity)

44) 표지 K가 나타내는 것은?
   A) 주머니배공간(blastocoele)
   B) 주머니배(blastocyst)
   C) 영양막(trophoblast)
   D) 발달 중인 융모(developing villi)
   E) 융모막(chorion)

정답: 40) A 41) C 42) E 43) C 44) D

45) 어느 임신기간에 기본적인 심장 구조, 주요 혈관, 림프절과 림프관을 형성하는가?

A) 임신 6개월
B) 임신 8개월
C) 임신 4개월
D) 임신 7개월
E) 임신 2개월

46) 신경관 형성(neural tube)은 어느 임신기간(gestational age)에 일어나는가?

A) 임신 4개월
B) 임신 2주
C) 임신 1개월
D) 임신 9주
E) 임신 5개월

47) 임신 동안에는?

A) 모체의 호흡률이 감소한다.
B) 모체의 혈액량이 감소한다.
C) 모체의 영양 요구량이 유의하게 감소한다.
D) 여성의 사구체여과율이 약 20% 감소한다.
E) 모체의 일회호흡량이 증가한다.

48) 임신기간과 출생 전 발달을 맞게 짝지은 것은?

A) 1개월/ 젖샘 발생
B) 2개월/ 태아의 움직임을 산모가 느낄 수 있다.
C) 3개월/ 생식샘, 생식관 그리고 생식기의 형성
D) 4개월/ 눈과 귀 형성
E) 5개월/ 림프세포의 림프기관으로의 이주

49) 진통이 시작될 때, 태아의 뇌하수체는 무엇을 분비하여 진통을 시작하는 실제적 개시점이 되는가?

A) 프로락틴(prolactin)
B) 사람융모생식샘자극호르몬(hCG)
C) 옥시토신(oxytocin)
D) 성장호르몬(growth hormone)
E) 티록신(thyroxine)

정답: 45) E 46) C 47) E 48) C 49) C

50) 자궁목의 뒤틀림은 모체의 어떤 호르몬의 분비를 자극하는가?
A) 에스토로겐(estrogen)
B) 프로게스테론(progesterone)
C) 옥시토신(oxytocin)
D) 릴랙신(relaxin)
E) 사람융모생식샘자극호르몬(human chorionic gonadotropin)

51) 다음 중 진통 중 양성되먹임(positive feedback)의 예는 어느 것인가?
A) 태아의 자궁목관(cervical canal)으로의 움직임
B) 태아의 자궁목에대한 압력
C) 자궁근육층의 뒤틀림이 옥시토신 분비를 자극
D) 양막의 터짐에 의한 자궁목의 확장
E) 태반기 말기에 태반의 배출

52) 진통 마지막 단계는?
A) 확장기(dilation stage)
B) 만출기(expulsion stage)
C) 태반기(placental stage)
D) 탈락막기(decidual stage)
E) 신생아기(neonate stage)

53) 태아가 자궁목관으로 이동하기 시작하는 진통시기는?
A) 출현기(emergence stage)
B) 확장기(dilation stage)
C) 태반기(placental stage)
D) 만출기(expulsion stage)
E) 태아기(fetal stage)

54) 결합쌍둥이(샴쌍둥이)에 대한 설명으로 옳은 것은?
A) 창자배형성 전에 속세포덩이가 나누어졌다.
B) 미미한 결합이라도 분리수술이 거의 불가능하다.
C) 분할시기 초기에 주머니배의 나눔이 일어났다.
D) 주머니배나 배아원반의 나눔이 완전하지 못했다.
E) 두 개의 나누어진 난소가 동시에 수정되었다.

정답: 50) C 51) C 52) C 53) B 54) D

55) 진통의 목적은?
A) 출산(parturition)
B) 수정(fertilization)
C) 창자배형성(gastrulation)
D) 난할(cleavage)
E) 태반형성(placentation)

56) 두 개로 나뉜 난자가 배란되고 수정되면, 무엇이 발생하는가?
A) 일란성 쌍둥이(identical twins)
B) 결합쌍둥이(conjoined twins)
C) 일란성 쌍둥이(monozygotic twins)
D) 자웅혼주 쌍둥이(polygametic twins)
E) 이란성 쌍둥이(dizygotic twins)

57) 수유와 젖샘에 관하여 다음 중 옳은 것은?
A) 초유(colostrum)는 모유보다 더 많은 단백질을 함유한다.
B) 임산부의 젖샘은 임신 2개월 말부터 초유를 생성하기 시작한다.
C) 초유 생성이 증가하면 젖샘은 젖 생성으로 전환한다.
D) 젖과는 다른 초유(colostrum)는 많은 양의 라이소좀(용균효소)을 함유하고 있다.
E) 초유는 모유보다 지방을 더 많이 가지고 있다.

58) 미국의 여아 성장 급증을 고려하여 볼 때 성장률은 어느 연령에서 가장 높은가?
A) 5~6세
B) 9~11세
C) 10~13세
D) 14~15세
E) 16~18세

59) 인공유산("induced" abortion)은?
A) 생리적 문제에 의해 발생한다.
B) 유산(낙태; "miscarriages")라고 한다.
C) 임신의 지속이 산모의 생명과 건강을 위협할 때 행해진다.
D) 발생적 문제에 의해 일어난다.
E) 여성의 요구에 의해 일어난다.

정답: 55) A 56) E 57) A 58) C 59) E

60) 노화되는 과정을 무엇이라 하는가?
 A) 신생아 단계(neonate stage)
 B) 사춘기(puberty)
 C) 노화기(senescence)
 D) 청소년기(adolescence)
 E) 젖뗌(weaning)

61) 출생에서 첫 한 달 말까지 기간을 무엇이라 하는가?
 A) 노년기(senescence)
 B) 신생아기(neonatal period)
 C) 유아기(infancy)
 D) 소아기(childhood)
 E) 배아발생(embryogenesis)

62) 성적 그리고 신체적 성숙 시기는 무엇이라 하는가?
 A) 유아기(infancy)
 B) 소아기(childhood)
 C) 노화기(senescence)
 D) 청소년기(adolescence)
 E) 신생아기(neonatal period)

63) 신생아의 비뇨계통에 대한 설명으로 옳은 것은?
 A) 신생아는 배설 전에 오줌을 심하게 농축시킨다.
 B) 노폐물이 정맥혈에 싸이면, 콩팥에서 배출된다.
 C) 토리여과율이 출생 때까지 발생하지 않는다.
 D) 토리여과율은 정상이다.
 E) 신생아의 수분요구량이 성인보다 비례적으로 훨씬 낮다.

64) 신생아에 대하여 바르게 설명한 것은?
 A) 소변 소실이 적다.
 B) 출생 전까지 소화계통이 매우 활성화되어 있다.
 C) 신생아 호흡률이 어른보다 꽤 낮다.
 D) 정상의 신생아 심장박동수는 태아 심장박동수보다 낮다.
 E) 태어날 때, 허파는 완전히 확장되고 액체로 가득 찬다.

정답: 60) C 61) B 62) D 63) D 64) D

65) 다음 중 사춘기를 시작하게 하는 주요 호르몬 작용으로 옳은 것은?
A) 시상하부의 GnRH 분비가 감소한다.
B) 순환하는 FSH의 양이 급격히 감소한다.
C) 난소세포가 FSH에 덜 민감해진다.
D) 정소세포가 LH와 FSH에 덜 밀감해진다.
E) 뇌하수체 세포가 GnRH에 더 민감해진다.

66) 쌍을 이루는 염색체를 무엇이라 하는가?
A) 상동염색체(homologous chromosomes)
B) 보통염색체(autosomal chromosomes)
C) 동형접합 염색체(homozygous chromosomes)
D) 이형접합 염색체(heterozygous chromosomes)
E) 맞섬유전자(alleles)

67) 사람에서 머리색깔, 피부색소와 같은 몸의 특성에 영향을 주는 대부분의 유전자를 가지고 있는 22쌍의 염색체를 무엇이라 하는가?
A) 맞섬유전자(alleles)
B) 이형접합 염색체(heterozygous chromosomes)
C) 상동염색체(homologous chromosomes)
D) 보통염색체(autosomal chromosomes)
E) 동형접합 염색체(homozygous chromosomes)

68) 만일 한 사람이 같은 유전자에 두 개의 다른 맞섬유전자(allele)를 가지고 있다면 그는 그 유전자에 의해 결정될 형질에 대해 무엇이라 할 수 있는가?
A) 상동(homologous)
B) 동형접합(homozygous)
C) 이형접합(heterozygous)
D) 보통(상)(autosomal)
E) 다유전자(polygenic)

69) 혈우병(hemophilia)은?
A) 우성 형질의 한 예(example of dominance)
B) 상호우성 형질의 한 예(example of codominance)
C) 다유전자유전형질(polygenic trait)
D) 열성형질(recessive trait)
E) 성염색체 연관형질(sex−linked trait)

정답: 65) E 66) A 67) D 68) C 69) E

70) 맞섬유전자(allele)에 오직 상동염색체 쌍의 양쪽 염색체에서 발현될 때만 표현되는 것을 무엇이라 하는가?
A) 우성(dominant)
B) 열성(recessive)
C) 불완전(incomplete)
D) 표현형(phenotypic)
E) 보통(상)(autosomal)

71) 다유전자유전형질(polygenic trait)에 포함되는 것은?
A) 눈동자 색과 금발과 빨강머리를 제외한 머리카락 색
B) 적혈구의 표면의 A 항원과 B 항원의 부재와 Rh 인자의 존재
C) 혀를 U자로 말지 못하고 근시
D) 광반사 재채기와 붙은 귓불
E) PTC의 맛 감지와 색맹

72) 비교적 흔한 유전성 보통염색체 열성유전자 질병(autosomal recessive disorder)은?
A) 뒤시엔느 근육퇴행위축(Duchenne muscular dystrophy)
B) 낭성섬유종(cystic fibrosis)
C) 헌팅톤무도병(Huntington's disease)
D) 혈우병(hemophilia)
E) 마르판증후군(Marfan's syndrome)

73) 난자는?
A) 한 개의 X 성염색체를 가지고 있다.
B) XX 성염색체를 가지고 있다.
C) YY 성염색체를 가지고 있다.
D) XO 성염색체를 가지고 있다.
E) 한 개의 Y 성염색체를 가지고 있다.

74) 정자는?
A) 유일하게 단 한 개의 X 성염색체를 가지고 있다.
B) 유일하게 단 한 개의 Y 성염색체를 가지고 있다.
C) 성염색체를 가지고 있지 않다.
D) 두 개의 Y 성염색체를 가지고 있다.
E) 한 개의 X 또는 한 개의 Y 성염색체를 가지고 있다.

정답: 70) B 71) A 72) B 73) A 74) E

75) 남성에서 성염색체의 정상적인 쌍은 무엇인가?
A) XX
B) XO
C) YO
D) XY
E) YY

76) 인간유전체프로젝트(Human Genome Project, HGP)의 목적은 무엇인가?
A) 보통염색체 열성질환 분야 연구를 위한 맞섬유전자 분류
B) 인간 염색체에서 유전 물질의 전체를 기술
C) 유전자지문과 다른 법의학 방법에 대한 새로운 방법 발견
D) 우성유전자를 보유하도록 유전자 풀(pool)을 제한하여 "우세 인종(master race)"을 창조
E) 인간 발생을 연구하고 최종적으로 노화를 늦추는 방법 연구

77) 다음 표현형의 특징 중 "상호우성(codominance)"의 한 예는?
A) 정상 피부색
B) 금발과 빨강머리를 제외한 머리카락 색
C) 적혈구 세포막의 Rh 인자 존재
D) 적혈구 세포막에 항원 A나 B 존재
E) PTC(phenylthiocarbamatE) 맛 감지력

78) 특정한 폴리펩티드를 코딩한 DNA 부위를 무엇이라 하는가?
A) 유전체(genome)
B) 표현형(phenotype)
C) 핵형 karyotype)
D) 형질(trait)
E) 유전자(gene)

79) 사람의 체세포는 몇 개의 염색체를 가지고 있는가?
A) 24개 혹은 12쌍
B) 46개 혹은 23쌍
C) 92개 혹은 46쌍
D) 12개 혹은 6쌍
E) 16개 혹은 8쌍

정답: 75) D 76) B 77) D 78) E 79) B

80) 다음 중 열성형질(recessive trait)은?

A) 빨강머리

B) 색맹

C) 눈동자 색

D) 헤모글로빈 분자구조

E) 키

81) 다음 중 보통염색체 우성 유전질병은?

A) 헌팅턴무도병(Huntington's disease)

B) 낫적혈구빈혈(sickle cell anemia)

C) 뒤시엔느근육퇴행위축(Duchenne muscular dystrophy)

D) 색맹(color blindness)

E) 귀먹음(deafness)

82) 다른 맞섬유전자(allele)가 무엇이냐에 상관없이 항상 발현되는 맞섬유전자는?

A) 동형접합(heterozygous)

B) 성염색체연관(sex-linked)

C) 열성(recessive)

D) 우성(dominant)

E) 보통(autosomal)

83) 인간의 유전체는 약 32억 염기쌍으로 구성되어 있다. 단백질을 코딩하는 유전자는 전체 유전체의 몇 %인가?

A) 25

B) 10

C) 2

D) 50

E) 99

84) X 염색체에서 나타나는 유전자를 무엇이라 하는가?

A) 성염색체 연관유전자

B) 보통염색체 열성유전자

C) 이형접합유전자

D) 상동유전자

E) 치명유전자

정답: 80) A 81) A 82) D 83) C 84) A

85) 가장 흔하게 생존 가능한 염색체 이상은?
A) 유약엑스증후군(fragile−X syndrome)
B) 21 세염색체증(trisomy 21)
C) 터너증후군(Turner's syndrome)
D) 클라인펠터증후군(Klinefelter's syndrome)
E) 자리옮김결손(a translocation defect)

86) 오직 한 개 성염색체인 X 염색체만 가지고 있는 것은?
A) 21 세염색체증(trisomy 21)
B) 다운증후군(Down's syndrome)
C) 터너증후군(Turner's syndrome)
D) 유약엑스증후군(fragile−X syndrome)
E) 클라인펠터증후군(Klinefelter's syndrome)

87) 다음 중 성염색체를 XXY를 가진 남성은 다음 중 무엇인가?
A) 다운증후군(Down's syndrome)
B) 클라인펠터증후군(Klinefelter's syndrome)
C) 유약엑스증후군(fragile−X syndrome)
D) 21 세염색체증(trisomy 21)
E) 터너증후군(Turner's syndrome)

88) 상동 우성(homozygous dominant)의 형질이 나타나는 경우는?
A) aA
B) aa
C) AA
D) Aa
E) 주어진 형질의 다른 표현형의 융합

89) 단순유전에서
A) 표현형 특질은 한 개의 맞섬유전자에 의해 결정된다.
B) 표현형 특질은 다수 맞섬유전자에 의해 결정된다.
C) 표현형 특질은 두 개 유전자의 작용에 의해 결정된다.
D) 표현형 특질은 구조유전자를 가진 염색체가 아닌 염색체의 조절유전자에 의해서 조절된다.
E) 표현형 특질은 Y 염색체의 유전자에 의해서 결정된다.

정답: 85) B 86) C 87) B 88) C 89) A

90) 다유전 유전(polygenic inheritance)에서
A) 표현형 특질은 항상 한 개 염색체의 유전자에 의해 결정된다.
B) 표현형 특질은 여러 유전자 간의 상호작용에 의해 결정된다.
C) 표현형 특질은 Y 염색체의 유전자에 의해서 결정된다.
D) 표현형 특질은 한 개의 맞섬유전자에 의해 결정된다.
E) 표현형 특질은 한 개의 유전자의 작용에 의해 결정된다.

91) 한 유전자의 맞섬유전자 양쪽이 동시에 발현될 때, 맞섬유전자는 어떤 유전 형식을 보이는가?
A) 상호우성(codominance)
B) 다유전자유전(polygenic inheritance)
C) 열성유전(recessive inheritance)
D) 성염색체연관(sex linkage)
E) 이형접합(heterozygosity)

92) 만일 X만 가진 정자가 난자와 수정되면 접합체는 무엇이 되는가?
A) 남성 혹은 여성(either male or female)
B) 오직 남성(male only)
C) 오직 여성(female only)
D) 생존못함(nonviable)
E) 남성과 여성(both male and female)

93) 백색증(albinism)이 나타나기 위해서 무엇이 표현되어야 하는가?
A) 이형접합(heterozygosity)
B) 두 개 우성 맞섬유전자(two dominant alleles)
C) 성염색체연관 맞섬유전자(sex-linked alleles)
D) 두 개 열성 맞섬유전자(two recessive alleles)
E) 다유전자 맞섬유전자(polygenic alleles)

94) 성염색체연관 형질에서 만일 정상 색각을 가진 아버지와 이형접합의 어머니 사이에서 아이가 태어나면 딸의 몇 %가 정상 색각을 가질까?
A) 0%
B) 25%
C) 50%
D) 75%
E) 100%

정답: 90) B 91) A 92) C 93) D 94) E

95) 만일 부모가 AA와 aa이면 자손은 항상 무엇인가?
   A) 불임
   B) Aa
   C) AA
   D) aa
   E) AA 혹은 aa

96) 유약엑스증후군(fragile-X syndrome)에서
   A) 영향받은 여성은 난소가 기능을 하지 못하고 에스트로겐 생성이 거의 되지 않는다.
   B) 세염색체증이 원인이며 이는 유사분열의 결함에서 발생하고, 결함이 생긴 사람은 여분의 염색체를 갖는다.
   C) 표현형은 남성이나 고환이 성숙되지 않아 불임이 되고 가슴이 약간 커진다.
   D) 홑염색체증으로 알려진 염색체결손이 원인이며 표현형은 정상 여성이다.
   E) 영향받은 개인은 정신지체, 비정상의 얼굴 발달 그리고 거대한 고환을 가진 남성이 된다.

20.2 서술형 문제

1) 조와 제인은 아이를 무척 갖고 싶어한다. 그러나 2년간의 노력에도 성공하지 못했다. 마지막으로 둘은 전공의에게 상담하기로 결정했고 조가 희소정자증(적은 수의 정자)임을 알았다. 그는 생물학 시간에 “하나의 난자가 수정되는데 한 개의 정자면 된다”고 배운 것을 기억하는데 왜 희소정자증이 아이를 가질 수 없는지 이해할 수 없었다. 전공의는 그에게 어떻게 설명 했을까?

정답: 95) B 96) E

1) 비록 조의 말이 기술적으로 옳아도(한 개의 난자가 수정되는 데는 한 개의 정자면 된다) 만일 충분한 정자가 축적되지 않으면 임신이 되기는 어렵다. 여성 기관에 들어가는 수백만의 정자 중에서 대부분은 자궁에 도달하기도 전에 죽거나 기능을 상실한다. 질 분비물의 산성 환경, 온도와 항체의 존재가 많은 정자를 죽이는 몇 가지 요인들이다. 일단 자궁 안으로 들어가면 가야할 길이 멀다 그리고 많은 정자가 난자에 도달하는 먼 여정을 완수하지 못한다. 난자에 도달하면 정자는 난자를 둘러싼 세포층을 뚫어야 한다. 이 일은 대략 100 마리의 정자의 복합효소가 필요하다. 만일 남성이 이 과정을 너무 적은 수의 정자로 시작하면 난자막을 뚫고 난자에 도달할 수 있는 가능성이 매우 희박하다.